Beatrice Poschenrieder

Sex für Faule und Gestresste

So holen Sie mehr aus Ihrem Liebesleben
- mit weniger Aufwand

Originalausgabe 2010   © Beatrice Poschenrieder

Zu diesem Buch: Es war von 2009 bis etwa Mitte 2010 in einer vom Heyne-Verlag geänderten, zensierten und gekürzten Form unter dem Titel „Langsam reiten, Cowboy" erhältlich. Dieser Titel, das Cover und die Umarbeitung des Textes entsprachen nicht den Wünschen der Autorin. Hiermit halten Sie aber genau die Buchversion in den Händen, wie sie von ihr gemeint und gewollt war.

Die wundervollen Knetmännchen sowie Fotos, Bearbeitung, Illustrationen und Buch-Layout wurden erstellt von Nadine Maier, Designerin in Berlin.
Bilder, Fotos, Grafiken: © Nadine Maier

Wir danken Christian Witt für seine wertvolle Hilfe in Computer- und Gestaltungsfragen!

Die Autorin:
Beatrice Poschenrieder ist Partnerschafts-/Sexberaterin und -Therapeutin in Berlin, hilft ihren Klienten auch im ganzen deutschsprachigen Raum per Telefon und Email, schreibt Bücher zu diesen Themen und tritt oft im Fernsehen als „Expertin" auf. Nebenbei macht sie seit 1999 Liebes- und Erotik-Kummerkästen im Internet, wo sie bisher rund 17.000 Emails erhalten und über 14.000 beantwortet hat, sodass sie einen sehr umfassenden Überblick hat, wo es in den Betten (und anderswo) so hakt.
Weitere Bücher von B. Poschenrieder sind unter anderem „Stöhnst du noch oder kommst du schon - Der sichere Weg zum Orgasmus", „Mister Aussichtslos - 12 Männertypen, die Sie sich sparen können", „Der beste Sex aller Zeiten" und „Wer rettet die Liebe?"
Infos zur Autorin, ihrer Arbeit und ihren Büchern auf
www.liebesberaterin.de

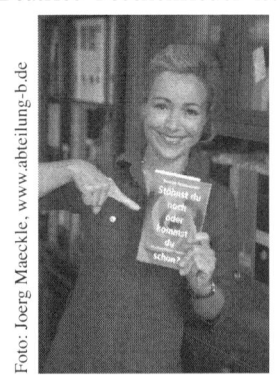
Foto: Joerg Maeckle, www.abteilung-b.de

INHALT

TEIL 1: SIND SIE REIF FÜR SEX-RELAX? VORAUSSETZUNGEN UND VORBEREITUNG   7

Kleiner Sex ist besser als keiner   8
Warum Sex für ein Paar so wichtig ist • Sex muss nicht immer fulminant sein • Wann kostet Sex Überwindung? • Der Weg des geringsten Widerstands ist selten der beste

Sexkiller Stress - der ganz normale Wahnsinn   11
Faktor 1: Arbeit, Arbeit, Arbeit • Erschöpfung, „Kopf voll", sich unwohl fühlen • Entspannungs- und Selbstwahrnehmungs-Übung • Übung „Anker setzen" • „Umarmung bis zur Entspannung" • Wie pole ich mich um auf Erotik? • Faktor 2: Familie • „Ich bin immer so müde..." • Mein Appell an die Sexmüden

Der Geist ist willig, doch das Fleisch ist schlapp   19
„Ich bin am Ende meiner Kräfte!" • Sexkiller Übergewicht, Bewegungsmangel, schlechte Ernährung • Uhrzeit, Alkohol, Drogen, körperliche Beschwerden, Medikamente

Platz für die Liebe   24
Das Schlafzimmer muss eine Oase sein • Zeit zu zweit • Zeitnot, Stress und Überlastung sind oft hausgemacht...

Die Lust - ein Riesen Thema   28
Lustmangel ist nicht wie Fußpilz • Nicht nur das Auge liebt mit • Lausiges Vorspiel • Lausiger Verkehr • Warum Leute lieber schweigen • Sex-Kommunikation - so klappt´s am besten • Der Zahn der Zeit... • Frauen haben weniger Sextrieb als Männer • „Anfangs war unser Sex heiß - und jetzt: naja..." • Die eigene Lust wach halten • Mehr Liebe -> mehr Scham • Was ist Ihr sexuelles Selbstbild? • Die Harmonie-Falle • Wenn Sex zur leidigen Pflicht wird • Die Sex-Eigenheiten meines Partners sind anstrengend!

Sexstress!   49
„Er drängt mich zu Spezialwünschen" • Sex-Leistungsdenken

Psychische Blockaden   53
„Da ist eine Sperre" • Sexkiller Depression • Passivität • Aus lauter Angst vor Ablehnung oder Blamagen zu wenig machen • Komplexe

Vertragen Sie überhaupt einen aktiveren Partner?   59

TEIL 2: SEX FÜR BEQUEME PAARE 63
Die Basics 64
Zutaten für bequeme Paare • Relax-Sex-Grundregeln • Anlaufschwierigkeiten?

Effektive Erreger - das ABC der Antörner 67
Alkohol • Augen auf! • Beckenboden • Cunnilingus • Durchblutung • Erogene Zonen • Erotika • Feuchtigkeit • Gleitmittel • Hormone • Intimmassage • Kuss • Lust zeigen • Massage • Nase • Oralsex • Phantasien • Quickie • Reizcremes • Selbstbefriedigung • Telefonsex • Unterwäsche • Viagra • Voyeurismus • Wundermittel • XL-/ XS-Penis • Y-Chromosom • Zärtlichkeit

Entschleunigung 98
Gehen Sie vom Gas, um zu spüren • Echter Kontakt beim Sex • Soul-Sex • Er kann nur bei „hart und heftig" • Re-Sensibilisierung des Penis • Re-Sensibilisierung für Frauen

Slow Sex 104
Stiller Penis, aktive Scheide • CAT-Technik • Möchten Frauen schnell + fest?

Stellungen - easy und „reizend" 109
Missionar • Seitliche Stellungen • Sex im Sitzen • Stellungshelfer • Reiterstellung • Von hinten • Sex im Stehen • Paarung ohne Penetration

Sexperimente und Sonderwünsche 118
Wie sag ich´s meinem Schatzi? • Rollenspiele • Anal-Erotik • Vortasten durchs Hintertürchen • Anal-Anleitung • Pfui, schmutzig!

Geräte machen das Leben leichter 125
Kauftipps für Einsteigerinnen • Vibrierendes • Sonstige Toys • Anwendungstipps • Toys beim Zweiersex integrieren

TEIL 3 FÜR FRAUEN: MINI-EINSATZ, MAXI-WIRKUNG 133
Oh süßes Nichtstun 134
Zutaten-Liste für Lazy Ladies

Konditionierung: Gut erzogen ist halb gewonnen 135
Die 10 Zauberstrategien • „Er ist so wenig experimentierfreudig!"

Retourkutsche: Belohnung ist die halbe Miete 145
Gönnen Sie ihm ein bisschen Sex! • Handjob leicht gemacht • Spezialauftrag Hoden • Der männliche G-Punkt • Fellatio-Basics • Premium-Blowjob • Stinkeschniedel • Faule Stellungen für sie

Kleine Muskeln, große Wirkung — 154
„Ich spüre zu wenig von meinen Partnern"

Quickies — 156
Wie wird frau schnell startbereit? • Öfter mal ein Appetithäppchen...

Sein Orgasmus, ihr Orgasmus — 160
Abkürzung zu seinem Abgang • Ihr Höhepunkt • Weibliche Gipfelhindernisse

Begehren ist sein Motor — 164
Anheizer Augenfutter • Ein erotisches Wesen sein • Wie wichtig ist das Äußere? • Erotische Überraschungen • Dirty Talk • Verliebtheit neu entfachen

Seine Fitness - Ihr Vorteil — 171
Wie pflege ich seine Potenz?

TEIL 4 FÜR MÄNNER: EINFACH MEHR IM BETT — 173

Weniger ist oft mehr — 174

Mach schon, Mädel! — 175
Die 9 Psychotaktiken, um mehr von ihr zu kriegen • Eine höhere Sexquote und mehr Initiative von ihr • Mehr von ihr verwöhnt werden

So lässt sie die Sau raus — 186

Werden Sie zum Sexobjekt! — 188
Bodycheck • Appetitlichkeit • Ausstrahlung • Machen Geld und Erfolg sexy?

Machen Sie´s ihr so richtig schmackhaft — 193
Orale Kunst kommt gut • Woran merke ich, ob ihr meine Aktionen gefallen? • Verstehen Sie Ihr Handwerk? • So wird Hand- und Oralverkehr weniger anstrengend • Sexgeflüster • Vorspiel-Verkürzer • Spannung

Beiderseitige Höhepunkte — 205
Der Orgasmus der Frau: Daten, Fakten, Tipps • G-Punkt-Navigation • Brauchen Sie selbst zu lange? • Auch Männer brauchen Vorspiel!

Steht´s nicht? Alles über Erektion — 211
Er kann nicht - ein Alptraum? • Was soll der Lendenlahme tun? • Achtung, hier spricht dein Schwanz! • Gelobt sei, was hart macht • Beckenboden-Training • Penis- und Cockringe

Können Sie denn passiv genießen? — 220
Sinnlichkeit ist nicht nur was für Frauen • Hingabe

TEIL 1

SIND SIE REIF FÜR SEX-RELAX?
VORAUSSETZUNGEN UND VORBEREITUNG

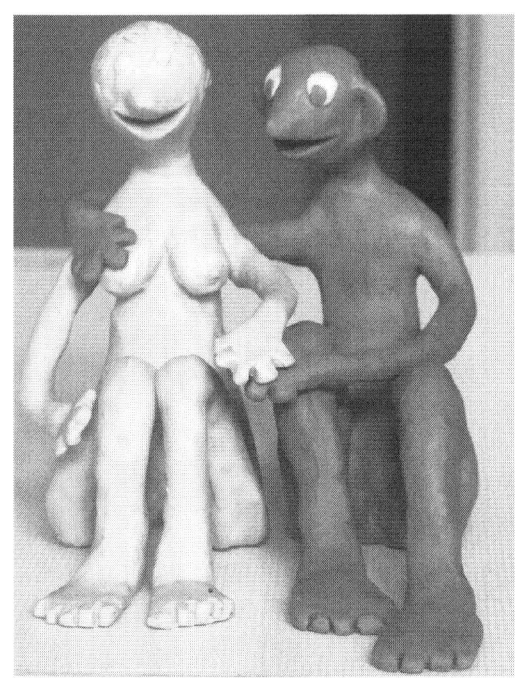

Kleiner Sex ist besser als keiner

Ich nehme an, Sie lesen dieses Buch aus folgenden Gründen:
1. Sie haben einen anstrengenden Alltag und wollen sich im Bett nicht auch noch groß verausgaben
2. Ihr Sexleben ist etwas fad geworden und Ihnen fehlt der Antrieb zu großer Umkrempelei; doch unaufwändige oder wirkungsvolle Vorschlage würden Sie gern mal testen
3. Ihr Partner ist sexuell lahm und Sie würden ihm gern auf die Sprünge helfen
4. Sie wollen horizontal gern öfter verwöhnt werden, andererseits nicht so egoistisch wirken
5. Sie oder Ihr Partner machen beischlaftechnisch kaum noch was, da etwas in Ihrem Leben (oder in der Liebe) im Argen liegt.
Okay, gehen wir´s an. Aber ich sag mal gleich: Zaubern kann ich nicht.
Ich werde als „Beziehungsexpertin" oft von Fernsehen und Presse gebeten: „Geben Sie doch mal zwei, drei Tipps, wie man als gestresstes Paar sein Liebesleben erhält oder was man gegen Lustmangel tun kann". Ja genau, und ich hab auch Tabletten gegen Fremdgehen und Beschwörungsformeln gegen Orgasmusprobleme in petto. Schön wär´s, wenn man Sexflaute mit ein paar schnellen Kniffen beheben könnte. Wenn zum Beispiel Ihr Kopf und Ihr Leben so voll sind von Aufgaben, Pflichten, Ärger auf den Partner und inneren Blockaden, bringt ein Tipp wie „Verführen Sie ihn/sie doch mal im Treppenhaus" ungefähr so viel wie ein Heftpflaster gegen Knochenbruch.
Sprich, Stellungsanleitungen & Co nützen nicht viel, wenn man im Bett mit Schnucki nur an Schlaf und nie an Beischlaf denkt. Zuerst finden wir heraus, inwieweit da Trägheit in Ihrem gemeinsamen Liebesleben eingekehrt ist und woher das genau kommt. Denn in der Regel liegt´s nicht nur an beruflicher Überlastung, Alltagshektik, Stress...

Warum Sex für ein Paar so wichtig ist
Ich komme Ihnen jetzt nicht damit, dass er doch sooo gesund ist. Das stimmt zwar, aber es ist nicht mein Argument, warum Sie Ihr Liebesleben nicht verkommen lassen dürfen. Sondern: Der Mensch ist eben auch ein Naturwesen. Sex gehört zu unserem Dasein. Und zu einer Paarbeziehung. Ohne ihn ist es nur eine Freundschaft oder Zweckgemeinschaft. Sex ist die kleine geheime intime Welt, die nur Sie beide teilen und in der Sie einander Facetten von sich zeigen, die sonst keiner zu sehen bekommt - genau deshalb schweißt er ein Paar zusammen. Das ist der Bereich, wo kein anderer hineindarf und Sie Ihren gemeinsamen Stil entwickeln, also etwas ganz Einzigartiges zwischen

zwei Menschen. Darum braucht es auch so viel Vertrauen, sich beim Sex ganz zu öffnen, und schafft wiederum Vertrauen zwischen beiden. Sex ist eine wunderbare, lustvolle, spannende und entspannende Beschäftigung zu zweit (vorausgesetzt, er ist gut gemacht und so, dass ihn beide genießen) und ein ganz starkes Bindeglied. Daher ist auch „kleiner Sex" besser als keiner. Und damit meine ich Sex, der zwar auf kleinem Niveau stattfindet, also weder ausufernd noch mühsam ist, aber nicht der verschrumpelte Abklatsch von etwas Tollem, was früher mal stattfand.

Sex muss nicht immer fulminant sein.
Wer erwartet, dass praktisch jeder Akt fabelhaft, berauschend, leidenschaftlich ist, wird entweder oft enttäuscht und dann kriegt Sex insgesamt einen negativen Beigeschmack, oder man tut´s fast nicht mehr, weil für fulminanten Sex ja auch immer die Grundlagen stimmen müssen.
Kurzum: Die beste Einstellung ist, zu akzeptieren, dass Sex auch mal mittelmäßig oder doof oder peinlich ist, und es mit Gelassenheit und Humor zu nehmen. Wenn man aus lauter Anspruchsdenken fast keinen Sex mehr hat, entgehen einem viel zu viele Akte, die einfach nur schlicht und zärtlich sind, das Band zum Partner bestärken, oder aus denen sich spontan doch noch was Tolles entwickelt.
Ich habe viele Leute interviewt, die eine gute Beziehung UND ein gutes Sexleben haben. Sie sagten allesamt, dass sie oft auch „kleinen Sex" haben. Manchmal ist etwas anderes wichtiger, zum Beispiel Zärtlichkeit, Im-Arm-Halten, Geborgenheit...
Ich fragte auch, wie oft kleiner Sex okay ist. Sie sagten entweder „jedes zweite Mal" oder „zwei von dreimal", in Stressphasen darf die Rate sogar noch höher werden. Hauptsache, die sexuelle Verbindung schläft nicht ein!
Es kann zwar schnelle Hausmannskost sein, ist jedoch kein Dosenfutter, sondern liebevoll serviert. Beide sind damit zufrieden, und mit noch mehr Liebe, ein paar Kniffen und Raffinesse können auch sehr köstliche Happen daraus werden. Zu diesem „Easy Sex" wird Ihnen dieses Buch viele Rezepte liefern! Aber bevor wir zu den Praxisanleitungen schreiten, schauen wir nach, WAS genau Ihr Sexualleben anstrengend oder aufwändig macht und welche Lösungswege es gibt - denn dann sind Sie der entspannten Erotik schon ein ganzes Stück näher.

Wann kostet Sex Überwindung?
Ganz allgemein: Wenn man etwas meidet oder weglässt, was man eigentlich tun sollte, dann ja deswegen, weil die geforderte Aktivität zu viel Überwindung

kostet in Relation zu dem, was man geben kann oder mag. Man *kann* nicht, weil einen etwas behindert oder einschränkt, etwa Müdigkeit, Zeitnot, Hemmungen, oder weil das, was gefordert ist, über die körperlichen und seelischen Grenzen geht. Man *mag* nicht, weil man vermutet, dass der Gewinn geringer ist als wenn man es lässt.

Der schlichteste Grund für Sex-Trägheit ist: *zu anstrengend*. Und als anstrengend empfindet man Vorgänge, die entweder den Körper sehr beanspruchen (dazu zählt auch „unbequem") oder die nicht übermäßig Spaß machen, vielleicht auch noch zu lange dauern. Beispiel: Wenn Joggen Sie anödet, Skifahren aber begeistert, werden Sie stundenlang Skifahren können, aber das Joggen schon nach zehn Minuten mühsam finden, obwohl beide Sportarten die Muskeln ähnlich fordern.

Folglich muss man, um das Gefühl von „anstrengend" zu verringern und der Trägheit entgegenzuwirken, entweder die Körperbelastung herabsetzen, die Dauer verringern (etwa durch Effektivität) *oder den Spaß erhöhen.*

Um die Körperentlastung und die Dauerverkürzung kümmern wir uns später noch ausgiebig. Werfen wir zuerst einen Blick auf Trägheit und Spaßkiller.

Der Weg des geringsten Widerstands ist selten der beste

Der Mensch ist nun mal von Natur aus träge: Wenn er die Wahl hat, etwas zu tun oder zu lassen, neigt er eher zum Lassen. Der eine mehr, der andere weniger, was auch damit zu tun hat, dass Menschen unterschiedliche Energielevels haben. Jedoch die gern genommene Aussage, dass man eben mit wenig Power ausgestattet oder „ein sehr entspannter Typ" sei, wird meist dann widerlegt, wenn man etwas zu verlieren droht: erstaunlich, welche Energien plötzlich zum Vorschein kommen!

Faulheit hat ja auch positive Aspekte: das Nichtstun genießen, entspannen, sich weder anstrengen noch stressen wollen. Wir befassen uns jetzt mehr mit Trägheit im Sinne von: Man sollte etwas tun, aber rafft sich nicht auf. In meiner Beratung wie in meinem riesigen Bekanntenkreis sehe ich zu oft Leute den Weg des geringsten Widerstandes gehen und die Dinge einfach geschehen lassen. Sie beklagen dann höchstens die Folgen oder werden erst aktiv, wenn es zu spät ist.

Viele haben auch jede Menge Bedenken und Ängste, von denen sie sich kontrollieren lassen, statt ihr Geschick selbst in die Hand zu nehmen (meist haben die Ängste nicht mal Bestand, wenn man sich mal die Mühe macht, sie näher anzuschauen - oder zu überwinden). Lieber jammern sie herum und verharren in Unzufriedenheit beziehungsweise im Status Quo, obwohl sie durchaus zufriedener und glücklicher wären, wenn sie was ändern würden.

Manche sind auch schon so abgestumpft, dass sie sich nicht mal Gedanken machen.
Manchmal sind es nur winzige Dinge, die man machen müsste für eine deutliche Verbesserung. Aber man ist zu träge... wie zum Beispiel G, einer meiner Ex-Lover. In unserem zweiwöchigen Urlaub bemängelte er schon am ersten Abend, sein Bett sei unbequem und knarze so laut, was, nebenbei gesagt, auch seine Paarungsbereitschaft minderte. Aber er tat nichts, sondern nörgelte jede Nacht darüber. Am fünften Tag reichte es mir, ich warf ihn von seinem Bett und stemmte die Matratze hoch: die Latten des Rostes waren total verschoben. Es kostete mich nur eine Minute, sie geradezurichten, und das Bett war bequem und geräuschlos.
Leider lassen auch unglaublich viele Leute ihren Sex verschlampen. Sie wehren sich nicht, wenn etwas schief läuft, sie lassen sich kaum etwas Neues einfallen (oder nur das für sie Naheliegendste), sie ändern nicht wirklich etwas.
Sie mögen einwenden: „Das kommt, weil der moderne Mensch einfach zu viel um die Ohren hat, als dass er sich noch mordsmäßig im Liebesleben engagieren kann." Gut: Schauen wir uns das an.

Sexkiller Stress - der ganz normale Wahnsinn
Es stimmt, dass in unserer Welt Stress und Hektik stetig zunehmen - und unsere Freizeitmöglichkeiten; denn auch die Befürchtung, etwas zu verpassen oder nicht mithalten zu können, kann zum Stress beitragen! Jedenfalls ist für Sex nicht mehr genug Zeit und Energie übrig.
Schwierig wird es oft erst, wenn nur einer der beiden sehr gestresst ist und der andere nicht. Der kann sich dann oft gar nicht vorstellen, wie lustkillend Überlastung sein kann, fühlt sich vernachlässigt und zieht am Partner herum, was dessen inneren Druck noch verstärkt. Der Vernachlässigte sagt dann gern: „Aber Sex ist doch super zum Abschalten und die schönste Entspannung!" Nun, das trifft auf manche zu - aber auf die Mehrzahl nicht.

Faktor 1: Arbeit, Arbeit, Arbeit
Der größte Faktor ist der Beruf: Immer mehr Stellen werden gestrichen, aber die Arbeit wird ja nicht weniger, sondern muss von denen, die ihren Platz behalten konnten, mit erledigt werden. Überstunden sind heute nicht die Ausnahme, sondern die Regel. Doch auch ohne das wächst der Druck auf den einzelnen. Man fühlt sich angespannt und ausgelaugt, auch körperlich, kann das gestresste Hirn nicht mehr auf Sex umschalten, sich nicht mehr dazu aufraffen.

ABER: Wenn der Job einen komplett auffrisst, sollte man schauen, ob man nicht eine vergleichbare Stelle findet, die humaner ist. Vielleicht ist man auch ein Übererfüller und Perfektionist? Muss alles selber machen, statt mal etwas an andere abzugeben? Ein Kollege oder eine Assistentin kann viele Dinge sicher vergleichbar gut erledigen, oder? Und manches muss auch nicht perfekt sein, vielleicht nicht mal unbedingt erledigt werden.

Manche Leute rauchen sich auch auf fürs Eigenheim, stehen am Ende da mit einem leeren Haus, Schulden, einer kaputten Beziehung und fragen sich: Wozu?

Mein Vorschlag: Halten Sie früh genug immer mal wieder inne; hinterfragen Sie ernsthaft, ob diese Stelle oder Tätigkeit oder der Besitz es wert ist, und versuchen Sie, etwas zu ändern. Was nützt Ihnen zum Beispiel ein gutes Einkommen, wenn Sie dafür Ihre ganze Zeit, Ihr Wohlergehen und Ihr Liebesleben opfern müssen - letztendlich Ihr Lebensglück? Könnten Sie von einer anderen Stelle, die weniger Einkommen, aber auch weniger Stress mit sich bringt, nicht besser leben? Und nicht nur Sie, auch die Menschen an Ihrer Seite wären glücklicher.

Falls Sie Ihre Arbeit lieben, diese aber viel Einsatz fordert, gilt es: Stress abbauen, so weit es irgend geht, und mit dem Rest umgehen lernen! Doch wenn er Sie so fertigmacht, dass er auch Ihre Beziehung fertigmacht, dann sind Sie vermutlich im falschen Job. **Tipp:** Buchen Sie eine Stunde bei einem Psychologen, der auf berufliche Probleme spezialisiert ist; das reicht meist schon, um zu analysieren, wo der Haken sitzt und wo man ansetzen kann.

Erschöpfung, „Kopf voll", sich unwohl fühlen:

Das alles geht ja Hand in Hand mit dem Stress. Aber es muss nicht mal Berufsstress sein, es kann auch sein, dass Ihr Alltag einfach so vollgepackt ist. Unglücklicherweise neigt man dann ja auch noch dazu, seine Gesundheit zu vernachlässigen (nimmt sich keine Zeit, sich zu bewegen, an die frische Luft zu gehen, auf gute Ernährung zu achten), zu wenig zu schlafen und den Stress zu kompensieren mit Zigaretten, Alkohol, Tabletten, Süßigkeiten. Diese Dinge bringen den Körper - auch den Hormonhaushalt! - in einen so schlechten Zustand, dass alle Aktivitäten doppelt anstrengend erscheinen, inklusive Sex.

Meine Vorschläge:
- Achten Sie auf sich: Ihr Wohlergehen, Ihren Körper, auf bewusste Ruhephasen. Wenn Sie zum Beispiel nach der Arbeit nicht gleich vom Partner mit dessen Bedürfnissen überfallen werden wollen, sondern eine Viertelstunde Alleinsein zum Abschalten brauchen, dann *sagen Sie das!*

- Richten Sie sich kleine Wohltu-Rituale ein. Das kann u.a. sein: sich in der Küche hinzusetzen und erst mal einen Tee oder ein Glas Wein zu trinken; so viel Zeit muss sein, und man kann auch Kinder zu Rücksichtnahme erziehen. Das kann ein kleiner Spaziergang sein. Oder in Ruhe zu essen, ohne Geschrei, Diskussionen, laufenden Fernseher. Ein Bad. Nacken- und Kopfmassage vom Partner. Oder eine beruhigende Umarmung (siehe Übung S. 14f).
- Körper zu angespannt und Kopf zu voll für Erotik? Die folgenden drei Übungen helfen!

Entspannungs- und Selbstwahrnehmungs-Übung:
Nehmen Sie sich zehn Minuten Zeit. Tageszeit ist egal, aber gut wäre, es zu einer festen täglichen Einrichtung zu machen.
Ziehen Sie sich zurück in einen Raum, wo Sie vollkommen ungestört sind - ohne Lärm, Telefon und andere Störfaktoren. Schließen Sie notfalls die Tür ab.
Legen Sie sich bequem hin, machen Sie die Augen zu.
Legen Sie die Hände auf den Bauch.
Atmen Sie tief ein und aus, spüren Sie dabei, wie sich der Bauch wölbt und senkt. Spüren Sie, wie die Energie der Hände in den Bauch strömt und er etwas angewärmt wird. Wenn die Hände kalt sind, so reiben Sie sie energisch gegeneinander.
Gehen Sie Ihren Körper in Gedanken von Fuß bis Kopf durch, halten Sie bei jedem Bereich ein wenig inne, erspüren Sie, wie der Bereich sich grade anfühlt (z.B. „Füße: sind müde, tun etwas weh" - „Waden: angespannt" - „Knie: neutral" usw.).
Verweilen Sie ganz bewusst auch in den Genitalien: Spüren Sie sie?
Am Ende ermitteln Sie, wie SIE sich grade fühlen. Fragen Sie sich, was Ihnen in diesem Moment gut täte. Und ob Sie es in die Tat umsetzen können (wenn ja, dann tun Sie es später).
Dann atmen Sie nochmal tief durch und sagen sich dabei im Geiste oder laut: „Ich bin wieder wach und frisch!"

Übung „Anker setzen":
Zuerst begeben Sie sich in eine entspannte Position, sitzend oder liegend. Nichts darf Sie stören, keine Musik, kein Telefon, kein Partner.
Atmen Sie tief durch. Augen zu.
Stellen Sie sich eine bestimmte Situation vor, in der Sie sich entspannt und wohl gefühlt haben, unbeschwert, leicht, frei. Gehen Sie ganz hinein: was

haben Sie alles gesehen, gehört, gerochen, gefühlt?
Halten Sie diesen Moment in Ihrem Kopf als „Gefühls-Standbild" fest, machen Sie dazu eine bestimmte Geste, die Sie sich gut merken können - etwa die Kuppe des kleinen Fingers auf die Kuppe des Daumens pressen (linke Hand) - und sagen Sie dazu einen Merkspruch, z.b. „Alles fällt von mir ab, ich fühle mich wohl und frei".
Es darf nichts Negatives in der Formulierung sein! Denn wenn Sie etwa „Der Stress geht weg" sagen, hört das Unbewusste in Ihrem Kopf oft nur das Wort „Stress".
Diese Verknüpfung von Geste, Gefühls-Standbild und Spruch nennt man „Anker setzen". Damit es sich in Ihrem Kopf „verankert", müssen Sie den Vorgang mindestens 7 x wiederholen (nicht direkt hintereinander, sondern am besten an 7 aufeinanderfolgenden Tagen).
Wenn es funktioniert hat, dann dient die Geste (zusammen mit dem Spruch, teils auch ohne) als Ihr persönlicher Rettungs-"Anker" in Situationen, wo Sie sich überfordert, mutlos, angespannt, ängstlich o.ä. fühlen.
Extra-Tipp: Sie können auch einen Liebes- oder Erotik-Anker setzen mit einer schönen Situation, die Sie einmal mit Ihrem Partner erlebten, und einem entsprechenden Spruch.
Und Sie können negative Anker in positive umwandeln. Beispiel: Der bisher negative Anker ist „Partner berührt mich im Schritt -> ich erstarre, entwickle Widerstand". Wenn Sie nun mit einem lustvollen Gefühlsbild, einer Geste und einem inneren Spruch einen positiven Anker gegensetzen, lässt sich der Widerstand eventuell lösen.

Übung „Umarmung bis zur Entspannung"
Diese einfache und doch so wirkungsvolle Übung kommt von einem der besten Sexualtherapeuten Amerikas, David Schnarch. Sie hilft nicht nur dabei, zur Ruhe zu kommen, sondern liefert auch Anhaltspunkte, wie es um die Stabilität in Ihrer Beziehung, Ihre körperliche wie auch emotionale Verbindung steht. Sie baut eine Gefühlsbrücke, wenn Sie bereit sind, sich drauf einzulassen, und damit eine wunderbare emotionelle Grundlage für eine gute sexuelle Begegnung: „Sobald Sie gelernt haben, bei der Umarmung in intensiven Kontakt zueinander zu treten, können Sie die dabei erlebte Verbundenheit auf den Koitus übertragen."
So geht's: Stellen Sie sich auf Ihre beiden Füße, Ihrem Partner gegenüber, legen Sie die Arme um ihn/sie. Konzentrieren Sie sich *auf sich selbst, Ihren Körper, Ihr Gefühl*. Werden Sie nun ruhig, ganz ruhig - und *noch* ruhiger.
Umarmen Sie ihn, wie Ihnen danach ist, aber spüren Sie auch, wie er gehalten

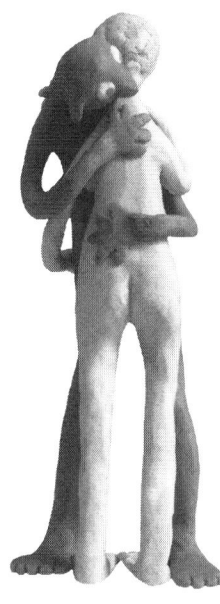

werden will. Bleiben Sie mehrere Minuten so, und zwar so lange, bis sich bei beiden eine spürbare Entspannung einstellt.

Hiermit schulen Sie auch Ihre Fähigkeit, „im direkten Kontakt zum anderen buchstäblich und im übertragenen Sinn auf eigenen Füßen zu stehen" - zum Beispiel auch dann sich selbst und dem Partner nahe zu bleiben, wenn er aus dem Gleichgewicht ist oder „neben sich steht".

„Falls Sie in Ihrer Paarbeziehung nie oder nur selten eine entspannte Verbundenheit erleben, werden Sie vielleicht feststellen, dass Sie sich bei der Umarmung ganz seltsam oder ‚kirre' fühlen", so der Experte. Und was, wenn der andere nicht mehr umarmt werden will (z.B. sich dabei unwohl fühlt)? Dann lassen Sie einfach los und kommen Sie in sich selbst zur Ruhe.

Extra-Tipp: Für manche wirkt es auch beruhigend und verbindend, beim Umarmen synchron zu atmen. Testen Sie es!

Wie pole ich mich um auf Erotik?

- Wenn Sie sich nur hinlegen, die Augen schließen und den anderen machen lassen, ist klar, dass dann jede Menge anti-erotische Gedanken ungebremst in Ihrem Hirn herumschwirren können. Sprich: Werden Sie selber aktiv! Am besten beide: Küssen und berühren Sie sich gegenseitig oder was auch immer Sie anmacht.
- Geschlossene Augen begünstigen nicht nur gedankliches Abschweifen, sondern auch Müdigkeit. Ergo: Öffnen Sie sie! Beim Vorspiel, beim Hauptgang, immer mal wieder (siehe auch S. 68), schauen Sie ruhig zwischendurch die eigene Sex-Action an und lassen Sie das Bild vor dem inneren Auge ablaufen. Das Hinsehen hilft auch bei gefühlsmäßiger Abwesenheit - denn die ist nicht nur für Ihre eigene Lust übel, auch Ihr Partner spürt sie ganz genau.
- Konzentrieren Sie sich auf ihn und auf die (hoffentlich) angenehmen Empfindungen, die er auslöst. Wenn sie nicht angenehm sind: Stoppen Sie die Aktion für einen Moment, gehen Sie, falls nötig, ein wenig auf Abstand oder aus dem Zimmer, atmen Sie tief durch und überlegen Sie in aller Ruhe, was genau Sie jetzt anmachen würde.

- Da man nicht zwei Dinge gleichzeitig denken kann: Ersetzen Sie die störenden Gedanken durch sexuelle! Etwa heiße Erinnerungen oder Phantasien; einen schnellen Anstoß können auch Erotika liefern (Videos/DVDs, scharfe Bilder, Texte aus Büchern oder dem Internet u.ä.).
- Siehe auch Kasten „Die eigene Lust wach halten" (S. 40f).

Faktor 2: Familie
Haben Sie Kinder? Müssen Sie sich sehr viel um Ihre Eltern kümmern? Oder um anstrengende Verwandte?
Den Leuten mit hilfebedürftigen Angehörigen rate ich, sich umfassend bei Ämtern und Familienberatungen zu informieren, welche Entlastungsmöglichkeiten es gibt. Aber wenn es nur darum geht, dass Sie ständig bei der Verwandtschaft antanzen sollen: Trauen Sie sich, nein zu sagen. Ihre eigene Familie und Beziehung muss oberste Priorität haben, und es ist *elementar für Ihre Paar-Liebe*, schöne Stunden *zu zweit* zu erleben.
Sind Kinder da, ist das natürlich schwieriger. Vor allem wenn sie klein sind, beanspruchen sie einen mächtig! Die Zeit und Energie fehlen dann fürs Paar, wie auch Gelegenheiten zu Intimität. Etwa bei denen, die ihre Kinder ewig in ihrem Schlafzimmer, meist sogar im Ehebett schlafen lassen, findet oft jahrelang nichts mehr statt! Und irgendwann ist man dann vom Sex so weit entfernt, dass er nie mehr wieder Einzug findet.
Ich kann die Frauen durchaus verstehen, denen nach einer Geburt und mitten im Babystress nicht der Sinn steht nach frivolen Spielchen. Viele junge Mütter sind auch der neuen Situation noch nicht gewachsen, fühlen sich überfordert und vom Partner zu wenig unterstützt. Aber der wiederum unterstützt vielleicht deswegen zu wenig, weil ihm die Frau alles aus der Hand nimmt. Sobald er das Kind nicht richtig hält / füttert / wickelt, reißt sie es sofort wieder an sich, und er tut lieber gar nichts mehr. Er fühlt sich von der Elternschaft etwas ausgeschlossen und von ihrer Liebe auch...
„Was soll ich machen?" sagen viele Frauen, als ob ihnen gar nichts anders übrig bleibt, als sich komplett im Muttersein zu engagieren und es für Mann & Sex eben nicht mehr reicht.

Manchmal übernimmt auch der Körper Schutzfunktionen, deren wir uns nicht bewusst sind oder zu denen wir nicht zu stehen wagen... Vor einiger Zeit beriet ich ein Paar: er hatte ständig Lust und ihre ging deshalb immer mehr zurück. Aber da sie ihn nicht dauernd zurückweisen wollte, entwickelte sie

unbewusst ein paar Strategien, um ihn sich „schuldfrei" vom Leibe zu halten:
- sie war dauernd müde, obwohl sie keinen anstrengenden Job hatte;
- sie ging viel früher als er zu Bett;
- sie stillte das Kind immer noch, obwohl es schon über anderthalb Jahre alt war, ließ ihren Mann auch nicht an ihre Brüste;
- sie nahm das Kind sehr oft mit ins Ehebett und legte es wie eine Grenze zwischen sich und den Mann;
- sie mied körperliche Nähe, küsste ihn auch nicht mehr richtig; usw.
Aber: die Mehrzahl der Mütter kleiner Kinder hat tatsächlich noch ein Liebesleben! „Spätestens ein halbes Jahr nach der Geburt schlafen die meisten wieder mit ihren Männern", sagt die Berliner Frauenärztin Dr. Sabine Müller, „manche fragen mich schon ein, zwei Wochen danach, ob sie wieder dürfen. Warum nicht? Diese Frauen wollen ihrem Partner nahe sein, auch sexuell. Und viele ziehen zum Beispiel ihren Mann ins Schlafzimmer, wenn die Kinder mal am Schlafen sind - selbst wenn das mitten am Tag ist. Die Situation erfordert eben Flexibilität."
Und wenn die Kinder aufwachen? „Na und? Dann hört man einfach wieder auf."
Viele Frauen beklagen auch, dass sie keine freie Minute hätten. Jedoch meist ist es gar nicht nötig, dass sie sich so aufopfern. Kindern tut es gut, auch mit anderen Menschen zusammen zu sein - etwa bei den Großeltern, einer Tagesmutter oder im Kindergarten. Wenn irgend möglich, gönnen Sie sich eine Haushaltshilfe, ein Kindermädchen, einen Babysitter o.ä. Vielleicht ist eine Kooperation mit befreundeten Familien möglich, die dann z.B. die ganze Horde am Samstag betreuen und Sie sie am Sonntag. Bilden Sie ein Betreuungs-Netzwerk mit anderen Müttern. Überlegen Sie sich noch andere Wege...

Mein Appell an die Sexmüden:
Ihr Lustlevel mag zwar niedriger sein, aber das ist kein Grund, es ganz versiegen zu lassen - vor allem wenn Sie einen guten, lieben Partner haben, der durchaus bereit ist, sich sexuell auf Sie einzustellen. Einfach nur zu sagen, „nee, ich mag nicht", und damit ist das Kapitel „Sex" aus der Beziehung gestrichen, das ist keine gute Idee. Bitte machen Sie sich klar: Wenn Sie's Ihrem Partner vorenthalten, berauben Sie sich selber einer elementaren Quelle der Liebe.
Und falls Sie davon genervt sind, dass er „so oft will": Seien Sie froh, dass dem so ist! Das Gegenteil - dass er Sie nicht mehr begehrt - ist nämlich viel schlimmer. Und wenn Sie es mal so weit kommen lassen, ist es meist nicht

mehr umzukehren.

Viele haben auch keinen Sex mehr, weil sie immer auf so einen Moment warten, wo „alles stimmt": viel Zeit, Muße, Leidenschaft, Romantik usw. Aber: Bei stark beschäftigten Paaren kommen solche Momente manchmal ein, zwei Jahre lang nicht mehr! Jedenfalls nicht von selber. Wie gesagt: *Sex muss nicht immer fulminant sein, und kleiner ist besser als keiner.*

Oft reicht eine Viertelstunde alle zwei Wochen. Das heißt: *Nur eine halbe Stunde pro Monat kann genügen, um Ihre gemeinsame Sexualität (und damit auch die Partnerschaft) am Leben zu erhalten!* Und damit meine ich nicht, dass man´s über sich ergehen lassen soll. Erstens liegt es ja auch an Ihnen, ob Ihnen der gemeinsame Sex etwas bringt, zweitens ist es sehr eine Frage der Einstellung: Betrachtet man Sex als etwas Negatives? Oder als eine Art, dem Partner seine Liebe zu zeigen, und als etwas, was gut tut?

Auch ob man einen Körperreiz - etwa Streicheln, Küsse - als angenehm oder nicht empfindet, hängt soooo stark von der eigenen Bewertung ab! Ein und die selbe Berührung vom gleichen Menschen kann sich das eine Mal schön anfühlen, das andere Mal lästig oder unpassend. Und Sie können das durchaus beeinflussen! Sie können sich bewusst sagen: *Ich kann die Berührung zulassen und werte sie als schön.* Oder der innere Zauberspruch lautet: „*Ich lasse zu, dass es mir gefällt.*"

Allerdings ist das schwer, wenn Sie Ihre Lust von Liebesharmonie abhängig machen, aber genervt vom Partner sind - oder von sich selber. Klären Sie es, statt es auf der sexuellen Ebene auszutragen.

Sie haben immer die Wahl, ob Sie sich von Ängsten oder anderen störenden Gedanken regieren lassen.

Und wenn die *Art* von Sex Ihnen wirklich keinen Spaß macht oder nicht Ihrer seelischen Verfassung entspricht, dann sagen Sie, was Sie lieber hätten! Sie haben keine rechte Vorstellung? Holen Sie sich welche: aus Büchern, Magazinen, dem Internet, von Freunden - und machen Sie die Selbstwahrnehmungs-Übung (S. 13).

Übung:
Verführen Sie ihn/sie mal genau dann, wenn Sie grade nicht so gut auf ihn/sie zu sprechen sind. Es heißt immer, Männer können Gefühle vom Sex trennen, Frauen nicht. Jeder kann das! Lassen Sie ab und zu die Emotionen draußen und - haben Sie einfach nur SEX! Das kann sehr erfrischend sein.

Der Geist ist willig, doch das Fleisch ist schlapp
„Ich bin am Ende meiner Kräfte!"
Manchmal reichen Psychotaktiken und guter Wille nicht aus - nämlich wenn sie von körperlichen Beschwerden zu stark überlagert werden, wie bei der 30jährigen Anja:
Mein Mann wirft mir vor, dass ich nicht mehr mit ihm schlafen mag und deshalb „Ausreden" vorschiebe. Hat er Recht?
Wir haben eine 3jährige Tochter (Mamakind, hält mich den ganzen Tag über auf Trab) und einen 9 Monate alten Sohn (er ist brav). Seit der Geburt meiner Tochter leide ich an Schlafstörungen, die sich im letzten halben Jahr dermaßen ausgeweitet haben, dass ich nur noch so zwischen 3 und 5 Stunden schlafe, leider nicht mal an einem Stück. Ich leide an einer Sehnenentzündung im rechten Arm, kämpfe auch schon seit einem halben Jahr um eine Kur, weil Krankengymnastik nicht anschlägt. Vor Schmerzen kann ich oft sehr schlecht einschlafen, wache auch auf davon. Wenn´s mal nicht die Schmerzen sind, ist es ein Kind, das nachts schreit. Oder ich schlafe nur halb vor lauter Anspannung und Verzweiflung. Da ich auch noch unseren Haushalt erledigen muss, wird das mit meinem schmerzenden Arm natürlich nicht besser. Ich bin einfach nur noch erschöpft und am Ende.
Nun zu meinem Mann. Einmal in der Woche reicht ihm nicht, er behauptet auch, wir hätten ja nur einmal im Monat Sex. Was nicht stimmt. Ich bin eben nur nicht aktiv dabei und sage, wenn er Sex will, dann soll er halt. Ich weiß, das ist nicht gerade toll für einen Mann. Aber etwas vorspielen will ich auch nicht. Nun liege ich also nachts neben ihm im Bett, traue mich nicht zu kuscheln, weil ich weiß, dass er dann garantiert mehr will. Letzte Nacht ist er aufs Sofa abgewandert und hat die Nacht dort verbracht. Er hält mir nun also vor, ich würde ihn nicht mehr lieben (was absoluter Schwachsinn ist) und in eine Beziehung gehörten Lust und Leidenschaft, das wäre gar nicht mehr da bei mir. Aber mir macht der Sex so keinen Spaß! Bitte hilf mir! Bin ich wirklich von Natur aus leidenschaftslos? Er sagt: Echte Lust würde nicht beeinträchtigt durch so „lächerliche" Beschwerden wie Müdigkeit, Schmerzen, Erschöpfung, die man beim Sex ja eh nicht spürt, wenn´s richtig ist.
Das ist natürlich Blödsinn. Denn Lust und Leidenschaft können ja gar nicht erst aufkommen, wenn man von vornherein so beeinträchtigt ist. Außerdem dämpfen Müdigkeit und Schmerzen die Empfindungen, ersticken sie also im Keim.
Was bei ihr sicher das Problem verschlimmert, ist der direkte und indirekte Druck durch ihren Mann. Zumal ihre Sexquote ja noch ziemlich gut ist. Bei

vielen Paaren mit so kleinen Kindern findet weit weniger Sex statt.
Aber vielleicht ist ihr Mann auch deswegen gefrustet, weil er (wie sehr viele Männer) die Liebe ganz stark übers Sexuelle definiert. Anders gesagt: *Je öfter und je leidenschaftlicher sie mit ihm schläft, desto mehr fühlt er sich begehrt und von ihr geliebt.* Dieses männliche Bedürfnis wird oft grade in den Phasen nach Geburten und/oder mit kleinen Kindern sehr stark - und zwar weil die Frau ihre Liebe, ihre Zeit, ihre Energie vor allem den Kleinen zuwendet und nur wenig dem Mann. Offen will er ihre Zuwendung nicht einfordern, weil er sozusagen den Kindern nichts wegnehmen will. Also hat er das Bedürfnis, sich seine Portion Liebe wenigstens über das Körperliche und den Sex zu holen.

Anja hingegen reibt sich für die Kinder auf. Das ist zwar sehr ehrenhaft, aber sie MUSS mehr an sich (und an ihre Ehe) denken. Denn was nützt den Kindern eine Supermami, die rund um die Uhr für sie da ist, wenn es ihr selbst nicht gut geht, sie darüber ganz krank wird und außerdem die Beziehung zum Vater Risse kriegt?!

Ich riet ihr, sich gezielt darauf zu konzentrieren, Entzündung und Schlafstörungen loszuwerden und sich gründlich zu erholen. Die Kur zu forcieren, und falls es trotzdem zu lange dauert: für drei Wochen zu verreisen, um sich zu schonen. Sie brauchte die Auszeit *sofort!* Den Kleinen sollte sie mitnehmen (er brauchte sie ja noch sehr) und das Mädchen beim Vater lassen oder einer anderen geeigneten Betreuung. Ich bat sie, keine Bedenken zu haben, die Tochter für die Zeit beim Vater oder jemand anders zu lassen (ohne schlechtes Gewissen). Ihr Mann sollte ruhig einmal selbst erleben, wie Haushalt und Kinder einen fordern! (Übrigens: Anjas Mann hat es hingekriegt und dabei auch sehr viel gelernt.)

Neben Erschöpfung, Schmerzen und einem schlechten körperlichen Zustand machen ja auch andere Einschränkungen den Sex anstrengend oder unangenehm; bei vielen Erkrankungen und Behinderungen können wir nicht viel mehr tun als uns in die bestmögliche Behandlung zu begeben und die Selbstheilung anzukurbeln. Aber das allerdickste Problem haben wir völlig selbst in der Hand:

Sexkiller Übergewicht, Bewegungsmangel, schlechte Ernährung
Wie schnell und gravierend diese Faktoren unser Wohlbefinden, unsere Energie und den Sex (!) beeinflussen, zeigte der Film „Supersize me", der den Selbstversuch des Amerikaners Morgan Spurlock dokumentierte: einen Monat lang lebte er nur von Fast Food und bewegte sich wenig. Davor

bescheinigten ihm drei Arztpraxen: topfit, topgesund, Idealgewicht. Doch schon nach 10 bis 14 Tagen merkte er selbst, dass er dauernd schlapp und müde war, sich nicht wohl fühlte, schnell zunahm.
Auch seine Freundin berichtete bereits nach zwei Wochen von deutlichen Veränderungen: „Wenn er abends nach Hause kommt, ist er sehr ausgepowert - unter anderem weil ihn der ganze Zucker und das Koffein den ganzen Tag so aufdrehen, zum Beispiel aus der Cola. Auch unser Sex ist viel weniger geworden. Wenn wir überhaupt mal welchen haben, hält er nicht mehr so lange durch wie vorher. Er hat auch echte Probleme, einen hochzukriegen - vielleicht behindern die ganzen gesättigten Fette schon die Durchblutung...!"
Spurlocks End-Bilanz nach 30 Tagen: „Ich bin 11 Kilo schwerer, meine Cholesterinwerte haben drastisch zugenommen, mein Körperfett-Anteil um 70 %, das Risiko für Herzerkrankungen hat sich verdoppelt. Ich fühlte mich ständig erschöpft, depressiv, hatte schlechte Laune und kein Sexualleben mehr - keine Potenz und zu schlapp dazu."
Und das Übergewicht - vor allem starkes - ist auch für sich ein böser Sex- und Lustkiller: Zum einen ermüdet man viel schneller, zum anderen machen die eingeschränkte Beweglichkeit und Schwerfälligkeit viele Aktionen schwierig oder gar unmöglich. Ferner wird bei einem Mann mit dickem Bauch der Penis kleiner, weil die Fettschicht den Ansatz umlagert. Sehr oft leidet auch seine Erektion: die Gefäße sind voller Ablagerungen, der Hormonhaushalt stimmt nicht mehr und die Beckenbodenmuskeln sind zu schwach (siehe auch Teil 4, S. 216ff).
Und: Wirklich viele Mollige klagen mir, sie könnten Sex nicht voll genießen, weil sie ihren Körper unansehnlich finden und Angst haben, dass der Partner das finden könnte. Das betrifft zwar eher Frauen, aber teils auch Männer. Inga (33) klagt:
Ich bin jetzt 4 Jahre mit meinem Mann zusammen. Wir hatten früher ein sehr lebendiges Sexleben, mindestens 2mal die Woche. Aber in letzter Zeit, oh je...
Er muss früh raus, kommt relativ spät zurück vom Büro, ist ab 21:00 tot und zu nichts mehr zu gebrauchen. Da bin ich noch lange nicht müde. Dazu kommt, dass er mit den Jahren zugelegt hat und Probleme damit hat: seit fast 2 Jahren will er nur noch mit T-Shirt Sex, oder wenn nackt - was seeeehr selten vorkommt -, nur im absoluten Dunkel, was ich gar nicht mag, da mich auch optische Reize stimulieren. Ich hab ihm schon oft gesagt, dass ich in erster Linie seinen ganzen Körper fühlen will und nicht so erregt werde, wenn da ständig eine Schicht Stoff zwischen unseren Körpern stört.
Und wenn wir also gegen 22:00 beide im Bett liegen, erwartet er von mir die Initiative, weil er ja an sich schon soooo müde ist und zwar Lust hat, aber ich ihn

halt animieren müsse. Was in einer Zerredung der noch nicht mal aufgekeimten Erotik endet, wer denn jetzt wie was machen müsse, und wir meist gar keinen Sex mehr haben.
Ich kann nicht auf Befehl erotisch auf ihn einwirken oder ihn anmachen, während er mit T-Shirt auf dem Bett liegt und wartet, dass ich „über meinen Schatten springe".
Das frustriert mich total - ich habe totale Lust auf regelmäßigen Sex und möchte diesen auch mit ihm teilen, weil ich ihn sehr liebe! Aber er ist dauernd zu schlapp und trennt sich weder von seinem Speck noch von seinem blöden T-Shirt!!!!
Ich schrieb ihr: „Wenn ihn sein Übergewicht SO SEHR stört, dass er sich seines Körpers SO SEHR schämt, dass er noch nicht mal vor seinem angetrauten Weibe nackt sein will, dann soll er verdammt nochmal eben wieder abnehmen! Dann wäre er auch fitter und abends nicht immer so schlapp. Sag ihm das ganz klar, bitte ihn darum, und unterstütze ihn, indem du euren Speiseplan umstellst und ihn zur Bewegung animierst (mach am besten mit!). Drohe zur Not mit Sexboykott, denn diese Nummer mit dem T´Shirt... also wirklich."

Eine Untersuchung der Bundesregierung zum Thema ergab: Zwei Drittel der Männer und die Hälfte der Frauen sind übergewichtig, jeder fünfte ist sogar fettleibig.
Was hält die Leute davon ab, den ungeliebten Speck loszuwerden und ihre Formen in Form zu bringen? Nun, manche halten sich mit der Fülle auch ein wenig den Partner vom Leibe. Oder es ist ein Teufelskreis wie bei Uwe, dem Frustfresser: Als seine Freundin nach etwa einem Jahr immer weniger mit ihm schlief, interpretierte er das als Rückgang ihrer Liebe und kompensierte es mit Futtern - was u.a. daran lag, dass er in seiner Kindheit so etwas wie Zuneigung fast nur via Essen bekommen hatte; sprich, er verleibte sich Liebe über Leckereien ein. Folge: er wurde immer dicker. Folge: sie hatte immer weniger Lust auf ihn, wodurch er noch mehr aß und so weiter.
Aber bei den meisten liegt´s an der Trägheit. Neunzig Prozent der Leute wissen viel zu wenig über Ernährung, vernünftiges Essverhalten und ihren Kalorienbedarf. Und vor allem: Viele Dicke warten ständig auf ein Wunder oder einen ominösen Tag X, wo es ihnen plötzlich ganz leicht fiele, abzunehmen. Aber dieses Wunder tritt und tritt nicht ein, und so vergeht Jahr um Jahr, wo man zu viel Gewicht, Schuldgefühle und ein beschwertes Körpergefühl mit sich herumschleppt.
Mein Vorschlag:
Raffen Sie sich noch heute auf! Nehmen Sie ein, zwei große Kisten und packen Sie alle Dickmacher hinein, die sich in Ihrem Haushalt befinden:

Zucker, Kuchen, Kartoffelpüree, Fertigknödel, Soßenpulver, Marmelade, Nuss-Nougat-Creme, Süßigkeiten, Weißbrot, Zwieback, Knabbergebäck, Butter, gezuckerten Kakao, Instant-Cappuccino, Limonade, Bier, Likör usw. Verschenken Sie es - etwa an eine Lebensmittel-Sammelstelle für Bedürftige. Und dann gehen Sie figurfreundliche Sachen einkaufen. Am besten zu Fuß. Jede Ernährungsform ist gut, bei der Fett, Zucker, Weißmehl und Stärke (z.B. in Pommes und Chips) auf ein Minimum reduziert werden und der Anteil von Gemüse, Rohkost, Vollkorn, Obst und Protein erhöht wird. Dazu so viel Bewegung wie möglich, ist ja klar. Joggen, Aerobic & Co müssen nicht sein, Radfahren und strammes Marschieren reichen schon.

Sowas ist doch mühsam und gehört nicht in ein Buch für bequemen Sex? Nun, unterm Strich wird er ja dann viel weniger mühsam - und besser: Jede Bewegung fällt leichter, Sie können viel mehr Variation hineinbringen und Sie müssen nicht mehr so viel dafür tun, Ihren Partner rumzukriegen...

Uhrzeit, Alkohol, Drogen, körperliche Beschwerden, Medikamente

All das hat einen direkten Einfluss darauf, ob und wie schnell Sie auf sexuelle Reize reagieren. Denn bei einem müden, betäubten oder schmerzenden Körper kann Ihr Partner noch so schön züngeln oder streicheln - es kommt nur halb im Gehirn an. Das betrifft auch das Rauchen, denn es verengt nicht nur die Blutgefäße (und damit die Sensibilität der Haut und der Genitalien), sondern stört auch die Produktion Ihrer Hormone. Und wenn die im Ungleichgewicht sind, läuft das Sexuelle auch nicht rund. Überhaupt: alles, was die Durchblutung ungünstig beeinflusst, behindert die erotische Empfindung, wie Diabetes, Nervenleiden, zu hoher / zu niedriger Blutdruck, Herz- und Gefäßerkrankungen u.a.

Tipp: Wenn Sie den Akt nicht unnötig in die Länge ziehen oder die eigene Lust einschränken wollen, dann
- tun Sie´s nicht nur spätabends kurz vorm Einschlafen
- rauchen Sie möglichst gar nicht
- begrenzen Sie Alkohol auf einen Drink
- meiden Sie Drogen und Medikamente wie Antidepressiva, starke Schmerzmittel, Blutdrucksenker
- lassen Sie sich regelmäßig beim Arzt durchchecken.

Platz für die Liebe

Und zwar nicht nur im Sinne von „mehr Platz in Ihrem Leben", sondern auch „Platz in Ihrer Tages- und Wochenplanung" (dazu später) und im räumlichen Sinne...

Das Schlafzimmer muss eine Oase sein - und stressfreie Zone!
- Schauen Sie sich das Zimmer an, als wären Sie ein fremder Inneneinrichter: Strahlt es Ruhe, Entspannung, Wärme, aber auch Erotik und Sinnlichkeit aus? Ein mülliges, kühles oder ungemütliches Schlafzimmer verlockt noch nicht mal zu einem heißen Quickie, geschweige denn zu Sexperimenten. Klar hängt guter Sex nicht unbedingt von der Einrichtung ab, aber oft ist es ja so: man ist schon eine Weile zusammen, gibt sich nicht mehr so viel Mühe, lässt alles ein bisschen schleifen... Und genauso geht´s dann Ihrem Liebesleben!
- **Ausmisten:** Unnützer Krempel, alte Zeitungen, Berge von ungelesenen Büchern, hässliche Möbel oder andere unschöne Einrichtungssachen (Vorhänge, Teppiche, Tagesdecken...): Raus damit! Das betrifft auch Dekorationsstücke wie Bilder, Nippes, Teddies: Was der eine toll oder witzig findet, schaut sein Partner vielleicht nur mit inneren Schmerzen an. Ein Freund von mir hat wandfüllendes Foto von Helmut Newton an seiner Bettfront, und zwar das mit den kalt dreinblickenden nackten Models - und er wundert sich, dass kaum eine Frau in seinem Bett warm wird.
Jeder kennt auch diese Mädels, die niedliche Plüschtiere oder Puppen aus ihren Kissen gucken lassen. Da muss ein Mann schon hartgesotten sein, um nicht gleich die Flucht anzutreten!
- **Rauswerfen** müssen Sie alles, was mit Jobstress, Partner-Ärger, Alltagssorgen und -pflichten zu tun hat oder daran erinnert. Das betrifft auch Computer, Wäscheständer, Staubsauger, Kinderspielzeug, Bürokram, Nähmaschine etc. - und den Fernseher: Ich weiß, dass viele Leute einen im Schlafzimmer haben, „weil das doch so gemütlich ist!", oder einen Computer, „weil er sonst keinen Platz in der Wohnung hat". Diese beiden Dinge sind mit Abstand die erotikkillendsten Gegenstände, die ein Schlafzimmer enthalten kann (abgesehen von Pierrotpuppen und Räucherstäbchen). Nicht nur, dass man nach Tatort, Tagesthemen und Internet-Surf zu müde ist; sondern dabei verpuffen auch Glückshormone, die eigentlich beim Liebe-Machen entstehen sollten. Folge: kein Antrieb für Erotik-Aktivitäten. Verbannen Sie PC & TV ins Wohnzimmer, oder, wenn Sie keines haben, in die Küche.
- **Schöner schlafen:** Ein verkehrsuntüchtiges Bett, sexunfreundliche Bettwäsche, ein kratziger Teppich - wenn Sie es sich irgend leisten können,

werfen Sie solches Zeug raus! Selbst wenn es in den meisten Haushalten üblich ist, für das Wohnzimmer viel mehr auszugeben: ein guter Schlafraum ist für die Beziehung wie auch das Wohlbefinden *wichtiger* (!).
- **Aufheizen:** Kühle im Schlafzimmer mag vielleicht gesund und energiesparend sein - bereitet aber Ihrer zweisamen Erotik den Frosttod! Kalte Körperteile reagieren nicht gut auf Stimulation, und alles immer nur unter der Daunendecke zu machen, schränkt alles ein. Werfen Sie der Liebe zu Liebe hier Ihre Prinzipien über Bord, halten Sie den Raum warm genug. Zum Schlafen können Sie dann immer noch die Heizung runterdrehen und kurz die Fenster aufreißen.
- **Beziehungsärger draußen halten:**
a) Den anderen für Fehlverhalten mit Sex-Verweigerung zu bestrafen, ist ein böses Eigentor. Denn damit bewegt man ihn nicht zum Einlenken, im Gegenteil.
b) Bitte möglichst nicht im Bett darüber diskutieren oder gar streiten, sondern woanders!
c) Stellen Sie sich vor, dass genau an der Schwelle Ihrer Schlafzimmertür eine Art „Liebes-Waschanlage" ist: Sobald Sie hindurchschreiten, wird aller Ärger und Stress von Ihnen abgewaschen und Sie betreten einen Raum, der für Frieden, Innigkeit und Erotik steht. Falls Sie Probleme damit haben, sich die „Waschanlage" vorzustellen, dann montieren Sie etwas an oder in den Türrahmen, z.B. einen Vorhang aus Stoff, Tüll oder Perlen. Kleben Sie sich zur Erinnerung auch ein Schild an/ über die Tür: „Stress und Ärger müssen draußen bleiben!"
- **Terrain abstecken:** das Schlafzimmer sollte wirklich *nur für Sie beide* da sein. Gewöhnen Sie Ihre Kinder so früh wie möglich an ihr eigenes Zimmer, ihr eigenes Bett. Das selbe gilt für Haustiere!!! Also: Schließen Sie die Türe. So oft wie möglich. Es ist KEIN offener Bereich für alle, wo man jederzeit hineintappen kann. Machen Sie das allen klar.

Zeit zu zweit
Eine Umfrage ergab: Fast 80 Prozent der deutschen Paare reservieren sich nicht regelmäßig Zeit füreinander. Aber ob man Sex hat oder nicht, ist ja auch oft eine pure Zeitfrage. Wickelt man den Akt huschhusch-nebenbei ab, kommt man oft gar nicht erst in den Bereich, wo der Spaß richtig anfängt. Wenn Ihr Alltag so vollgestopft ist, dass scheinbar kein Schäferstündchen mehr dazwischenpasst:
Tipp 1: Entrümpeln Sie Ihr Leben! Wo sind die Zeit- und Energieräuber? Belastet Sie zu viel Ballast? Werden Sie möglichst viel davon los!

Tipp 2: Verabreden Sie Zeitfenster in der Woche, die *nur für Zweisamkeit und Intimität reserviert* sind. Gut wäre ein fester Abend werktags und mindestens ein halber Tag am Wochenende (im Durchschnitt), plus öfter ein ganzer Tag. Bei diesem Tipp höre ich manchmal: „Aber Sex muss sich doch spontan ergeben!" Tatsache ist, in längeren Beziehungen und bei einer bestimmten Paardynamik ergibt sich der Sex eben kaum noch spontan. Das Ergebnis ist meist, dass sich *garnichts* mehr ergibt, oder viel zu wenig.

Selbst wenn Sie so einen Termin planen, muss keineswegs feststehen, was dann genau passiert. Es gibt noch viele Möglichkeiten für Spontanität! Denn die ist ja letztlich eine Frage Ihrer beider Offenheit und Flexibilität. Wenn Sie zum Beispiel immer den Sonntagnachmittag füreinander freihalten, kann Sex stattfinden, muss aber nicht. Sie können sich erst mal körperlich was Gutes tun: in die Sauna gehen, zusammen baden, sich gegenseitig eincremen und massieren, einfach nur im Bett kuscheln, sich im Sommer ein einsames Plätzchen am See suchen und und und... Machen Sie einfach mal ein Brainstorming für Ideen, zum Beispiel beim Samstagsfrühstück.

Tipp 3: Faktor Uhrzeit. Viele Paare gehen zu spät ins Bett und sind dann zu müde für Beischlaf oder wollen „nicht mehr so lang rummachen". Das einfachste Gegenmittel: früh zu Bett! Auch hier kommt gern der Einwand, Sex solle „spontan" sein. Nun, es ist Ihre Entscheidung: Lassen Sie den Sex sein oder aber Ihre alten Muster? Und probieren, ob es auch anders geht?

Tipp 4: Falls Sie vorher essen, tun Sie´s mit Bedacht: Schweres, Fettes oder Blähendes oder überhaupt eine große Mahlzeit bewirkt, dass man schlapp und träge wird. Zudem finden Frauen sich mit vollgefressenem Bauch alles andere als sexy - und den Partner, der wegen der Wampe den Hosenbund öffnet, auch nicht grade. Zusatz-Tipp: Hauptmahlzeit auf mittags verlegen.

Tipp 5: Multi-Tasking. Verbinden Sie etwa Fernsehen und Vorspiel. Und Vorspiel muss nicht gleich genitales Fummeln bedeuten - eine entspannende Kopf- oder Fußmassage, zärtliches Streicheln u.ä. stimmen oft besser ein.

Tipp 6: Machen Sie´s auch Ihrem Partner klar: Was nützt es, wenn man sich zu sehr auf Alltag und/oder Elternschaft konzentriert und die gut hinkriegt, aber die Liebesbeziehung verkümmert? Es lohnt sich, seine Planung und seine Investments ein wenig umzustellen: Platz, Zeit, Energie - und etwas Geld: Zum Beispiel für eine Putzfrau, für Kinderbetreuung, Wochenendtrips, Wellness usw.

Viele Leute, denen ich all diese Dinge vorschlage, haben eine Menge Ausreden. Warum? Weil die unablässige Beschäftigung, der Zeitmangel, die Überlastung auch heimliche Vorteile bringen. Unter anderem, dass man etwas aus dem

Weg gehen kann und immer einen guten Vorwand parat hat.
Hier muss man genau hinschauen: Hakt´s an der Basis - der Zuneigung? Oder fühlt sich die gemeinsame Zeit nicht gut an? Etwa weil zu viel genörgelt wird? Weil es immer nur nach der Nase von einem der beiden geht? Es gibt unzählige Gründe...

Zeitnot, Stress und Überlastung sind oft hausgemacht...
Was ich mich zum Beispiel frage, ist:
- Warum verwenden manche Frauen mehrere Stunden auf ein Menü (inkl. Einkaufen, Zubereiten, Tisch decken, Aufräumen), aber nicht mal fünf oder zehn Minuten für Erotik mit dem Liebesgefährten?
- Warum verausgaben sich viele Leute beim Sport, statt dem Vorspiel ihres Darlings nur halb so viel Energie zu widmen? Warum lesen Männer massenweise Zeitungen und Bücher zu ihrem Hobby, aber keine Ratgeber, wie ihr Sexualleben besser werden könnte? Warum sitzt jemand von 20 bis 23 Uhr vorm Fernseher, statt sich der/dem Liebsten früher zuzuwenden?
- Warum lassen sich so wenige von Spezialisten helfen, wenn ihr Liebesleben auf dem Abwärtstrip ist? Es frappiert mich immer wieder, wie zurückhaltend wir in Bezug auf psychologische Beratung sind. Für die Amerikaner ist das ganz normal: Hat man ein körperliches Leiden, geht man zum Arzt, hat man ein seelisches, konsultiert man einen „Shrink" (= Seelenklempner), obwohl man ihn meist selbst zahlen muss. Hier kenne ich Frauen, die lieber 150 Euro für ihr fünfzigstes Paar Schuhe ausgeben als weit weniger Euro für ein, zwei Stunden bei einer Fachperson, die ihnen helfen könnte, ihr Leben oder die Beziehung wieder hinzukriegen; und Männer, die Unmengen in Autos oder Technikkram stecken, obwohl erfüllter Sex und Liebe sie viel glücklicher machen würden.
- Warum gewährt Herr L. seiner Freundin nur noch hastige, lieblose 5-Minuten-Quickies mit der Begründung, er habe eine 70-Stundenwoche und deshalb einfach weder Kraft noch Zeit für „Sex-Tamtam" - aber für stundenlanges Surfen auf Sex-Webseiten, Onanieren und Gänge ins Puff reicht es doch?
- Warum hat das Ehepaar M. den Beischlaf nach und nach eingestellt („Job und Alltag fressen uns zu sehr auf"), obwohl sie für ihren Garten und er für seine ehrenamtlichen Tätigkeiten überaus viel Einsatz bringen?

Kurzum:
Die meisten Leute hätten durchaus Kapazitäten übrig für mehr Sex bzw. eine aktive Verbesserung ihres Liebeslebens.
Also warum tun Menschen lieber was anderes? Oft ist die Wahrheit eine bittere:

Weil es (Fernsehen, Essen, Sport machen, Shoppen ect.) ihnen mehr bringt als der Sex, den sie zuletzt mit dem Partner hatten. Oder weil es einfacher ist. Vielleicht auch weil der Sex mit etwas Unangenehmen verbunden ist. Oder weil es unangenehm ist, es dem Partner zu sagen. Weil man Konflikte und Auseinandersetzungen scheut. Weil der andere dann Sachen sagen könnte, die man nicht hören will, oder böse auf einen sein könnte. Weil der Sex oder die Beziehung zu wenig gut ist, als dass man etwas investieren mag, um sie aufrechtzuerhalten. Weil es Mühe macht, etwas zu verändern, aber man dazu eben zu bequem ist. Weil man eventuell weitreichende Veränderungen einleiten müsste (z.b. zum Arzt gehen, sich behandeln lassen, Ernährung umstellen, Rauchen aufgeben). Oder weil man Angst davor hat - vor dem Ungewissen oder dass die Veränderung in falsche Bahnen laufen könnte. Weil das, was man kennt, weniger Angst macht als das Unbekannte. Weil man sich selbst zu wenig zutraut. Weil man unsicher ist und nicht weiß, was man genau tun soll. Weil man Versagen oder dieses Gefühl der Hilflosigkeit hasst. Weil man sich keine „Blöße" geben will. Weil man erwartet, dass der andere den Anfang macht (was sehr selten passiert). Weil man hofft, dass es sich von selbst verbessert (was nie passiert). Oder weil man gar nicht auf die Idee kommt, dass man etwas ändern könnte.

All diese Dinge sind menschlich und verständlich. Nur leider führen sie dazu, dass Leute fast keinen oder gar keinen Sex mehr haben. Bei lange nicht allen kann man Trägheit konstatieren. Aber viele sind zu träge, sich näher mit den Hintergründen zu befassen - und deren Lösungen. Sie nicht: Sie lesen dieses Buch.

Die Lust - ein Riesen Thema

Wenn beide gleich viel oder gleich wenig Lust haben - kein Problem. Manche sind glücklich mit zweimal Sex am Tag, manche mit zweimal pro Jahr. Kritisch wird's ja erst, wenn es sehr ungleich verteilt ist. Das ist eines der schwierigsten Dilemmata in Beziehungen. Und das mit Abstand größte und häufigste Sexproblem, mit dem Leute sich an mich wenden, ist Lustmangel: bei sich selbst, beim Partner. Immer folgt die Frage: „Wie kommt das und was kann man tun?" Eine Standardantwort gibt's nicht, sondern im Gegenteil tausend Gründe für nachlassende oder ausbleibende Lust und ebenso viele Lösungsansätze.

Lustmangel ist nicht wie Fußpilz

Menschen kommen auf seltsame Ideen, wenn´s irgendwie im Bett nicht mehr so läuft... oder denken, man könne es mit einem Mittelchen beheben wie Fußpilz. Beispiel: Kathi, 31, ist seit acht Jahren mit ihrem Mann zusammen. *„Er möchte fast jeden Tag mit mir schlafen, aber mich hat die Lust verlassen, das bereitet mir große Sorgen. Gibt es was auf dem Markt, das meine Libido anregt? Er hat mir letztens gesagt, dass ich so langweilig geworden bin."*
Einfach eine Zauberdroge einnehmen und es geht wieder voll ab im Bett? Oh Mann, wenn ich dieses Mittel wüsste, würde ich mir die Rechte sichern und steinreich werden.
Bei Kathi und ihrem Mann ist die Frage weniger, ob sie „langweilig" geworden ist. Denn dann würde er doch nicht jeden Tag mit ihr schlafen wollen. Also findet er sie eigentlich noch sehr reizvoll! Es hat sie wohl eher die Lust verlassen, weil genauer gesagt *ihr* der Sex langweilig geworden ist. Da er jeden Tag will, ist das halt oft das Gleiche! Vermutlich ist eher sein Verhalten langweilig. Doch statt genau abzuklopfen, wo´s und was da fehlt, schlug er Kathi im Ernst vor: *„Wir könnten ja mal in einen Swingerclub, ins Puff oder in eine Peepshow gehen".* Mal ehrlich: Glauben Sie, dass sowas einer lustlosen Frau was bringt? Das ist, wie wenn man bei einer inneren Erkrankung nicht den Körper und die Ursachen untersucht, sondern ins Medizinschränkchen schaut, welche Pillen am buntesten aussehen - und die wirft man dann ein.
Und Swingerclubs oder Puffs sind die schlechteste Idee, um ein marodes Liebesleben zu sanieren - vor allem wenn einer nicht will. Sie können bestenfalls einen prickelnden Zusatz darstellen, wenn beide aus vollem Herzen sagen: klar, das will ich machen, und ich vertrau meinem Partner genug, dass da nichts schief geht. Denn oft geht was schief. Zum Beispiel der eine vergnügt sich lustig mit fremden Leuten, der andere guckt sich das eifersüchtig und verletzt an. Sowas kann einen tiefen Riss in die Beziehung hauen, der eventuell der Anfang vom Ende ist.
Um wieder Spannung ins Paar-Sexleben zu bringen, kann man tausend andere Sachen machen. Aber vorher muss man, wie angedeutet, hinter die Kulissen sehen. Klar können äußerliche Einflüsse den Drang mindern. Aber wenn es sehr oft vorkommt oder anhält, besagt es genau das, was es sagt: Es ist zu wenig Lust da - auf den Partner, auf Intimität mit ihm oder auf die Art von Sex, die man zusammen hat, auf die Beziehung, oder auf Sex generell... Vielleicht reicht die Liebe nicht (mehr) aus. Aber das merkt man dann auch in anderen Bereichen als im Bett! Vielleicht hat man von Haus aus eine eher schwache Libido, oder es gibt im Kopf sexuelle Hemmschuhe, oder die Genitalien streiken und und und.

Sie können davon ausgehen, dass es bei JEDER sexuellen Störung nicht nur eine Ursache gibt, sondern mindestens zwei; sehr oft ist es ein ganzes Bündel von Ursachen, die sich teils wechselseitig bedingen oder verstärken. Das macht die Sache meist so kompliziert. Und es lässt sich nur ändern, wenn der/die Betroffene es wirklich will; wobei das ja meist nicht nur an einem der beiden liegt.

Schatzi hat keine Lust? Fragen Sie nach!
Und zwar, wenn irgend möglich, nicht anklagend, säuerlich, sarkastisch oder hochgekränkt - denn dann werden Sie entweder etwas Unfreundliches um die Ohren geklatscht kriegen oder keine brauchbare Antwort.
Sagen Sie, dass Sie „die schönste Sache der Welt" gern wieder öfter mit ihr/ihm machen würden, fragen Sie, was Sie tun können. Lassen Sie sie/ihn reden, hören Sie freundlich und geduldig zu, selbst wenn es etwas ist, was Ihnen nicht schmeckt.
Tipp: Bitten Sie Ihre/n Partner/in, eine Liste zu schreiben, was sich alles ändern müsste, damit er/sie wieder mehr Lust auf Sex hätte. Er/sie soll sich in aller Ruhe (ohne Sie) hinsetzen und wirklich ALLES notieren, ohne Rücksicht auf Verletzlichkeiten, Reaktionen etc. Ich möchte wetten, es steht einiges drauf, womit Sie nicht rechnen - auch positiv.

Manchmal sind die Gründe ganz offensichtlich:
- Stress, Überlastung, Anspannung, Druck
- man fühlt sich nicht wohl, ist nicht gut drauf (oder der Partner)
- Beziehungsärger oder unausgesprochene Konflikte
- Partner lässt sich gehen (wird schwabbelig, entwickelt unansehnliche Gewohnheiten, vernachlässigt seine Körperpflege uvm.)
- überhaupt Ungepflegtsein (Schmuddelklamotten, -haare, Nagelpilz, unsaubere oder gruselige Unterwäsche, starke Behaarung an den falschen Stellen, schlechte Zähne, Körpergeruch u.ä.)
- kein Feingefühl, kein Sich-Einstellen auf den Partner, schlechte Bettikette
- er ist gierig, hastig, zu zielgerichtet oder kommt extrem schnell
- sie liegt da wie halbtot oder wie ein Opferlamm auf der Schlachtbank
- lausiges Vorspiel/ lausiger Verkehr u.a.

Einige dieser Punkte haben wir bereits behandelt, die anderen nehmen wir noch unter die Lupe - und mehr!

Nicht nur das Auge liebt mit
Manche Leute meiden Sex, weil er mit unangenehmen Sinneseindrücken verbunden ist. Zum Beispiel: sie will ihn nicht küssen, weil er Dauer-Mundgeruch hat oder fies schmeckt (z.B. wer Zigarren/Zigarillos raucht, mundet garstig). Aber obwohl leidenschaftliches Küssen für sie eigentlich zum Vorspiel gehört, überwindet sie sich ab und zu, ohne das mit ihm zu schlafen. Bloß: beim Koitus kommt man sich in einigen Stellungen eben mit dem Gesicht sehr nah - und gerade den Frauen kann ein Schwall schlechter Geruch/Geschmack kräftig die Lust verderben.
Ähnlich verhält es sich natürlich mit Intim-Gerüchen. Wenn für jemanden Orales zum Sex gehört, er oder der Partner aber an den Genitalien müffelt, kann das dazu führen, dass man nicht nur diese Praktik meidet, sondern überhaupt den ganzen Akt. Klar kann man sich vorher kurz waschen, die Geruchsquelle beseitigen, zum Arzt gehen usw. Und da sind wir wieder beim Thema: Manche sind dazu zu faul. Und sagen dem Partner damit: „Nimm mich so, wie ich bin, oder lass es!" oder auch „Unser Sex ist nicht mir gemäß".
Der häufigste Störfaktor im *Akustischen* ist jemand, der zu viel obszönes Zeug faselt (bzw. vom anderen hören will), oder jemand, der so still ist, als ginge ihn das Ganze gar nichts an.
Und was im *haptischen* Bereich (Empfindung von Berührungen, Stößen usw.) stören kann, werde ich Ihnen später noch schildern.

> **Wieviel darf man dem anderen zeigen?**
> Paare, die sehr frei miteinander umgehen, wirklich gar nichts voreinander verbergen: Schön und gut... aber zu viel zu zeigen, kann in Übersättigung umschlagen, zum Teil sogar in Widerwillen: etwa wenn er sich splitternackt an den Esstisch setzt oder sie vor ihm ihren Tampon aus der Scheide zieht. Ein nasebohrender und zähnepulender Darling, der unter starken Geräuschen und Gerüchen seinen Stuhlgang absolviert oder Absonderungen in der Unterwäsche enthüllt: solche Gesamterlebnisse verfolgen sensible Gemüter bis in den Sex. Selbst Verrichtungen wie Fußnägel schneiden, Schamhaare zupfen, Blähungen ablassen und Erbrechen können die erotische Aura einer Person schmerzlich schmälern. Für manche mag es ein Nähe-Beweis sein, so etwas voreinander zu tun - für die Erotik ist es besser, sich ein Stück weit seine Geheimnisse und intimen Bereiche zu bewahren. Bei manchen Paaren sind auch getrennte Schlafzimmer die Rettung ihres Liebeslebens.

Lausiges Vorspiel
Stress und Zeitnot hin oder her: Mit die größten Abtörner beim Vorspiel sind Eile, Hast und allzu zielstrebiges Vorgehen. Klar, manchmal ist Eile gefragt, zum Beispiel in einer Restauranttoilette. Aber wenn beispielsweise ein Mann sich so benimmt, als bestünde die Frau nur aus Mund/Busen/Unterleib, und diese drei Stationen im Schnelldurchlauf abfertigt, muss er sich nicht wundern, dass sie dann eine lahme Ente ist.
Abtörnend ist auch ein *immer gleiches* Vorspiel, egal ob schnell oder langsam. Ist ja fein, etwas gefunden zu haben, was den anderen anheizt - aber spätestens nach der zehnten Wiederholung langweilt´s. Einschlafen kann mann/frau übrigens auch bei einem Gefummle, das nie zum Punkt kommt - Sie wissen schon, welchen ich meine.

Frauen brauchen mehr Vorspiel als Männer
Der Brief von Isabella (23) illustriert das.
Mein Freund und ich haben kaum sexuelle Erfahrung. Ich bin seine Erste, er ist mein Zweiter. Und wir haben ein Riesenproblem, schon seit Jahren. Er denkt, sobald sein Pimmel hart ist, kann´s losgehen. Natürlich geht das nicht. Auch wenn ich Lust auf ihn habe, brauche ich seine Stimulation. Denn wenn meine Muschi nicht erregt und feucht ist, tut es höllisch weh, oder es geht einfach nicht. Ich bekomme beim reinen Geschlechtsverkehr auch keinen Orgasmus. Er weiß das und befriedigt mich auch ab und an mit der Hand, aber selbst das ist schon zum Fummeln unter Zeitdruck geworden und macht wenig Freude (meinen letzten guten Orgasmus hatte ich vor ca. 1,5 Jahren).
Versuche ich zu reden, fühlt er sich gleich angegriffen und rechtfertigt sich mit schnöden Argumenten („wenn ich so geil bin, kann ich an nichts mehr denken..., aber ich streichle dich doch..., aber ich hab das so gelesen..."). *Wenn ich ihm sage, was mir gefällt, hat er es bis zum nächsten Mal vergessen oder ignoriert es oder will es nicht machen, weil es dann diesen „programmierten" Charakter hat, oder weil er halt zu faul ist.*
Ich hätte so gern mal Oralverkehr. Er weiss das, doch er will nicht. Ok, ich will ihn zu nichts zwingen. Aber es fehlt mir.
Wenn ich ihm sage und auch zeige, was mir gefallen könnte, wird er mürrisch und sagt, er könnte mir ja nicht die ganze Zeit an der Mumu fummeln...
Ergebnis: Im Bett läuft kaum noch was. Verdammt noch mal! Ich bin jung und ich will Sex! Und Befriedigung! Aber mein Freund will nicht! Das macht mich wütend, traurig und verzweifelt. Wir lieben uns und wollen für immer zusammen sein. Aber ich will und kann nicht auf guten Sex verzichten!!!
Faulheit im Bett auf Kosten des Partners, dem dann der Spaß vergeht - das

funktioniert halt auf Dauer nicht. Da hilft nur noch Sexboykott: Lassen Sie keinen Beischlaf zu, wenn er Sie nicht genügend eingestimmt hat!

Die Stimmung muss stimmen
Vor der gezielten Stimulation der Geschlechtsmerkmale brauchen viele Leute - vor allem Frauen - eine umfassendere Stimulation: des Gefühls, des Kopfes, des restlichen Körpers. Wie Sie die äußere Atmosphäre (Umgebung, Zeit o.ä.) günstig beeinflussen, habe ich Ihnen schon oben gesagt, jedoch noch wichtiger ist die Stimmung zwischen den Partnern: angespannt, hektisch, gereizt - oder entspannt und einander zugewandt? Gerade in einem sensiblen Bereich wie Sex sind Ängste, Unsicherheit, Langeweile, Abblocken und andere negative Emotionen sehr ansteckend! Das heißt auch: Sie können von Ihrem Partner nicht unbedingt erwarten, dass er Sie in Stimmung bringt, wenn Sie selbst ein ganz anderes Signal aussenden.
Liebevolle, zärtliche, beruhigende Gesten und Worte können hier viel bewirken! **Tipp**: Machen Sie die „Umarmung bis zur Entspannung" von S. 14!

Lausiger Verkehr
Der US-Sextherapeut David Schnarch bemerkte einmal, dass die Allgemeinheit denkt: „Wer nicht durch ein körperliches oder psychisches Leiden entschuldigt ist, der MUSS auf Sex aus sein. Ein schwaches sexuelles Verlangen wird fast immer als Problem angesehen. Doch dahinter verbirgt sich, wie ich festgestellt habe, oft ein gesundes Urteilsvermögen: *Ein gesunder Mensch will keinen Sex, wenn das Wollen für ihn nicht sinnvoll ist.*"
Verzichtbar wird der Koitus vor allem dann, wenn der Partner nur ein sehr begrenztes Standard-Programm hat (beziehungsweise zulässt) oder egozentrisch ist. Jemand, der im Bett seine eigenen Wünsche einbringt: prima. Jemand, der seine eigenen Wünsche durchzieht, ohne groß auf den anderen zu achten: selten genießbar.
Hier ein paar Beispiele...
Wenn ich Sex will und z.B. versuche, ihn liebevoll oder sexy oder wild oder wie auch immer zu verführen, dreht er sich weg. Wenn ER will, fummelt er ziemlich geradlinig zwischen meinen Beinen, legt sich dann kurz auf mich, stößt drei Minuten und onaniert zum Schluss. Es frustriert mich so sehr! (Xenia, 30)

Unser Sex läuft immer so ab: Nach genügend Vorspiel darf ich ihr Höschen ausziehen und muss sie nach einem bestimmten Schema am Schamhügel anfassen (nicht innen!), bis sie mir das Signal gibt, dass ich eindringen darf. Wenn ich drin bin, gibt sie den Rhythmus vor - einen für mich wenig erregenden. Dann geht sie in die Reiterstellung und macht weiter. Ich komme mir vor wie ein Spielzeug, weil ICH garnix machen darf. Irgendwann hat sie genug und gibt mir vielleicht noch 2 min Zeit zu kommen (ohne mein aktives Zutun), und wenn ich nicht komme (was immer öfter passiert), dann hört sie einfach auf. (Till, 24)

Er ist sehr egoistisch. Vorspiel ist für ihn ein Fremdwort; wenn er Sex will, fasst er mir ungelogen 1 mal an die Brust, kurz zwischen die Beine und führt ihn auch schon ein. Dann macht er so schnell wie möglich, dass er kommt, und das war's denn - sobald er fertig ist, ist die Sache für ihn gelaufen. Er zieht weder sich noch mich aus, mein Tanga wird beiseite geschoben und seine Hose runtergezogen. (Patricia, 27)

Mir scheint, dass sie nur mit mir Sex hat, weil sie meint, sie müsste es tun, damit ich in der restlichen Zeit, wo wir uns sehen, nicht davon anfange. Sie handelt es ruckzuck ab, ohne viel Gefühl oder Leidenschaft, es hat etwas Geschäftsmäßiges. Am Anfang unserer Beziehung war sie geiler, vielleicht lag es auch daran, dass sie's mir nur vorgespielt hat, um mir zu gefallen, da mir Sex unheimlich wichtig ist. Früher ließ sie sich auch oral verwöhnen, mittlerweile findet sie es eklig. (Benjamin, 29)

Abgesehen davon, dass bei diesen Paaren einiges schief läuft, was ich später ansprechen werde, fiel mir auf, dass sie kaum über Sex reden - wie sie sich dabei fühlen, was ihnen fehlt... Bloß 53 Prozent der Frauen und 62 Prozent der Männer in Deutschland trauen sich das, stellte sich im „Durex Sexual Wellbeing Global Survey" heraus. Wie kann das in unserer aufgeklärten Zeit noch sein?!

Warum Leute lieber schweigen

Nirgends sind wir solche Mimöschen wie im Sexuellen. Ein falsches Wort, fertig ist die Kränkung. Manche sagen nichts aus Rücksicht auf das Ego des Partners oder auch das eigene, man will weder Druck machen noch miese Stimmung riskieren... Aber je nun: ohne Reden riskiert man die ganze Sexualität und die Beziehung. Menschen sind nun mal verschieden, beim Sex sowieso, Frauen sind anders als Männer, aber *noch* komplizierter, und bei den meisten Leuten ändern sich die Vorlieben auch mit der Zeit.

Paare, die auch nach Jahren noch tollen Sex haben, zeichnet *eines* ganz besonders aus: sie reden offen und locker über ALLES Sexuelle. Auch unangenehme, peinliche und kritische Themen. Und ob man das kann, hat auch viel damit zu tun, wie der Partner reagiert. Wenn der eine sagt, „du riechst heut nicht gut im Schritt" oder „dieses Busengefummle bringt mir nix", dann reagiert der andere nicht pikiert, sondern genauso locker: „Okay, dann geh ich mich mal waschen", „was wäre dir denn lieber?" Nur wer weiß, woran´s hapert, kann es auch ändern!

Und warum traut man sich mitten im Akt oft nicht, anzusagen, was man grade gern hätte? Sex nach Anleitung kann sich manchmal etwas merkwürdig anfühlen, aber lassen Sie´s einfach laufen. Bloß wenn er/sie etwas macht, was Ihnen direkt gegen den Strich geht, müssen Sie natürlich sofort reagieren. Tipps dazu: siehe Kasten unten.

Übung für Fortgeschrittene: Entwerfen und notieren Sie ein Sex-Szenario, das Sie gern mal erleben würden, auf etwa einer DIN-A-4-Seite. Lesen Sie´s ihm/ihr vor.

Ihr Partner ist sexuell sehr redescheu?

Als erstes könnten Sie sagen: „Ich fände es schön, mehr über Sex zu reden - auch um zu erfahren, was dir gefällt und was nicht." Dann fragen Sie, warum er/sie es so selten tut. Ob damit versteckte Ängste verbunden sind, etwa „unanständig", „geil", „sexbesessen" zu wirken oder bei Ihnen auf Ablehnung zu stoßen. Oder dass Sie dann - wenn die Schleusen der Bett-Kommunikation mal geöffnet sind - unliebsame Wünsche äußern könnten.

Reden Sie selber nur wenig über Sex? Überlegen Sie sich vorher genau, warum, und welche Befürchtungen dahinter stecken.

Vielleicht fehlt es Ihnen beiden auch einfach an den richtigen Worten - Sie haben´s nie gelernt, fühlen sich unbeholfen, befürchten, sich in Ton oder Inhalt zu vergreifen. Hiermit geht´s leichter:

Sex-Kommunikation - so klappt´s am besten

- Statt reden kann man´s erst mal über Körpersprache und Laute versuchen. Und dies am besten nicht abwehrend und schroff, sondern charmant und behutsam. Führen Sie die Hand oder den Körper Ihres Partners, achten Sie auch auf Widerstände, erzwingen Sie nichts. Zeigen Sie durch wohlige Töne oder kleine geflüsterte Worte („schön", „guuut!"), dass Ihnen etwas gefällt, und durch körperliches Zurückziehen, dass es Sie nicht so anmacht.

- Wenn er/sie es beim ersten (oder zweiten) Mal noch nicht ganz kapiert: Versuchen Sie's erneut. Nach dem dritten erfolglosen Versuch sollten Sie dann wirklich reden. Formulieren Sie möglichst positiv und konkret. Erwähnen Sie weniger, was er/sie abstellen soll, als wie Sie's lieber hätten. Also statt „hey, nicht so fest!" besser „so und so fühlt sich's angenehmer an".
- Auch Wünsche äußert man am besten mit diplomatischen Wendungen wie „Ich fänd's schön, wenn du...", „Wollen wir mal versuchen, ...". Sonderwünsche, die kritisch sein könnten: siehe „Sexperimente" in Teil 2.
- Benutzen Sie eher die weibliche Sprache. Die männliche ist oft zu derb und zu direkt. Und reden Sie eher auf leise und zärtliche Art.
- Fragen Sie öfter mal nach: „Was kann ich dir Gutes tun?", „Möchtest du irgendwas Spezielles?" Denn wenn Ihr Schatz merkt, dass Sie für seine Bedürfnisse offen sind, wird er auch offener für Ihre. Allerdings: Viele Männer haken ungern nach, weil sie dann sexuell unwissend wirken könnten. Doch niemand, selbst der beste Liebhaber, kann jederzeit wissen, was eine Frau grade braucht. Sie wiederum denkt vielleicht, wenn sie seine Sexwünsche erfragt, müsste sie sie auch erfüllen. Aber das muss überhaupt nicht sein! Falls er etwas will, was sie nicht will, kann sie auch einfach antworten: „Hast du vielleicht noch einen anderen Vorschlag?" oder sie kann ihm gleich eine Alternative anbieten.
- Gehen Sie's humorvoll an, dann nimmt man's leichter, wenn was danebengeht. Oder machen Sie ein Spiel daraus. Etwa: Jeder spielt dem andern dessen typische Verhaltensweisen beim Sex vor. Und dann machen Sie etwas ab wie: Ich berühre deine Hot Spots nicht, dafür du aber meine. Oder so.
- Damit der Partner sich nicht unter Druck gesetzt fühlt, sollten Sie manche Ihrer Wünsche nicht mitten im Akt äußern und auch nicht direkt danach, weil es sonst klingen könnte wie: „Ich hätte lieber das gehabt". Sondern ein paar Tage später in einer entspannten Situation. Sagen Sie's zum Beispiel beim TV-Kuscheln, während Sie ihn/sie ganz zart streicheln: „Mein Lustzentrum hat's auch gern so sanft!" Es geht auch indirekt: „Weißt du, was ich neulich entdeckt habe? Meine Arme sind EROGEN!"
- Wer sich schwer tut, etwas direkt auszusprechen, kann es auch schriftlich machen: per Briefchen (etwa ein Zettel unterm Kopfkissen), per SMS, per Email oder indem man entsprechende Passagen in Büchern / Zeitschriften anstreicht. Bloß denken Sie dran: Liebevoll, nicht belehrend oder zu fordernd, sollte es sein.

Der Zahn der Zeit...
Jeder weiß, es ist normal, dass die Lust auf den anderen im Lauf der Zeit nachlässt; trotzdem entwickeln nicht wenige darüber Ängste oder Ärger. Sehr beliebt ist, dann dem Partner vorzuwerfen: „Du bist gar nicht mehr so .... (z.B. feurig, zugänglich, experimentierfreudig, blabla) wie am Anfang der Beziehung!" Oder sie meckern sich bei mir aus, wie Rainer:
Leider haben Frauen ja die Angewohnheit, mit der Zeit weniger Lust zu haben! Am Anfang ist es fantastisch, man erforscht sich im wahrsten Sinne... Doch irgendwann scheint es nur noch eine Stellung zu geben, und wenn es dabei nach Mitternacht wird, hört man unter sich sowas wie ‚wir müssen morgen früh raus'. Dass man am Anfang dafür eine Woche ohne Schlaf auskam, ist in pure Vergessenheit geraten.
Nun, das betrifft auch Männer - nur dass die Frauen ihnen oft zuvorkommen! Am Anfang der Beziehung ist fast kein Mensch, wie er „normalerweise" ist. Da ist Ausnahmezustand. Der Reiz des Neuen, der Kitzel des Unbekannten, die Überflutung mit Hormonen durch die Verliebtheit, die erhöhte Energie... Auch Frauen sind dann viel sexdurstiger als sonst. Viele Männer halten das dann für ihr „natürliches" Lustlevel. So kommt es auch, dass viele Leute, die immer nur Kurzbeziehungen und Affären haben, überzeugt sind, dass Frauen im Prinzip das selbe „Geilheits"- und Triebniveau hätten wie Männer. Das stimmt aber nicht (mehr dazu unten).
Bitte nehmen Sie erst mal als gegeben:
Guter, wilder, aktiver Sex kommt oft nur am Anfang einer Beziehung „von allein" - später geht mit dem Reiz auch der Drang nach regem Einsatz zurück und man muss etwas tun, damit der Sex trotzdem gut bleibt.
Rainers Freundin sagt:
„Aus meiner Sicht lag's mehr an ihm, dass es nachließ! Am Anfang war er so zärtlich und süß und verspielt, erkundete meinen Körper, nahm sich total viel Zeit. Doch seit er einen Weg gefunden hat, mit dem's möglichst schnell geht, gibt's fast nur noch das. Und zwar spätabends, nachdem er seinen Sport gemacht und seine Computerstunden absolviert hat - noch schnell vorm Schlafengehen, wenn ich schon viel zu müde und von der Standardnumer sowieso zu Tode gelangweilt bin. Ist doch kein Wunder, dass ich sage, ‚ich muss morgen früh raus', oder? Er ist zu faul, sich mal was Neues einfallen zu lassen."
Er kontert: *„Warum soll immer der Mann sich was einfallen lassen?"*
Sie: *„Derjenige, der sich über ein nachlassendes Liebesleben beschwert, muss eben auch aktiv werden. Im Übrigen warte ich noch auf den Tag, wo ein Mann mal in eine Buchhandlung geht und sich ein paar gute Sexratgeber zulegt mit der Absicht, ein paar Varianten reinzubringen. Das wäre traumhaft."*

Tja, aber bei Männern geht eben die Motivation genauso zurück. Es ist ja von der Natur auch gar nicht vorgesehen, dass Mann und Frau lange zusammen sind. Eigentlich bräuchte er öfter einen neuen Stimulus, aber die Partnerin - häufig auch der Sex mit ihr - bleibt ja immer gleich. Sie beklagt sich dann, dass er zu wenig macht, um sie zu erregen, aber vergisst oft, dass dafür auch *er* erregt sein muss!
Tipp: Nicht nur ihre, sondern auch seine Wünsche erfüllen, damit der Sex gegenseitig und lebendig bleibt. Ein Langzeit-Paar sollte das Gespräch darüber immer aufrecht erhalten und natürlich auch offen sein für die nonverbalen Signale des anderen. Versuchen Sie, sich in die Erotik des anderen Geschlechts hineinzuversetzen wie auch in die individuelle Sexualität Ihres Partners.

Frauen haben weniger Sextrieb als Männer
Mit Sextrieb meine ich den Drang, oft auch als sexueller „Druck" bezeichnet, der sogar ohne konkreten Auslöser kommen kann - dieser plötzliche Funke oder das Ziehen im Unterleib: Ich brauch jetzt Sex. Dies ist bei Frauen weit schwächer ausgeprägt als bei Männern. Jedoch wenn die weibliche Lust oder Erregung erst mal da ist, kann sie auch durchaus stärker sein als bei Männern. Oder sagen wir mal so: Dann können Frauen es oft besser auskosten.
Jedenfalls behaupten Männer und sehr sexaktive Ladies gern, dass Frauen mindestens so viel Sextrieb hätten wie Männer. Und dass es bei den Frauen, die das nicht „ausleben", nur an unserer Gesellschaft, Sozialisierung, Erziehung, Rollenklischees etc. läge. Ja, diese Dinge *können* Einfluss haben. Klar spielt das in vielen weiblichen Köpfen eine Rolle, ob sie als „Schlampen" oder als „notgeil" dastehen könnten. Aber in genauso vielen eben nicht mehr - die haben sich sexuell emanzipiert. Sprich, mir sind auch zahlreiche Frauen begegnet, die über diesen Dingen stehen und sich exakt so viel Sex nehmen, wie sie wollen - ohne Hemmungen. Und trotzdem passiert es auch bei diesen „sexbewussten" Mädels, dass innerhalb einer längeren, stabilen Beziehung ihr Verlangen stark schwindet.
Das liegt zu einem guten Teil einfach an unserer Natur: Es wäre biologisch nicht sinnvoll, dass Frauen ebenso viel Sex wollen wie Männer und dass das anfängliche Level über Jahre hinweg das selbe bleibt. Wir ticken ja sexuell immer noch wie die Urfrau, und die war nach ein paar Begattungen eben bald schwanger. Danach diente ein bisschen Vögeln bestenfalls noch dazu, den Versorger bei Laune zu halten. Aber viel Sex? Reine Energieverschwendung. Die Frau hat nur begrenzt Eier und weit weniger Gelegenheit, ihre Gene zu verbreiten, wie der Mann. (Für ihn macht viel Sex mit vielen Partnerinnen Sinn, denn er hat unerschöpfliches Zeugungsmaterial.)

Und weil ihr Trieb schwächer ist, ist ihre Lust störanfälliger. Dann können auch mehr Gedanken und Gefühle in die Quere kommen, wie „er unterstützt mich nicht, also warum soll ich mir jetzt sexuell Mühe geben" oder „das wird mir hier irgendwie zu viel". Das passiert übrigens auch Männern, deren Trieb von Haus aus oder durch das Nachlassen von Reizen oder Hormonen nicht so stark ist (ab ca. 35 sinkt das Testosteron; das kann aber auch schon früher losgehen, etwa wegen Übergewicht und Bewegungsmangel).

Also müssen wir die Natur überlisten und unseren Sex - oder uns als Bettgefährten - immer wieder ein bisschen „neu" machen. Denn grade bei den *länger gebundenen* Frauen wie auch den Männern tritt, neben dem ganz normalen Rückgang des Anfangsreizes, eine typische Entwicklung ein, die ich Ihnen an einem Beispiel zeige:

„Anfangs war unser Sex heiß - und jetzt: naja..."
Mia und Theo haben als frisches Paar ein großartiges Liebesleben: viel zärtlichen Kuschelsex, aber auch wilde und hemmungslose Nummern. Sie tun etliche Sachen, die sie früher gar nicht so gut fanden oder noch nie gemacht haben. Und nun sollte man ja denken, dass die beiden mit wachsender Liebe und Vertrautheit auch ihr horizontales Repertoire noch mehr erweitern. Aber das Gegenteil ist der Fall; sie fahren es immer mehr zurück auf eine Art Schema: nur noch im Bett, nur noch zu bestimmten Zeiten, nur noch bestimmte Praktiken... Warum??!

Anfangs ist man frisch verliebt und einfach schärfer aufeinander, man nimmt sich viel mehr Zeit, verbringt mehr Stunden mit inniger Zweisamkeit, hat also auch viel mehr Gelegenheiten (z.B. für Akte außer Haus oder zu ungewöhnlichen Zeiten). Man treibt´s ständig, hat daher auch mehr Variationen, ist offener für vieles, was nicht nur an der verschärften Geilheit liegt, sondern auch daran, dass man in der unsicheren ersten Zeit mehr beim Sex tut und zulässt als sonst, um den neuen Partner zu beeindrucken und zu binden. Bei Theo und Mia ist das zum Beispiel ein sehr langes Vorspiel (was sie liebt) und Telefonsex (was er liebt).

Als die Beziehung dann fest ist und die Lust sich auf ein normaleres Niveau zurückbewegt, kehrt das Paar zu seinen eigentlichen Sexvorlieben und -abneigungen zurück. Und traut sich auch mal ein Nein. Mia mag nicht mehr per Telefon und wimmelt Theo ab. Er steckt es zunächst weg, versucht es zwei Wochen später nochmal. Sie sagt: „Lass mich doch in Ruhe mit deinem Telefonsex! Ich hab da keinen Bock mehr drauf!" Klar, dass er es nie mehr versucht. Er merkt auch, dass ihre Begeisterung für schmutzige Spielchen nachlässt. Demgemäß hat er nicht mehr viel Antrieb zum langen Vorspiel.

Irgendwann verwenden die beiden bloß noch Elemente, von denen sie wissen, dass sie beim Partner auf Akzeptanz stoßen, hängen sich selbst aber auch nur so viel wie grade nötig rein, weil der andere ihre Lieblings-Sexwünsche nicht erfüllt. Und es kommen noch so viele andere Kränkungen hinzu! Mia nennt ihn „sexbesessen", er sie „Lustbremse".

Viele Leute sammeln diese Kränkungen in einer Art inneren Dose. Nicht nur die sexuellen, auch die Alltags- und die Beziehungskränkungen. Und wenn man dann mal miteinander intim wird, geht der Deckel dieser Dose auf, die ganzen bösen Sachen kommen herausgeflogen, verstopfen den Kopf und den Unterleib. Ergebnis: Groll statt Genuss, Abwehr statt inniger Zweisamkeit. Das Blöde: Man verdirbt nicht nur dem andern den Spaß, sondern auch sich selbst. Und man gefährdet die Partnerschaft.

Mein Rat: Groll hat, ebenso wie Alltagszoff, beim Sex nichts verloren. Wenn etwas Sie kränkt, dann sprechen Sie es gleich an und sagen Sie Ihrem Partner ganz klar, was Sie möchten.

Die eigene Lust wach halten

Um sie in längeren Beziehungen zu erhalten, kann man ihr einigen Brennstoff geben:

- Das Lustzentrum im Hirn anregen - wie, das ist Geschmackssache, aber bei vielen helfen: heiße Fantasien, erotische Literatur/ Bilder/ Videos, Anleitungsbücher (schmökern Sie auch mal im Sexshop!) usw.
- Sich selbst berühren, auch Vibrationen nutzen (siehe S. 125ff).
- Den Körper so pflegen und behandeln, dass man sich wohl fühlt, auch in sexueller Hinsicht. Überhaupt eine sinnliche Lebensweise... Ersinnen Sie zum Beispiel, während Sie ein Wannen- oder Sonnenbad nehmen, Ihr eigenes scharfes Drehbuch. Kommt Ihr Lebensgefährte überhaupt drin vor? Wenn nein, wie könnten Sie es hinkriegen, ihn/ sie doch einzubauen? Und ließe es sich sogar in die Tat umsetzen?
- Lust auf Sex braucht Lust auf genau den Partner, den Sie haben. Was nützen Ihnen raffinierte Tipps und Techniken, wenn Sie nicht (mehr) scharf auf ihn sind? Wenn ein Kuss ähnliche Begeisterung hervorruft wie ein Zahnarzt-Wartezimmer?

Erinnern Sie sich an Ihre erste Zeit miteinander, wo Sie kaum voneinander lassen konnten und in den Augen des anderen das Begehren funkeln sahen, das wiederum das eigene anfachte... Viele Paare vermissen dieses Knistern später schmerzlich.

Genau deshalb ist es so wichtig, dass man einander nicht zu selbstverständlich wird, manchmal innerlich ein Stück zurücktritt und versucht, den anderen wieder so zu sehen wie am Anfang.
Übung: Verabreden Sie sich zum romantischen Dinner in einem schönen Lokal. Machen Sie sich extra für ihn/sie zurecht. Setzen Sie sich nicht nebeneinander, sondern gegenüber. Bringen Sie das Gespräch auf den Beginn Ihrer Beziehung - bitte nicht vorwurfsvoll à la „da hast du dir noch Mühe gegeben", sondern auf gemeinsame Erlebnisse u.ä.
Flirten Sie! Als ob Sie ihn/sie grade erst kennenlernen und bezaubern wollen. Springt er/sie drauf an? Wirkt das auf Sie selbst zurück?
Gehen Sie auf Toilette und bleiben Sie beim Zurückkommen an einer geeigneten Stelle stehen, um ihn/sie eine Minute lang aus einiger Distanz zu betrachten. Ist das im Großen und Ganzen noch der tolle Typ/ die tolle Frau, in den/die Sie sich damals verliebt haben? Hat er/sie sich stark verändert? Wenn ja: Würden Sie auch diese Person begehren, wenn Sie sie jetzt erst träfen? Wenn nein: Was ist geschehen? Und was können Sie beide tun, damit er/sie wieder zum „Objekt Ihrer Begierde" wird?
• Und natürlich eine lebendige Kommunikation über Sex und Erotik. Denn vielleicht wollen Sie ja gern mehr davon - aber eine andere Art!

Mehr Liebe -> mehr Scham

Wir sind alle moderne, emanzipierte, aufgeklärte Menschen. Wir bestimmen selber über unsere Sexualität und stehen dazu.
So viel zur Theorie. Manchmal möchte man einfach nur „Leck mich, nimm mich, steck mir den Finger in den Po" schreien, aber es bleibt einem im Halse stecken. Oder man kommt gar nicht erst so weit, weil man schon auf dem Weg dorthin auf die Bremse tritt. Was hält uns davon ab, manchmal lüstern, gierig, „un-verschämt" zu sein? ungeniert Spielarten auszuprobieren, auch mal zum Spaß ein Sex-Outfit anzuziehen? Wir fühlen uns komisch dabei - „das bin nicht ich". Aber wer schreibt das vor? Warum sollten wir nicht auch solche Facetten ausleben? Es passt nicht zusammen mit dem Bild, was man von sich selbst hat, vom entsprechenden Verhalten und unserem Rollenverständnis - eine „normale" Frau, ein „guter" Mann ist nicht notgeil und triebgesteuert. Das, was wir in der Kindheit, Jugend und auch heute noch von unserer Umgebung lernen, beeinflusst uns stärker, als wir wahrnehmen!
Und: Wir befürchten, dass der Mensch, von dem wir Liebe und Achtung

wollen, dies beim „Luder" oder „Hengst" nicht mehr aufbringt.
Je mehr man den Partner liebt und sich ihm öffnet, desto verletzlicher und angreifbarer wird man. Plötzlich versteckt Mia bestimmte Körperteile, von denen sie denkt, dass Theo sie nicht schön finden könnte. Sie tut keine allzu unanständigen Dinge mehr und dämpft ihre Laute beim Sex. Theo nimmt seine Gelüste zurück, weil er von ihr nicht als gieriges Monster betrachtet werden will. Und beide haben Angst, vom anderen als reines Sexobjekt bzw. -subjekt gesehen zu werden.
Kurzum: mit dem eigenen Langzeitpartner ist man oft zu befangen, kriegt es nicht auf Reihe, respektabler Partner und Triebtäter zugleich zu sein. Und viele Männer kommen auch nicht klar mit einer Frau, die ihre Lust kräftig und heftig auslebt; dann kriegt sie oft einen Dämpfer mit blöden Bemerkungen wie „du bist ja die reinste Nymphomanin" oder „oh Mann, du bist ja schon klatschnass im Schritt!" Sowas mag mitten in einer erregten Nummer okay sein, aber ansonsten: Grusel!
Wenn Männer und Frauen anerkennen, dass es durchaus vereinbar ist, im Alltag ehrenwert zu sein und im Bett die Sau rauszulassen - dann wird ihr Sex viel leichter und reicher. *Es heißt nicht „entweder-oder", sondern „sowohl als auch"!*
Oft hapert´s auch mit dem Übergang von der Alltagsperson zum/r hemmungslosen Liebhaber/in und umgekehrt.
Tipp: Hier helfen Übergangsrituale, zum Beispiel
- eine extra Erotik-Beleuchtung (schummrig, farbig, etc.)
- sich beim Sex andere (Kose-)Namen geben als im Alltag
- ein Nachspiel mit zärtlichem, sexfreiem Kuscheln, das zeigt, dass die Liebe ungebrochen ist
- ein, zwei Sätze, die dem Partner Liebe und Respekt vermitteln (etwa sich für den tollen Sex bedanken)
- zusammen duschen.

Was ist Ihr sexuelles Selbstbild?
Wie groß die Bandbreite unserer Möglichkeiten ist, hängt stark davon ab, welche *erotische Rolle* wir uns zugestehen - und hiervon wiederum, ob wir eine Berührung, Praktik, Zutat als gut oder ungut einstufen. Sie hält zum Beispiel Frauen davon ab, es einfach nur mal nur hemmungslos zu treiben, oder Männer, zärtlich und empfangend zu sein.
Etliche Leute kommen für sich selbst nur mit einem Sex klar, der „Liebe machen" oder „anständig" oder „nicht triebgesteuert" entspricht. Dann schließt man sehr viele Dinge aus, wodurch das Ganze zahm und lahm wird.

Wie steht's etwa mit „Vögeln" oder „Ficken"? Viele assoziieren das mit etwas Negativem (aggressiv, ordinär, rücksichtslos usw.), aber wenn BEIDE das bewusst machen und genießen, ist es etwas Herrliches! Weil wir uns dabei völlig hingeben. Eine Klientin drückte es so aus:

Manchmal rufe ich in der Ekstase, „fick mich"' Dann will ich nur noch puren Sex - ich BIN Sex: ich denke nicht nach, ich vergesse alles um mich herum, ich will nur ganz viel spüren, will genommen werden, und wenn mein Freund zögert, nehme ich ihn!

Aber dafür brauch ich nicht nur im Kopf eine hohe Erregung, sondern auch körperlich. Denn dann dehnt sich die Scheide nach innen aus, wird ganz weich und empfänglich, und ich muss nicht mehr aufpassen, ob tiefe oder harte Stöße weh tun.

Früher war mir das peinlich, wenn mir „fick mich" rausgerutscht ist. Heute steh ich dazu: Ja, ich bin diese „un-verschämte" Person, die manchmal einfach nur vögeln oder ficken will!

Manche Leute lassen selbst ganz schlichte Varianten (wie Oralsex, Initiative ergreifen, Akte außerhalb des Bettes) nur im Urlaub oder unter Alkohol zu, weil sie dann ihre gewohnte Rolle besser vergessen können.

Anders gesagt: Wenn jemand ein recht enges und festgelegtes Sex-Selbstbild hat, kommt vieles nicht in Frage, was Sex spannender, lebendiger und zugleich einfacher macht, wie bestimmte Stellungen und Praktiken, Toys, Quickies, optische Reize... Hingegen je mehr Sie sich erlauben, desto intensiver können Sie ihn auskosten.

Vorschläge:
- Ergründen Sie ehrlich Ihr sexuelles Selbstbild. Sind Sie aufgeschlossen genug, um auch Ihre schmutzigen Seiten zuzulassen? Folgen Sie Ihrem eigenen sexuellen Stil - oder Ihren Einschränkungen?
- Kleben Sie sich ein Schild an die Schlafzimmertür: „Moral, Anstand und Scham müssen draußen bleiben!"
- Kommt es in Ihren Phantasien oft vor, dass jemand die Macht hat und Sie zum Sex zwingt oder nötigt? Oder haben Sie gar keine Sexphantasien? Ersinnen Sie absichtlich welche! Bitte nichts Liebes und Nettes, sondern wüste Szenarien, in denen Sie Macher/in, Gebieter/in, tabulos sind.

Die Harmonie-Falle

Viele Leute fragen mich (und sich): Wie kann es sein, dass wir sonst so eine gute Beziehung haben, aber der Sex ist mau? Die Antwort ist: Gerade deswegen ist er mau. Genauer gesagt: Die Lust, die Experimentierfreude, das Wilde ertrinken in einem Harmoniesumpf. Die Partner sind so erpicht auf

Gleichklang, dass sie jeglichen Konflikt, jegliche Missstimmung vermeiden - auch beim Sex. Also unterdrückt man eigene Wünsche und Kurskorrekturen. Man signalisiert höchstens, was einem nicht so besonders gut gefällt (zum Beispiel, indem man ganz still und steif wird). Folglich kommt man irgendwann automatisch und unausgesprochen auf den kleinsten gemeinsamen Nenner: der Sex ist reduziert auf das, was ich denke, was mein Partner verkraften kann. Und er denkt genauso. Das Ergebnis ist so eingeschränkt, monoton und stinklangweilig, dass man teilweise lieber fernsieht oder staubsaugt.

Manchmal ist die Harmoniefalle auch einseitig. Aber genauso tödlich für das Liebesleben...

Robert, 39, beklagt, dass seine Ex wie auch seine jetzige Freundin mit der Zeit beim Sex egoistisch und einfallslos geworden sind. Er selbst ist im Bett gebefreudig, geht auf die Partnerin ein, kümmert sich um ihren Orgasmus vor seinem eigenen... Am Anfang war jede der Frauen davon so begeistert, dass sie selbst auch gut mitging und die Akte für beide toll waren. Aber irgendwann lässt sie nur noch die Dinge zu, die ihr gut tun und zu ihrer Befriedigung führen - danach dreht sie sich oft weg und Robert bleibt unbefriedigt, oder sie lässt ihn kurz „ran", damit er zum Erguss kommt - aber dafür, dass er richtig Spaß hat, sorgt sie nicht.

Die große Frage ist nicht, warum sie sich so wenig um ihn kümmert - sondern warum Robert das mitmacht! Er scheint keine eigenen Ansprüche zu stellen, jedenfalls nicht mit Nachdruck. Und warum? Insgeheim befürchtet er: wenn er im Bett weniger gibt und selbst mehr will, würde die Partnerin sexuell komplett dicht machen oder sich sogar von ihm zurückziehen. Das heißt: Er hält sich selbst für so wenig liebenswert, dass er nicht glaubt, die Frau könnte auf ihn zu- und eingehen. Außerdem scheut er die offene Konfrontation. Weil er im Ernstfall unterlegen sein könnte. Beides spiegelt sich im Alltag des Paares: Obwohl auch hier einiges im Argen liegt und er in vielem zu kurz kommt, haut er weder auf den Tisch noch wagt er eine ernsthafte Auseinandersetzung, denn er hasst Unfrieden. Die große Krux dabei: erstens ermöglicht er ihr genau dadurch, egoistisch zu sein, zweitens, dass es mit ihm „reibungslos läuft", zeigt ja auch, was fehlt: die Reibung. Aber wie in der Physik ist es auch beim Sex gerade die Reibung, die Knistern, Spannung und Hitze erzeugt. Bei manchen Leuten verschlechtert sich der Sex, weil sie zu wenig auf den anderen eingehen - und bei manchen, weil sie es ZU SEHR tun!

Mein Rat: *Die große Kunst ist, die Balance zu finden zwischen den Anforderungen der Partnerschaft und den eigenen Bedürfnissen. Sich zu trauen, dem anderen etwas zuzumuten.* Klar kann der dann auch negativ reagieren: ist verstört, verärgert, blockt ab, macht zu. Man muss und man kann es lernen,

das auszuhalten. Denn in den allermeisten Fällen kriegt er sich bald wieder ein. Oder geht sogar auf Sie zu. Oder man verhandelt, z.B. „Wenn du willst, dass ich... dann wäre es gut, wenn du..."
Zurück zu Robert: Bei ihm besteht, wie in vielen sexuellen Beziehungen, eine schiefe Geben-Nehmen-Relation: einer hat überwiegend die Rolle des Gebers, der andere des Nehmers, und je mehr der eine gibt, desto weniger glaubt der andere geben zu müssen oder ist es einfach gewohnt, immer nur nehmen zu brauchen.
Mein Rat: Robert muss weniger geben und selbst egoistischer sein! Ich riet ihm, nicht <u>all</u> seine Energie daran zu setzen, nur seiner Partnerin Vergnügen zu verschaffen. Zur Einleitung des Liebesspiels vielleicht eher, damit sie überhaupt Lust kriegt, aber sobald sie dann im Feuer ist, soll er ruhig ein bisschen fordernd sein bzw. das tun, worauf auch er Lust hat. Ferner sollte er ihr nicht schon so früh einen Orgasmus zaubern, sondern erst zum Schluss, nachdem er selber schon drangekommen ist. Und ich regte ihn an, mal ganz anders im Bett als sonst zu sein, zum Beispiel genau das Gegenteil dessen zu tun, was er sonst immer tut. „Sie will immer dasselbe Programm? Dann geben Sie´s ihr einfach mal nicht, sondern bringen Sie was anderes (Neues?) ins Spiel. Etwas, was auch Ihnen einen Kick gibt."
Robert befürchtete, dann könnte eintreten, dass sie noch weniger Sex zulässt. ABER: Sie lässt ja nicht deswegen weniger Sex zu, weil er bisher ungenügend auf sie einging; sondern eben weil er sich auf ganzer Linie zu sehr nach ihr richtet! Was für den Sex gilt, gilt auch für den Rest der Beziehung:
GEHEN SIE IM SELBEN MAßE AUF SICH SELBST EIN WIE AUF DEN ANDEREN.

Wenn Sex zur leidigen Pflicht wird

Bei Frauen ist es ähnlich - auch sie sind im wahrsten Sinne des Wortes reizvoller für die meisten Männer, wenn sie nicht zu allem Ja und Amen sagen. Aber dies spielt eine geringere Rolle als die *typisch weibliche Harmoniesucht-Reaktion: sie machen halt mit, um den Beziehungsfrieden nicht zu gefährden*; weil Männe sonst nölt und Unfrieden herrscht oder er sie irgendwie bestraft (etwa sich abwendet oder fremdgeht). Das heißt, sie sind nicht mehr mit Lust dabei (aus welchem Grund auch immer), richten sich auch nicht mehr nach ihrer Lust, und damit geht sie bald völlig in die Binsen.
Diese Frauen gehen dann auf zweierlei Art damit um, je nachdem, wie der Partner reagiert: Entweder sie lassen ihre Sexualität sukzessive ganz einschlafen, oder sie lassen grade noch viel zu (in Sachen Praktiken, Variationen, Dauer, Häufigkeit, Eigenaktivität), dass der Mann nicht allzu

sauer ist oder gar ausbüxt. Doch so ein Liebesleben frustriert ihn auf Dauer. Nicht alle sind da so duldsam wie Robert, Benjamin oder Till (von S. 34 und 44). Deren Beispiele zeigen: Auf der einen Seite eine Frau, die sich scheut, über Sex zu kommunizieren und die Kontrolle abzugeben; auf der anderen Seite ein Mann, der Konflikte scheut. Beide sind Verlierer: er kriegt nicht das, was er gern hätte, sie kriegt keinen Anschub, um ihren selbstbeschränkten Sex zu erweitern oder überhaupt noch welchen zuzulassen.

Verallgemeinernd lässt sich sagen: *Wenn man in der Liebe und beim Sex zu viel über sich ergehen lässt oder sich zu sehr verbiegt, statt sie aktiv zu gestalten, wirkt sich das auf Erotik und Lust verheerend aus.*

Hegen Sie Ihren Lustgarten?

Zu schade: Manche Frauen behandeln ihren Intimbereich, als ob er gar nicht richtig zu ihnen gehört. Er wird täglich gewaschen und gelegentlich für Sex bzw. vom Mann genutzt, aber ansonsten ist er praktisch nicht da. Und manche haben sich ihre Vulva noch nie richtig angesehen, oder wenn, dann nur mit Befremden. Sie pflegen ihre Füße oder Hände liebevoll und ausgiebig, aber ihre Genitalien stiefmütterlich - obwohl die weit sensibler sind und so viele Empfindungen schenken können. Fakt: Wie frau selbst damit umgeht, so geht auch oft der Partner damit um. Denn wenn Sie ein lebendiges und sorgsames Verhältnis dazu haben, werden Sie nie zulassen, dass er etwas damit macht, was nicht gut tut.

Peter (50), seit 25 Jahren mit Hanna (48) verheiratet, klagte, sie sei „sexuell geizig und zugeknöpft". Hanna klagte, dass er zu viel wolle und zu wenig Feingefühl für sie habe.

Unsere Gespräche ergaben, dass er von Anfang an die „treibende Kraft" im Ehebett gewesen war. Sie hatten SEINEN Sex gehabt in punkto Häufigkeit und Gestaltung; er war darin so dominant und hatte es mit so einer Selbstverständlichkeit durchgezogen, gedrängt und gefordert, oft auch indirekt, dass sie nie genug Raum dafür hatte, ihre eigene Sexualität zu entwickeln, denn sie war immer nur am Reagieren sowie am Abwehren. Und sie hatte öfter das Gefühl, er liebe sie nicht richtig, sondern sie sei für ihn eben die Ehefrau, die sexuell zur Verfügung zu stehen hat. Darum erschien es ihr als leidige Pflicht - wer mag sich da groß verausgaben oder viel geben?

Peter sagte: „Aber Sex ist doch was Gutes! Warum sollte man sich das vorenthalten?" Ich machte ihm klar:

Erstens, ein Mann darf NIE davon ausgehen, dass eine Frau sexuell so tickt wie

er. Weibliche Sexualität ist anders als männliche!
Zweitens, manche Leute denken: Da ich eine Beziehung eingegangen bin, habe ich damit automatisch das Recht auf Sex und auf die Genitalien meines Partners erworben. Hat man aber nicht!
Sex sollte sich ergeben, wenn zwei Menschen wirklich Lust aufeinander haben, und nicht weil einer Lust hat und dann so lange drängt, bis der andere nachgibt.
Drittens: DRUCK (direkter oder auch indirekter Druck) ist tödlich für die weibliche Sexualität!
Aber nicht nur Peter muss Verhalten und Einstellung ändern, um aus der Sex-Sackgasse herauszukommen; auch Hanna muss ganz klar ansagen, was sie nicht mag - und (wichtig!) was sie stattdessen will.
Klarheit schaffen und Klartext reden gilt besonders auch für folgendes Problem:

Die Sex-Eigenheiten meines Partners sind anstrengend!
...nämlich solche, durch die der Akt tatsächlich „zum Akt wird". Dann neigt man noch viel mehr dazu, sich das zu sparen.
Beispiel 1: Die Frau braucht sehr lange, um überhaupt bereit zum Sex zu werden (also ausführliches Vorspiel, bestimmte Voraussetzungen, damit Vorspiel überhaupt stattfinden kann, wie Ruhe, Entspanntheit, Dunkelheit), und lange zum Orgasmus; der Mann muss sie betüddeln, massieren, streicheln, durchhalten... klar, dass es einem da mal vergeht! Tipps, wie´s auch kürzer gehen kann, finden Sie reichlich im ganzen Buch.
Beispiel 2: Er hat Potenzprobleme; sie muss sehr viel machen, um ihn „hochzubringen" und bei der Stange zu halten, und oftmals ist es bei diesen Männern auch noch so, dass sie, wenn es denn doch zum Verkehr kommt, „schnell abschießen, bevor die Flinte wieder weich wird". Und sie kriegt letztlich zu wenig (Zuwendung, Lust, Sex). Tipps dazu in Teil 2, 3 und 4.
Beispiel 3: Auch eine Peniskrümmung kann der Frau den Beischlaf ganz schön verderben - nämlich dann, wenn die Krümmung so stark ist, dass es ihr weh tut und/oder viele Stellungen nicht möglich sind oder wegen der Biegung nur ein „Halbsteifer" zustande kommt.
Ähnliches gilt für eine Phimose (Vorhautverengung): sie kann wiederum für den Mann den Verkehr schmerzhaft machen - eventuell gar unmöglich, denn viele Betroffene entwickeln zur Schmerzvermeidung massive Erektionsstörungen, oder das obere Drittel des Penis bleibt weich.
Manchmal wenden sich Männer an mich, denen das schon seit Jahrzehnten den Sex verdirbt - und die es noch nie behandeln ließen! Dabei lässt sich

beides fast immer ohne weiteres beheben.
Beispiel 4: Der Mann braucht lange und intensive Stimulation, um zu kommen. Für beide wird das mühsam, für sie sogar nachgerade fies... Diana (27) beschreibt das:
Mein Freund (28) und ich sind jetzt 5 1/2 Jahre zusammen. Zu Anfang fand ich den Sex mit ihm recht schön. Was schon damals schwierig für mich war und woran ich mittlerweile fast verzweifle, ist, dass er beim Verkehr nie zum Orgasmus kommt. Da wir schon darüber geredet haben, weiß ich, dass es auch vor mir noch mit keiner Frau dazu kam. Lediglich heftiges Onanieren, wozu er sich immer die gleichen von mir verabscheuten „Filmchen" anschaut, bringt ihn zum Ziel. Ich bin seine 3. sexuelle Partnerin. Ich hielt es für besser, ihn nicht immer damit zu konfrontieren, weil er sich sonst zu sehr darauf konzentriert und es dann erst recht nicht klappt. Doch mittlerweile empfinde ich den Sex gar nicht mehr als schön. Teilweise fühle ich mich grob behandelt, weil er ab einem bestimmten Punkt gar nicht mehr auf mich, sondern nur noch auf sich achtet und mir dabei manchmal weh tut. Auch mit der Hand oder dem Mund muss ich das so lang und so fest tun, dass sie mir fast abfallen! Ich soll ihm sagen, wenn es unangenehm für mich wäre, aber meist ist es dann schon zu spät, die Lust ist hinüber.
Er hat auch schon nach Analsex gefragt, weil dieser mehr Reibung hergäbe, aber da weiß ich jetzt schon, dass ich das gar nicht aushalten würde.
Oft spielt sich bei uns Monate nichts mehr ab, und wenn doch mal wieder, bin ich danach meist total traurig. Für mich steht die Beziehung auf dem Spiel, weil ich mich nach einfühlsamem und für beide befriedigendem Sex sehne.
Ein Lösungsansatz ist eventuell auch die Resensibilisierung des Penis (S. 103f), aber möglicherweise reicht das bei ihm nicht aus, weil er ja noch nie in einer Frau gekommen ist - das heißt, sein Problem sitzt viel tiefer, und ist es Aufgabe eines Sexualtherapeuten, das zu lösen. Da soll Diana ihn hinschicken - es käme ja vor allem ihm selbst zugute. Ich riet ihr deutlich, auf keinen Fall unangenehmen Sex zu ertragen, nur weil er irgendein Psychoproblem hat, an das er offensichtlich nicht rangehen will! Sie ist nicht verantwortlich dafür. Sie selbst soll sich nicht mehr um seinen Orgasmus kümmern, sondern darum, dass es ihr beim Sex gut geht.
In Dianas Brief kommen drei Elemente vor, die mir in den letzten Jahren zunehmend begegnen: heftiges Onanieren, Porno-Konsum, verminderte Reizbarkeit des Mannes. Es ist die reinste Epidemie, da sich immer mehr Leute beiderlei Geschlechts an mich wenden: Der Mann hat ein großes Problem damit, bei der eigenen „reellen" Partnerin richtig erregt zu werden und zu kommen. Und fast immer stellt sich heraus, dass er ein Hobby hat:

Pornonanie. Dadurch hat er sich darauf „programmiert", dass nur noch durch diese Kombination was abgeht. Manche verlangen dann auch der Partnerin heftige Stimulation und/oder typische Porno-Praktiken ab. Diese Entwicklung finde ich ziemlich schrecklich, und ich möchte an die Männer, die dies lesen, appellieren, das ihren Frauen nicht anzutun. Denn noch mehr als ein drängeliger Partner oder dessen anstrengende Eigenheiten artet so etwas aus in den reinsten...

Sexstress!
Leider erreichen mich auch immer öfter Briefe in Richtung
„Er ist sexbesessen und drängt mich zu Spezialwünschen"
Mein Mann (wir sind verheiratet seit 7 Jahren, 3 Kinder) steht neuerdings nur noch auf Latex, Analsex etc. - das „Normale" törnt ihn nicht mehr an. Er kommt nach Hause, schmeißt sich an den PC und schaut sich erstmal lauter Seiten mit solchem Zeug an. Wir haben darüber geredet. Er meinte, unser Sex ist öde geworden und jeder Mann wünscht sich so etwas. Als ich sagte, ich mag anal garnicht (es tut mir weh), behauptete er, das machen doch alle und alle Frauen stehen drauf. Auch soll ich tagsüber keinen Slip tragen - das törnt ihn an. Er kommt nach Hause, fasst mir in die Jeans und ist enttäuscht, wenn ich einen anhabe. Ich empfinde das als erniedrigend. Er darauf, „alle Frauen machen das so". Ich erklärte ihm, dass das vielleicht in Pornos etc. so ist, aber nicht in der Realität - aber er glaubt das leider halt. Normaler Sex macht ihm keinen Spaß, jedesmal versucht er es anal zu bekommen. Und Latex fänden auch alle Frauen gut, sonst würde das nicht überall so übermäßig angeboten. Er sagt, dann könnten wir es ja gleich lassen - ich finde, das klingt nach Erpressung... Dann fing er noch an, ich sollte ihm den Anus lecken. Ich habe mich strikt geweigert und finde das nur ekelhaft. Und er verstand es wieder nicht. Aber er ist auch nicht bereit, einen Kompromiss zu finden - was er möchte, ist „normal", und ich bin halt prüde.
Ich sehe meine Ehe ernsthaft gefährdet, bin aber ratlos. Leider hat er auch keine Vergleichsmöglichkeiten, denn ich bin seine erste, wohl auch einzige Frau. Ich habe auch vorgeschlagen, zum Eheberater zu gehen, das findet er nicht nötig.
Tina (34)
„Jeder Mann wünscht sich so etwas"? Quatsch. Außerdem ist zwischen „Wünschen" und „Partnerin damit überfahren" ein Riesen Unterschied.
Und in noch etwas liegt Tina richtig: das, was er als „normal" darstellt, ist Porno-Welt. Die Realität sieht so aus, dass Latex, Analsex und „kein Höschen tagsüber" keineswegs alltäglich sind. Nur eine von 16 Frauen steht wirklich

auf Anal, nur ca. eine von 20 trägt ab und zu Latex, und bei den Frauen ohne Höschen sind es noch weniger. Und wieviele lecken Anus? Vermutlich nicht mal eine von 100. Sie hat vollkommen Recht, dass sie da nicht mitmacht.
Mein Rat: Sagen Sie früh genug, wenn Ihnen beim Sex etwas gegen den Strich geht oder Ihr Liebesleben in eine ungute Richtung abdriftet! Vergeht es Ihnen mittendrin, sollten Sie nicht um des Hausfriedens willen weiter mitmachen, denn mit so etwas vermiest man sich die ganze Sexualität. Sondern es einfach *abbrechen*. Wagen Sie Konflikte und Auseinandersetzungen - auch beim Sex!

Sex-Leistungsdenken
Laut Umfrage treiben´s die Deutschen etwa zweimal pro Woche, und wenn man den ganzen Magazinen, dem Fernsehen, dem Internet, den Erotikheftchen glauben soll, haben alle immer Lust und heißen, abwechslungsreichen Sex. Glauben Sie das? Ich nicht - es widerspricht meiner vielfältigen Erfahrung.
Mein allgemeiner Eindruck ist: Das Volk hat viel weniger - auch weniger wilden - Beischlaf, als es angibt. Erstens gehört es heute zum guten Ton, dass man zumindest nach außen ein funktionierendes Sexualleben hat. Zweitens: Der unterschwellige Glaube, man müsste eine gewisse Häufigkeit oder Art von Sex haben, weil „man" das halt hat oder weil der Partner es erwartet, macht es für viele Leute oft schon im Vorfeld anstrengend und stressig. Drittens werden wir zunehmend von allen Seiten zugeballert, wie „guter" Sex auszusehen hat, und diese hohen Maßstäbe verschrecken viele so sehr, dass sie da lieber gar nichts mehr machen. Aber sowas wird eben nicht breitgetreten. Nur das Exzessive, Tolle, Heiße hält man für erwähnenswert, und das verstärkt wiederum den Eindruck, dass alle anderen im Bett mehr veranstalten.
Nun könnte man ja sagen: Na und? Was gehen mich die anderen an? Das Ding ist aber: man ist beim Sex (normalerweise) nicht allein. Da ist noch jemand, den man (normalerweise) glücklich machen will. Und wenn der mitkriegt, was andere so treiben, und das, was ich ihm „zu bieten habe", vielleicht zu wenig ist, geht er vielleicht weg... Oft ist es gar nicht der Partner, der uns unter Druck setzt, sondern eben die Soll-Vorstellung. Wir wissen ja, dass die Leidenschaft allmählich nachlässt. Trotzdem beunruhigt es uns (oder auch den anderen), weil uns der Sexrummel glauben macht, dass man nur dann eine stabile Beziehung hat, wenn´s häufig & heiß hergeht. Da fragen sich doch etliche, deren Liebesleben dem nicht entspricht: Bin ich zu langweilig? Stimmt was nicht mit mir? Oder mit uns? Und schon kommt leise Panik auf, die dann noch den letzten Rest an Erotik killt.
Obwohl wir heute mehr denn je über Sex wissen, hat sich der Spaß daran

offenbar nicht vergrößert. Berichtigung: Es muss nicht „obwohl" heißen, sondern „weil". WEIL wir heute mehr denn je mit Sex-Infos und -bildern überflutet werden, vergeht uns die Lust. „Oversexed and underfucked", bringt es ein moderner Begriff auf den Punkt.

Einerseits ist es ja positiv, dass wir aufgeklärt sind und dass Sex überall recht offen verbreitet wird. Andererseits entsteht gerade dadurch eine Menge Verwirrung, Unsicherheit und Stress. Teilweise fragen mich schon 14-, 15jährige Mädchen nach raffinierten Praktiken und machen sich riesige Sorgen, dass sie ihrem Freund nicht genügen. Etliche Jungs wiederum haben schon mit 16 oder 18 Erektionsprobleme, weil sie völlig schiefe Vorstellungen hegen, wie man „seinen Mann stehen" müsse.

Die Erwachsenen erfasst der heutige Sex-Leistungsdruck genauso. Zum Beispiel die Frauen: Hält er mich für verklemmt, wenn ich oft nur Blümchensex will? Soll ich lieber alle Register ziehen? Oder sieht er mich dann als Schlampe? Hab ich zu viel Schamhaar / Schenkel/ Busen? oder zu wenig? Und die Männer: Ist meiner groß / hart / ausdauernd genug? Wie besorg ich´s ihr am besten? Hält sie mich für einen Totalversager, wenn ich´s nicht voll bringe?

Ein anderer moderner Erotikkiller entsteht dadurch, dass die Überflutung mit Sex-Infos oft erst Bedürfnisse und Ansprüche weckt - die dem/der Parter/in dann nahegelegt werden. Solange das noch der beiderseitigen Bereicherung dient: okay. Aber wenn man die falschen Quellen nutzt und den anderen massiv drängt, entsteht purer Sexstress wie bei Tina (siehe oben). Nie war es so leicht und so billig wie heute, an Pornografie jeglicher Art zu kommen - vor allem übers Internet. Und das ist kein Segen für die Paarsexualität. Über zahlreiche Anfragen in meiner Beratung sehe ich: die Konsumenten kriegen ein verzerrtes Bild von Sexualität, und viele halten dieses Bild tatsächlich für die Norm! Die einen legen die hohe Messlatte auch an sich selber an und bekommen dann Versagensängste, wenn Penis und Potenz nicht dem Gardemaß entsprechen, die anderen stumpfen gegenüber dem „normalen" Zweiersex ab und fordern alles Mögliche von ihren Partnerinnen (oder Partnern). Und es sind vor allem die Männer, die mich erschreckend oft fragen, wie sie ihre Frauen zu etwas Bestimmten „kriegen können"; teils erzählen sie auch, dass sie es immer wieder versucht oder einfach getan haben. Und ich kriege massig Emails von Frauen, die sich zu etwas nötigen lassen, was ihnen dann den ganzen Spaß verdirbt an etwas, was ausschließlich Spaß machen sollte!

Verstehen Sie mich nicht falsch - wie Sie in diesem Buch noch sehen werden, bin ich keineswegs gegen „Anheizer" wie Sexfilme, Accessoires und gewisse

Praktiken. Aber ich bin total dagegen, dem Partner so etwas aufzuzwingen. Viele Frauen setzt auch der falsche Ehrgeiz des Gefährten, sie unbedingt zum Orgasmus bringen zu wollen, oder ihr eigener Ehrgeiz, zusätzlich unter Druck. Vor allem wenn sie gar nicht oder nur unter Mühen kommen, aber glauben, sie müssten „eigentlich" genauso leicht kommen können wie der Partner. Leider geistern ziemlich unrealistische Ansichten durch die Köpfe - etwa, dass sich beim Sex automatisch ein Höhepunkt einstellen müsste (wie bei den Personen in einschlägigen Filmchen eben). Aber Männer sind nicht nur anatomisch begünstigt - sie haben auch schon jahrelang fleißig trainiert. Wir Frauen haben einfach nicht die körperlichen Voraussetzungen, um da mit den Männern mithalten zu können - das heißt, weibliche Gipfelprobleme sind normal! Mindestens 80 Prozent von uns verzeichnen sie in der einen oder anderen Form, ergaben meine intensiven Recherchen zu meinem Orgasmus-Buch „Stöhnst du noch oder kommst du schon?" Sehr viele wissen das aber nicht; teils lassen sie sich auch vom Partner oder von anderen Leuten verrückt machen.

Aber (Sex-)Stress, Druck oder unangenehme Praktiken erzeugen letztendlich Angst, und Angst macht eng. Im wahrsten Sinne des Wortes. Da kann nichts mehr fließen, weder die Lust noch die für die Erregung so wichtige Durchblutung, und der Unterleib macht zu. Kein Wunder, dass Orgasmusprobleme und Erektionsstörungen eher zu- als abnehmen.

Ich möchte diese Leute, die Sexstress erzeugen oder sich zu sehr von Sex-Leistungsdenken beeinflussen lassen, am liebsten schütteln und rufen: „Verdammt nochmal, wie seid ihr denn drauf? Sex sollte eine schöne, lustvolle, intime Sache zwischen zwei Menschen sein, die sich nahe sein und etwas Gutes teilen wollen, und NICHT ein Sport, eine Leistungsshow oder nur Triebabfuhr!"

Das haben viele von uns irgendwie aus den Augen verloren: Dass er zu unserem beiderseitigen Vergnügen da ist, zur Entspannung, und nicht, um unserem ohnehin schon stressigen Leben noch mehr Stress hinzuzufügen.

Mein Fazit:
Damit Sex wieder entspannt und entspannend wird, braucht es eigentlich nur ganz wenige Zutaten:
• *Hingabe*: Sich ganz sich selbst und dem anderen zuwenden; nur Sie beide sind im Bett und sonst niemand. Was tut Ihnen gut, was macht Ihnen Lust - und was Ihrem Partner? Wo liegen Ihrer beider Grenzen?
• *Mut*, dazu zu stehen und es liebevoll zu kommunizieren.
• Die *Bereitschaft*, aufeinander zuzugehen.
Wenn Sie diesen Weg zum Ziel machen, wird´s für Leib *und* Seele befriedigend.

Psychische Blockaden

Zuerst einmal: Echte „Asexuelle" und „Frigide" kommen extrem selten vor. Überhaupt, „frigide" ist ein völlig überholtes, überflüssiges Totschlagwort aus den Zeiten, als man noch die männliche Sexualität als das Maß betrachtete und alle Frauen, die darauf nicht richtig ansprangen, als „gefühlskalt" und gestört abstempelte. Viele unserer Mütter oder Großmütter verfielen in eine Starre, weil ihr Gatte sich nie die Mühe machte, im Bett auf sie einzugehen, aber entwickelten beim heimlichen einfühlsamen Liebhaber volle Sexpower! Dieses Potential kann auch unter einem Berg von sexualfeindlicher Erziehung, Hemmungen und Blockaden begraben liegen, bei Frauen wie Männern.

„Da ist eine Sperre"
Wie wir mit Sex umgehen und ihn empfinden, wird zu einem großen Teil in der Kindheit geprägt. Wenn wir zum Beispiel einen Missbrauch erleiden oder Jahre lang eingetrichtert bekommen, dass Sex eklig und ungehörig ist, verknüpft unser Unterbewusstsein ihn automatisch mit etwas Negativem. Bei Frauen ist dies mehr der Fall als bei Männern, weil sie öfter solchen Prägungen ausgesetzt sind. Die häufigste Folge ist, dass sie ihn nicht genießen und/oder nicht kommen können - oder dass sie sehr oft „zumachen".
Viele Frauen und einige Männer, die sich ihre Lustlosigkeit nicht ganz erklären können, schieben andere Faktoren in den Vordergrund, wie „ich hab Stress". Aber andere Leute haben dann ja immer noch Sex! Bisweilen bohre ich dann nach: „Im Prinzip kann man ja auch was Kleines haben, ein bisschen Vorspiel, dann Verkehr. Das tut doch nicht weh, eigentlich? und es würde Ihren Partner zufriedener machen als gar nix. Also was ist da?"
Dann kommt ganz oft wie im Gespräch mit Heike (40) eine Aussage wie: „Da ist halt eine Sperre." So nach dem Motto: Da kann ich nix machen. Ich bohre weiter: „Wie äußert die Sperre sich?"
Heike: „Ich will einfach meine Ruhe haben. Da sind mir sogar Berührungen wie Streicheln und so unangenehm."
Ich sage: „Normalerweise empfindet man Streicheln usw. ja als angenehm. Also: Bitte denken Sie an eine Situation - etwa wenn Ihr Mann im Bett zärtlich wird - und spüren Sie tief in sich hinein, was es mit der Sperre auf sich hat."
Sie atmet durch und sagt: „Ich bin ja viel zärtlich zu ihm, aber ich merke, wenn wir fest umschlungen sind oder er sexuell zu forsch ist, dann beginnt auf einmal das Gefühl der Enge. So als hätte ich Platzangst. Vielleicht liegt die Quelle in meiner Kindheit. Meine Eltern sind sehr prüde. Meine Mutter hat mir immer vermittelt, dass Männer dauernd auf Sex aus sind, aber eine anständige Frau nicht. Ich konnte auch nie einen Austausch von Zärtlichkeit

beobachten. Als Kind habe ich keine Liebe kennengelernt. Umso schwieriger war es für mich, später Liebe und körperliche Nähe an mich heranzulassen. Es wird mir ganz schnell zu viel."
Und wenn man sich dann nicht traut, das offen zu zeigen, übernimmt das sehr oft der Körper: er setzt die Grenzen.
Ilona (20) berichtet:
Lange Zeit habe ich Sex nicht als etwas Positives gesehen. Mein erster Freund (3 Jahre Beziehung) zwang mich eher dazu, unterdrückte mich und noch einiges mehr... Mit ihm hatte ich beim Sex immer nur Schmerzen, oder - als erlösende Abwechslung - stellte mein Körper die Empfindung ab. Zudem sah ich Sex lediglich als eine Möglichkeit, einen Menschen an mich zu binden. Eigentlich müsste das alles jetzt wegfallen. Mein jetziger Freund ist immer rücksichtvoll und lieb zu mir und würde nie mit mir schlafen etc.pp., wenn er das Gefühl hätte, es täte mir weh oder er würde mich drängen oder so. Nur leider schlafe ich ab und an aus „schlechter Gewohnheit" heraus mit ihm, wenn ich keine Lust habe. Und das scheint mir insgesamt den Sex (oder die Lust) zu verderben. Ich habe auch immer wieder Flashbacks und Vertrauensprobleme durch meine erste Beziehung, und dann ist mein Unterleib wie „zu".
Bemerkenswert ist die Formulierung „sah ich Sex lediglich als eine Möglichkeit, einen Menschen an mich zu binden": Wer Sex als reines Mittel zum Zweck betrachtet, geht nicht davon aus, dass man auch Sex um des Sex willen haben könnte, und sorgt auch nicht dafür, dass er einem Spaß macht. (Ähnlich ticken übrigens auch Frauen, die immer schnell davon reden, dass jemand sie „benutzt".) Und der Partner? Gibt entweder irgendwann auf oder nimmt es sich einfach.
Viele der betroffenen Frauen haben ständig Schmerzen beim Verkehr oder entwickeln andere chronische Leiden: Scheiden- und Blasenentzündungen, Unterleibserkrankungen, Magen-Darm-Probleme, Migräne usw. usf. Die bereits erwähnte Dauermüdigkeit gehört dazu, auch bei Männern. Manche hindern auch Hämorrhoiden, Blähungen, Inkontinenz, Ekzeme im Intimbereich u.ä. daran, Sex zu haben - Beschwerden, die gut behandelbar wären - wenn die Betreffenden denn zum Arzt gingen. Oder sie halten sich den Partner durch andere „Körperbarrieren" vom Leibe, etwa durch mangelnde Hygiene, einen Schutzwall aus Speck, Hauterkrankungen u.a. Nur: irgendwann ist dessen Geduld am Ende, denn er erkennt, dass man nichts Effektives unternimmt, um das Leiden oder Hindernis loszuwerden.
Mein Rat: Es ist sehr schwer, so etwas aufzulösen - den meisten gelingt´s nicht aus eigener Kraft. Hilfreich wäre ein/e Therapeut/in, der/die auf Sexualtherapie spezialisiert ist. Aber dieser Schritt ist natürlich grade für

vorbelastete Leute schwer! Tipp: Überwinden Sie sich wenigstens zu einem Probegespräch. Das kostet oft nichts oder wenig, und Sie können es jederzeit abbrechen.

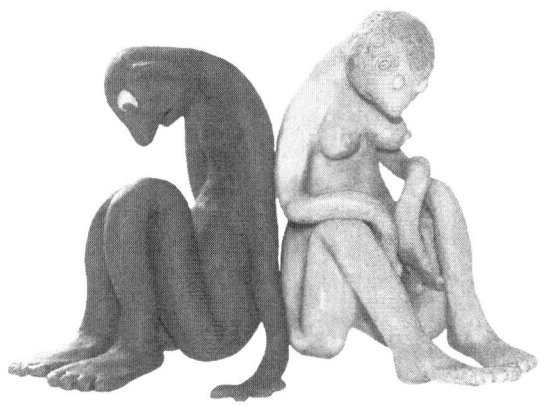

Sexkiller Depression
Eine ausgewachsene Depression ist für die meisten Leute recht klar erkennbar: Weltuntergangsstimmung, absolute Lähmung, Todesgedanken, totaler Rückzug in sich selbst, usw.; dass dann auch die Sexualität in die Binsen geht, versteht sich.
Schwieriger ist es bei einer versteckten Depression, denn sie wird oft jahrelang nicht erkannt. Man fragt sich dann nur, woher diese umfassende Lustlosigkeit kommt (nicht nur sexuell), diese lähmende Passivität, die Dauermüdigkeit. Gibt´s auch noch andere Anzeichen, die länger anhalten, wie Antriebslosigkeit, ständige Unzufriedenheit, Pessimismus, chronische Leiden, Alkohol oder andere Süchte (auch Konsumsucht und Essstörungen), sollte man sich fachliche Hilfe holen! Wichtig: Etliche Betroffene gehen einfach nur zum Arzt und lassen sich Antidepressiva verschreiben. Die helfen zwar für den Moment - und den Tag zu überstehen - aber lösen nicht das Grundproblem, und sie dämpfen die Lust und die Körperreaktionen merklich! Deshalb ist zusätzlich eine Psychotherapie gut, in der man lernt, sich selbst anzunehmen und zu achten. Denn viele Depressive „sorgen" nicht nur indirekt dafür, dass es ihnen seelisch schlecht geht, sondern auch körperlich. Und „Herumsumpfen", Bewegungs- und Tageslicht-Mangel verschlimmern wiederum die Depression.

Passivität
Passivität als Grundeinstellung kann bedeuten: Ich bin von Natur aus faul und bisher auch ohne großen Eigenaufwand durchgekommen - bin es also gewohnt, wenig zu tun. Oft sieht es aber nur von außen aus wie Faulheit und hat andere Hintergründe: Unsicherheit, Ängste, Rollenverhalten. Zu letzterem: Rollenverhalten kann gesellschaftlich bedingt sein, zum Beispiel dass man glaubt, es gehöre sich für eine Frau, beim Sex zurückhaltend zu sein; oder dass es „normal" ist, dass der Mann fast alles macht und sie nur empfängt. Es kann aber auch aus der Paardynamik entstehen: Wenn er überaktiv ist und der Frau ständig zuvorkommt (im Küssen, im Berühren, im Initiieren von Sex, beim Akt selbst), darf oder muss sie passiv bleiben.
Oder es kann erlernt sein. Ein Klient von mir, Sebastian, hat eine sehr energische, bemutternde Mutter, die in seiner Kindheit alles für ihn tat, ihm alles aus der Hand nahm. Er hat also gelernt, dass man nicht aktiv zu werden braucht, um etwas zu bekommen, und er hat zu wenig gelernt, Eigeninitiative zu entwickeln. Dementsprechend wurde aus ihm ein sehr abwartender junger Mann. Mit 18 lernte er seine erste und einzige Freundin kennen, Nadine; die musste alles selbst machen: Um ihn werben, Treffen einfädeln, Körperkontakt aufnehmen... selbst beim Sex überließ er alles ihr. Die ersten zwei Jahre machte sie noch mit, da sie ihn sehr liebte; im Laufe der Zeit wurde sie dessen überdrüssig, dass er so passiv war, und ging immer seltener auf ihn zu. Er meckerte zwar ein wenig herum, aber wurde seinerseits kein bisschen aktiver. Nadine sagte ihm ganz klar, wie sauer es sie machte, dass er weder sexuell noch sonstwie um sie warb. Sie fühlte sich nicht wie eine begehrenswerte Frau und sexuell nicht (mehr) angesprochen. Sebastian zuckte immer nur mit den Schultern.
Die beiden sind nun über zehn Jahre zusammen, davon fünf ohne Sex (!!), worunter er sehr leidet. Gleichzeitig sagt er: „Ich habe keine Lust, mich zu bemühen, weil ich das noch nie musste und weil ich will, dass du mich auch ohne das liebst und mit mir schläfst; sonst hast ja auch immer du angefangen."
Nadine sagt: „Ich habe keine Lust auf Sex mit dir, weil du dich weder um mich bemühst noch sexuell aktiv wirst, sondern immer alles mich machen lässt."
Ich fragte ihn: „Warum tun Sie Ihrer Frau nicht einfach den Gefallen?"
Er erwiderte: „Weil ich es irgendwie künstlich und unnatürlich finde." Ich erklärte ihm, dass es das keineswegs sei, sondern für andere Männer durchaus normal. Nur für ihn fühlt es sich künstlich und unnatürlich an, weil es ungewohnt ist und er es nie gelernt hat. Aus dem Grund kommt ja auch eine große Unsicherheit dazu: er weiß nicht, was er tun soll. Da ihm seine Mutter in der ganzen Kindheit und Jugend viel zu wenig Chancen gab, Dinge einfach

zu erproben und sich so die Welt Stück für Stück zu eigen zu machen, ist er handlungsgehemmt und geht nach dem Motto vor: Lieber gar nichts machen als das Falsche.

Ähnliches höre ich öfter von Frauen, wenn es um Techniken wie Hand- und Blowjob geht: Da fast kein Kerl erklärt, wie man es bei ihm genau machen soll, und da auch etliche Männer zu wenig Töne von sich geben, wenn wir ein bisschen herumprobieren, tappen wir hier oft im Dunkeln, ob unsere Zuwendung gefällt - und lassen es vielleicht wieder bleiben. Einmal maulte ein Mann in meinem Kummerkasten, seine Freundin sei wahnsinnig ungeschickt beim Sex. Er machte auch vor ihr keinen Hehl draus - das ist alles andere als motivierend!

Sebastian bleibt auch aus einem anderen Grund passiv: Wenn er beim Sex aktiv wäre, müsste er befürchten, gegenüber Nadines vorherigen Liebhabern zu schlecht abzuschneiden (aus Mangel an Erfahrung und Fertigkeiten). ABER: Was man beim Sex am meisten falsch machen kann, ist:

Aus lauter Angst vor Ablehnung oder Blamagen zu wenig machen
Eine umfassende Sex-Hemmung beinhaltet meist auch die Hemmung, überhaupt was Neues ins Liebesleben hineinzubringen. Wenn man etwa sagen würde, dass man eine andere Stellung testen will, könnte der Partner ja denken, „oooh, sie/er hat sich extra schlau gemacht in einem Sexbuch!" oder „breitet sie/er etwa unser Liebesleben vor anderen aus?" Oder bei einer neuen Stimulationstechnik: „Wo sie/er das wohl her hat? Doch hoffentlich nicht von einem Seitensprung?" Ja, so schreckliche Dinge könnte Schatzi unterstellen, also lieber bleiben lassen....!

Man muss sich trauen, die Dinge einfach in die Hand zu nehmen. Klar kann da auch mal was schief gehen, aber das ist doch viel weniger schlimm als wenn die Beziehung wegen sexueller Passivität zerbricht, oder?

Die meisten Männer, die noch unerfahren sind, machen´s so: Entweder sie lassen sich von ihrer Gefährtin anleiten. Oder sie leben ihren Forschertrieb aus und probieren an ihr aus, was ihnen grade in den Sinn kommt, und achten auf ihre Reaktionen. Oder sie machen sich aus allen möglichen Quellen schlau (Kumpels und Kumpelinnen fragen, Ratgeber-Bücher lesen, Internet-Infoseiten lesen, Frauenmagazine) und probieren das dann an der Freundin aus. Einfach so, nach dem Trial-und-Error-Prinzip. Natürlich ist es gut, sich da in allem jeweils vorsichtig vorzutasten, Schritt für Schritt, aber allzu zögerlich darf man dabei nicht sein - das kann auch abtörnen. Und für Frauen funktioniert diese Art von Lernen genauso.

Komplexe
Alexa (25) hat Probleme mit der Hingabe wegen ihres „inneren Kritikers":
Ich kann mich beim Sex nicht so gehen lassen. Ich fühle mich beobachtet, und ich habe dauernd so doofe Gedanken wie „Findet er meinen Busen zu klein? Stöhne ich zu laut? Bewege ich mich falsch? Mach ich mich lächerlich, wenn ich jetzt..." Deshalb lasse ich es oft gar nicht erst zum Sex kommen oder verhalte mich sehr zurückhaltend.
Genau, man muss im Bett immer aufpassen, dass man perfekt rüberkommt und alles perfekt macht. Mhm. :-) Dabei sind Männer beim Sex doch mit anderem beschäftigt als damit, etwas Negatives an ihr zu finden!
Hier gibt´s von mir eine Verordnung: Alexa soll dafür sorgen, dass ihr Schlafzimmer vollkommen dunkel gemacht werden kann. Und es dann ein paar Wochen im Stockfinstern tun. Sie kann ihm zusätzlich die Ohren zustöpseln. Ziel ist nicht Orgasmus, sondern dass sie ausprobiert, sich im Bett total gehen zu lassen, und es ruhig zu übertreiben, nur zum Spaß.
Gleichzeitig sollte Alexa an ihrem Selbstbewusstsein arbeiten (am besten mit Hilfe einer Therapeutin). Das würde ihr nicht nur im Bett zugute kommen.

Manchmal ist es auch eine Mücke, die nur im Kopf der Betreffenden zum Monster wird, wie bei Miriam (30):
*Seit ich denken kann, habe ich Pickel am Po, mal viele, mal wenige, mal große, mal kleine! Sehr selten sind es so wenige, dass mein Mann mich dort anfassen darf! Ich weiß, dass er so gerne meinen Po streicheln und massieren würde, aber die Hubbel sind mir so peinlich, dass ich ihm diesen großen Wunsch nicht erfüllen kann! Obwohl er sehr zärtlich und verständnisvoll ist, traue ich mich nicht mal, mit ihm drüber zu reden oder zum Arzt zu gehen! Unser Sexleben leidet sehr darunter und häufig endet ein romantischer Abend im Bett mit großem Streit! Oft finde ich auch Bilder auf seinem Handy, die er sich runtergeladen hat, von den nackten Pos anderer Frauen, oder sehe, dass er sich welche im Internet anschaut! Das verletzt mich so sehr! Er sagt, er macht das nur, weil er sich so danach sehnt, meinen Po anzusehen und anzufassen. Ich bringe es einfach nicht über mich! Jede Minute mache ich mir Gedanken darüber, wie ich die Pickel wegbekomme oder wie ich mich endlich vor ihm öffnen könnte!
Beatrice, Du bist meine letzte Hoffnung! Bitte hilf mir!! Ich habe wirklich Angst, dass meine Ehe daran kaputt geht!*
Ich antwortete ihr: „Miriam, sorry, willst du mich veräppeln?! Wegen Pickeln am Po verdirbst du euch den Spaß am Sex, riskierst deine Ehe und machst dich total fertig deswegen? Lieber quälst du dich tagtäglich, ja minütlich damit herum, als mal eine Stunde zum Hautarzt zu gehen, der den lieben

langen Tag viel fiesere Sachen sieht als Po-Pickel?? Mädel, bewege deinen ansonsten sicher hübschen Hintern in eine Praxis und bewältige das Problem, statt es jammernd vor dir herzuschieben (bzw. hinter dir).
Ich vermute, dass dein Mann schon eine Po-Manie entwickelt hat, weil du dich so damit hast. Übrigens: Po-Pickel sind sehr verbreitet. Und sie sind nicht schlimm. Wie du siehst, hat dein Mann ja trotzdem Lust auf dich. Konzentriere dich beim Sex auf das, was wirklich zählt: euch beide."

Vertragen Sie überhaupt einen aktiveren Partner?

Ganz schön viele von uns wünschen sich einen aktiveren Partner - aber wenn es denn eintritt, hat so mancher ein Problem damit. Weil man dann selbst nicht mehr so viel Kontrolle über das Geschehen hat. Das kann ein unbehagliches Gefühl auslösen oder als ob „etwas nicht stimmt". Die Gründe sind aber bei Mann und Frau etwas unterschiedlich.
Bei Männern tritt das Unbehagen eher ein, falls sie sonst die „Macher" im Bett sind - denn als Macher können sie den Akt so gestalten, dass sie auf jeden Fall ihre Erektion behalten und/oder den Höhepunkt erreichen.
Bei Frauen tritt es eher ein, wenn sie befürchten, dass der Mann sie dann überrollen könnte - weil ein aktiver Sexpartner ja nicht wie jemand in unseren erotischen Phantasien nur genau das ausführt, was uns gefällt, sondern vielleicht auch einiges, was nicht ganz unser Geschmack ist. Und wie stark frau das befürchtet, hängt nicht nur von schlechten Erfahrungen mit Sex-Dampfwalzen ab, sondern auch vom aktuellen Partner - respektiert er ihre Grenzen, auch wenn sie ihm komplett das Ruder überlässt? - und davon, wie offen sie ist. Je gehemmter, desto weniger lässt sie zu und desto höher ist ihre Angst, dass er sie zu so „ekligen" Dingen wie Oralverkehr nötigen könnte oder Stellungen von hinten oder ....
Ein weiterer Aspekt ist: Manche Leute beiderlei Geschlechts funktionieren sexuell besser, wenn sie aktiv und gebend sind - denn beim Nehmen kriegen sie ein schlechtes Gewissen, befürchten, dass der Partner sie als selbstsüchtig betrachten könnte; außerdem kann es einen unter Druck setzen, dass der Körper dann „ordnungsgemäß" reagieren sollte. Beispiel: Bettina hat Orgasmusprobleme; im Prinzip könnte sie durch Oralsex kommen, aber eben längst nicht immer; also lässt ihren Geliebten das nicht tun, weil sie denkt, sie sei dabei „verpflichtet" zu kommen (was sie eben nicht garantieren kann). Ähnlich ist es bei Männern mit Erektionsstörungen.
Tipp: Schaffen Sie es, im Bett ganz bewusst die Kontrolle abzugeben und den andern machen zu lassen? Achten Sie mal drauf... Falls Sie sich dabei seltsam

fühlen, dann werden Sie sich klar,
a) Sie müssen nicht „funktionieren"! Ihr Körper ist keine Maschine.
b) Sie sind weder eine Lusche noch egoistisch, wenn Sie sich auch mal zurücklehnen und nichts tun. Insofern Ihr Partner spürt und mitkriegt, dass Sie sich genüsslich seiner Führung überlassen, sich hingeben und körperlich „mitgehen", kann es auch für den Gebenden ein erfüllendes Erlebnis sein.
c) Vielleicht steht ihr Körper auch unter einer leichten Daueranspannung („Hab-Acht-Haltung"), die Ihnen gar nicht auffällt, weil Sie es kaum anders kennen? Hier hilft es oft, sich innerlich immer wieder zu sagen: Ich habe Vertrauen - lasse mich fallen - ich gebe mich hin, ergebe mich - ich bin ganz weich - es fühlt sich schön an...

Übungen:
1. Rollentausch
Sich in den Körper einer Person des anderen Geschlechts hineinzuversetzen, ist gar nicht so leicht, denn deren Art von Sexualität ist nun mal ganz anders! Wenn Sie Ihrem Schatz erklären wollen, was Sie stört, was Sie gern hätten, was er genau machen soll usw.: Bitten Sie ihn/sie, sich ganz passiv hinzulegen, und dann machen Sie in aller Ausführlichkeit an ihm/ihr, was er/sie bei Ihnen machen soll. Sprechen Sie dabei ruhig auch und kommentieren Sie Ihr Tun (z.B. „hier, schau, das fühlt sich für mich besser an als wenn man......").
Super ist diese Übung auch, um sich typisches Rollenverhalten und das Gefühl von Geben und Empfangen, Aktiv und Passiv, Nehmen und Genommenwerden bewusst zu machen. Die Frau übernimmt den Part, den normalerweise eher er inne hat - etwa die aktivere, treibende Kraft zu sein, ihn zu verführen und zu „nehmen". Und er das Gegenteil davon - also etwa, mehr empfangend zu sein und nicht ins Geschehen einzugreifen. Sie werden merken: die ungewohnte Rolle kann ziemlich schwer sein!

2. Dienen und Bedientwerden
Version für Mutige und Fortgeschrittene: Bieten Sie Ihrem Schatz an (vielleicht zu seinem Geburtstag?), mal einen ganzen Tag lang sein/e „Diener/in" zu sein. Er kann alles befehlen und alles mit Ihnen machen. Oder Sie mimen das eine Mal seine/n „Gebieter/in", er das nächste Mal.

3. Erotik mit verbundenen Augen
Wenn unser vordergründigstes Sinnesorgan, das Auge, ausgeschaltet wird, intensivieren sich die anderen Wahrnehmungen: Spüren, Hören,

Riechen, Schmecken. Mit diesem Mechanismus kann man spielen - indem man Schnucki die Augen verbindet, ihm alle möglichen Sinnesreize bietet (die man sich vorher zurechtgelegt hat) und ihn raten lässt, was was ist. Das können duftende Dinge sein, kleine Häppchen zu essen oder auch Berührungsvarianten (weiche Stoffe, Vibrierendes, Kinderspielsachen, Lebensmittel etc.). Man kann zur Ideenfindung durch die Wohnung oder ein Kaufhaus gehen und sich inspirieren lassen...

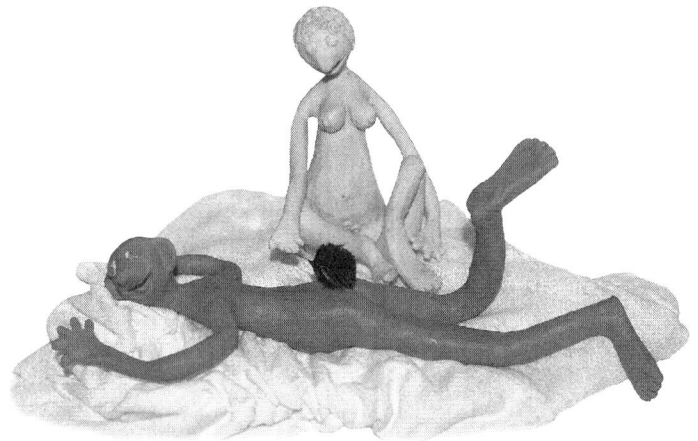

4. Fesseln

...kann ein lustig-lustvolles Spiel sein. Sie können es ja von vornherein begrenzen auf eine Ihnen genehme Zeit oder dem Partner klipp und klar sagen, was drin ist. Wenn er z.B. erwartet, dass Sie an ihm die große Nummer abziehen, während er gefesselt ist und selber ja nix tun kann, dann erklären Sie ihm, wozu Sie bereit sind und wozu nicht. Sind Sie gefesselt und er will etwas ausprobieren, was Ihnen weh tun könnte (z.B. Analsex), müssen Sie vorher abmachen, wie weit er gehen darf (z.B. Finger ja, Penis nein), und ein Stichwort, das ihm signalisiert, dass er sofort aufhören muss (z.B. „Stopp!"). Natürlich müssen Sie die absolute Gewissheit haben, dass er sich dran hält, also auch ein gutes Bauchgefühl. Plus passende Zutaten. Vielen vergeht schon beim Gedanken an metallene Handschellen, klobige Fußketten oder harte Schnüre die Lust. Die sind unbequem (es gibt zwar extra gefütterte für Sexspiele, aber die guten sind wiederum teuer), und Ganzkörper-Verschnürung, Halsfessel, Knebel und Augenbinde wirken noch beängstigender. Besser erst mal nur ein zartes Band um die Hände (z.B. Schal, Tuch, Strumpfhose), was der Gefesselte zur Not auch selber lösen kann. Die Fessel ist dann mehr symbolisch, sie vermittelt ein Gefühl des Gefesselt-Seins und beide können sich zwar voll dem Spiel hingeben (denn ein Spiel ist es ja, mehr nicht), aber man ist dann nicht völlig wehrlos.

Wenn das erste Experiment gut geklappt hat, kann man fester fesseln oder die Füße hinzunehmen oder die Augen verbinden. Und so weiter...

Liefern Sie sich aus! Sich-Ausliefern hat ja für die meisten Leute eher etwas Negatives - doch das hängt sehr vom Vertrauen und vom Selbstbewusstsein ab. Wenn diese beiden Komponenten stimmen und auch Ihr sexuelles Selbstbild es zulässt, dass Sie passiv bleiben und „sich nehmen lassen" dürfen, kann Sich-Ausliefern etwas sehr Köstliches sein - ebenso wie die andere Rolle, nämlich dass der Partner Ihnen ausgeliefert ist und Sie ihn nehmen.

TEIL 2

SEX FÜR BEQUEME PAARE

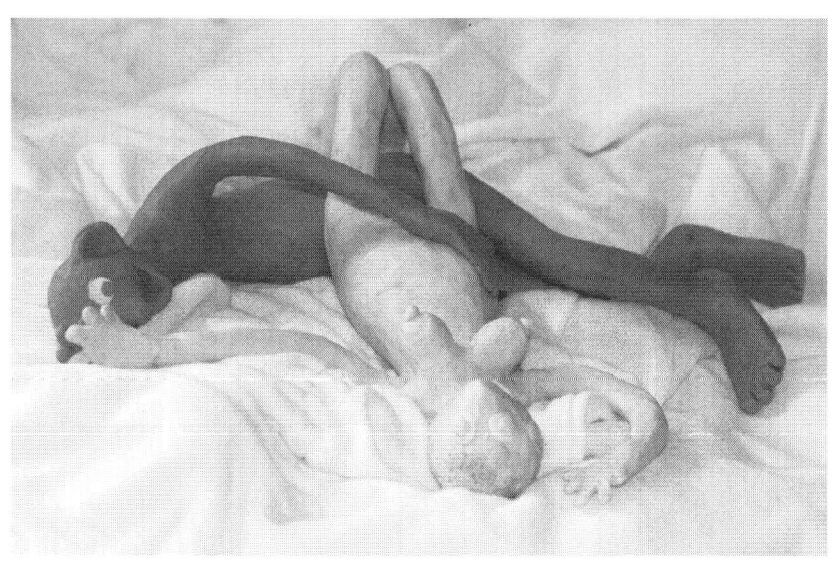

Die Basics

Sind Sie auch so oft zu faul oder zu schlapp für Sex? Obwohl Ihnen durchaus bewusst ist, wie gesund er ist, auch für die Partnerschaft.
Aber naja: Beruf, Haushalt, Familie, Gepflegt-Sein, sich in Form halten und überhaupt den Alltagswahnsinn zu überleben, ist anstrengend genug - da wollen sich viele nicht auch noch im Bett verausgaben. Das Blöde ist bloß, dass das immer öfter für Frau *und* Mann gilt, sodass letztlich kaum noch was stattfindet. Schade!
Deshalb zeige ich Ihnen in diesem Teil, dass ein Paar sich keineswegs abmühen muss, um wundervollen Sex zu haben. Dafür brauchen Sie nur folgendes...

Zutaten für bequeme Paare
1) Ein Partner, der Sie wirklich liebt oder begehrt - am besten beides.
2) Selbst-Bewusstheit und Selbst-Akzeptanz: wer man ist, was man will, braucht, nicht braucht - und eine gesunde Einschätzung, ob das alles okay ist.
3) Sie sind auch körperlich und erotisch selbstbewusst: Sie haben kein Problem mit Nacktheit, reden freimütig über Ihre eigene Sexualität, gehen offen mit den Anregungen Ihres Partners um, probieren gern Neues aus und lassen sich auch sonst nur wenig von Barrieren einschränken.
4) Sie räumen dem Sex eine bestimmte Zeit ein, in der es für beide passt, und einen Ort, der dafür gut geeignet ist (z.B. ein aufgeräumtes, ansprechendes Schlafzimmer).
5) Ihr Körper ist so gepflegt, dass er für Ihren Partner von oben bis unten appetitlich ist (auch Haare, Zähne, Füße).
Falls es auch nur an *einem* dieser Punkte fehlt - bitte zurück zu Teil 1!

Relax-Sex-Grundregeln
I) Achtsamkeit. Die allerwichtigste Regel für ein anhaltend gutes Sexualleben, selbst wenn es mal auf kleinem Niveau stattfindet, lautet: **Achten Sie Ihren Partner und dessen Körper wie auch auf sich selbst** - inklusive Geschlechtsmerkmale! Alberne Bemerkungen oder herzhaftes Zugreifen, wenn der andere es nicht mag, fördern sein gutes Gefühl gegenüber Sex nicht grade.
II) **Gestaltung.** Das anhaltend gute Liebesleben kommt auch nicht von selbst. Ein paar kleine Vorbereitungen und Investitionen, etwa für Auswärtsakte, Zutaten, Toys, Durchblutungsförderer, erhöhen den Hot-Faktor!
„Aber das macht doch Aufwand", sagen Sie vielleicht, „und genau das wollte

ich mit diesem Buch ja vermeiden...!" Nun: Schlechter, fauler Minimalsex macht sich ja auch nicht von ganz allein - und er kostet indirekt eine Menge Energie, weil er für Missstimmung in der Beziehung sorgt. Und wenn die an Beischlaf-Defiziten kaputtgeht, kostet es auch noch Lebensfreude und Geld.

III) Reden ist Gold. Bei meinen Interviews zu diesem Buch fragte ich u.a.: „Was macht man, wenn man beim Sex mal wenig tun will?" Alle Leute mit einem guten Liebesleben erwiderten: „Indem ich es ihm/ ihr einfach sage." Und wenn der andere damit nicht so glücklich ist, verhandelt man eben.

Offener Austausch ist das „Ah und Oh" für Relax-Sex. Denn es geht ja nicht nur darum, dass Sie horizontal wenig tun wollen, sondern dass Sie auch das eine oder andere einbringen, was ich Ihnen hier vorschlagen werde. Doch wenn Sie schon Mühe damit haben, um einen Ortswechsel zu bitten, werden Sie erst recht nicht über die Lippen bringen, dass Sie Geräte, Lustmittel oder Rollenspiele testen wollen. In dem Fall sollten Sie sich meine Kommunikationstipps zu Gemüte führen (ab S. 35).

Extra-Tipp: Das gemeinsame Lesen von erotischer Literatur gibt Stoff für locker-lustvolle Gespräche und Experimente.

IV) Positive Bestätigung. Zum Beispiel „Ich liebe es / mag es, wenn du mein Gesicht berührst / meinen Penis massierst / meine Brüste küsst / ...." Sollte Ihnen so etwas schwer fallen, dann sprechen Sie´s erst mal für sich aus, allein.

V) Bedanken Sie sich. Auch wenn es Ihnen selbstverständlich erscheint, dass man in einer Beziehung Zärtlichkeiten und Sex austauscht: Sagen Sie öfter mal danke, nachdem Ihr Schatz Ihnen viele Streicheleinheiten, einen schönen Akt, einen leidenschaftlichen Abend oder was auch immer beschert hat. „Danke" ist ein tolles Zauberwort - und völlig gratis!

Anlaufschwierigkeiten?

Das Problem bei vielen Paaren ist nicht der Verkehr selbst, sondern das Vorspiel oder was auch immer man braucht, um überhaupt verkehrstüchtig zu sein und Spaß dran zu haben. In Teil 1 habe ich mich ja schon darüber ausgelassen, worin die Grundlagen für Lust und Sexbereitschaft bestehen. Da ich diese bei Ihnen voraussetze, soll´s jetzt mehr ums Praktische gehen.

Die elementarste Info zu Frauen ist Ihnen bekannt: Die meisten haben nun mal eine längere Anlaufzeit als Männer, brauchen mehr Warm-Up und es gibt keine Standardkniffe und -griffe! Weder für alle Frauen noch für eine einzelne. Erstens haben wir eine geschlechtsimmanente Abneigung gegen Routine, Monotonie, Abkürzungen, zweitens: Der Leib vom Weib ist launisch. Mary, 28, beschreibt das:

Der Sex mit mir ist schwierig, weil mein Körper so unterschiedlich reagiert. Mein Freund und ich reden öfter darüber, was besonders gut war an dieser oder jener Technik oder an seiner Stimulation, aber leider ist das bei mir so ungleichmäßig. Was letztes Mal schön war, ist beim nächsten Mal unangenehm. Auch meine Muschi verträgt Anfassen nicht immer - manchmal fühlt es sich einfach nicht gut an, ein andermal kann ich nicht genug davon kriegen. Mit dem Busen ist es so ähnlich. Teils sind die Brustwarzen so empfindlich, dass ich nicht mal Lecken aushalte, teils macht mich sogar Beißen high! Woher kommt das, ist das normal?

Ja, das ist ziemlich normal. Die weibliche Lust und die körperliche Reizbarkeit sind starken Schwankungen unterworfen; die wichtigsten Faktoren:
- Zyklus-Phase: viele sind um den Eisprung herum empfänglicher, kurz vor oder während der Periode am wenigsten.
- Erregungszustand: Bei der Mehrzahl sprechen die Sexorgane nicht gut an, solange die Frau insgesamt unerregt ist. Wenn Marys Intimzone oder Brüste nicht gut auf seine Stimulation reagieren, macht er´s entweder nicht richtig oder das Vorspiel hat sie nicht genug in Wallung gebracht oder sie ist aus anderen Gründen nicht „in Stimmung" (PMS, zu müde, alkoholisiert, Zimmer ist zu kalt etc.).

Tipps:
- Masturbieren Sie auf möglichst viele Arten: Ändern Sie die Hand, das Tempo, die Technik, den Ort, Ihre Körperhaltung usw., testen Sie auch Toys.
- Lesen Sie gute Sexratgeber (zum Beispiel meine!).
- Entspannen Sie, gehen Sie in Gedanken von den Füßen bis zum Kopf und tagträumen Sie, welche körperlichen und mentalen Reize Sie anmachen könnten!
- Führen Sie ein Körper-Tagebuch oder prägen Sie sich zumindest gewisse Zusammenhänge gut ein - auch in Sachen Lebensführung (Schlaf, Bewegung etc.).

Wie gut kennen Sie sich?

Sie können sich problemlos zum Orgasmus bringen? Fein - das ist ein Basispfeiler für erfüllten Sex. Aber da gibt´s noch mehr:
a) Sie haben ein waches Bewusstsein für sich selbst: worauf Sie gut reagieren, worauf nicht - und wann! Wer z.B. weiß, was die eigene Empfänglichkeit für Reize und Stimulation herabsetzt, ist nicht mehr den „Launen" seines Körpers ausgeliefert, sondern kann innerlich entspannen oder gegensteuern.

b) Da auch Wissenslücken über Sexualität und Anatomie den Weg zur Erfüllung verbauen können, besorgen Sie sich das fehlende Wissen. Am besten über Fachbücher (da im Internet auch viel Mist steht). Damit kann man's auch schwarz auf weiß widerlegen, wenn Darling behauptet, „alle Frauen schlucken" oder „Männer können immer" oder „Langes Vorspiel? Braucht niemand."
c) Sie sind experimentierfreudig in Bezug auf sich selbst (was dann auch Ihren Zweiersex bereichert), kennen zudem Ihre Grenzen, aber überschreiten diese manchmal ganz bewusst, um zu testen, was geht und was nicht.

Die elementarste Info zu Männern ist: Die meisten sind tatsächlich so geradlinig, wie es in Witzen und Comedies oft dargestellt wird. Seltsamerweise sind viele jahrzehntelang mit dem selben Vorspiel zufrieden (wenn sie überhaupt eins brauchen), Hauptsache, Penis und Hoden werden einbezogen; andere brauchen mit den Jahren mehr Variation. Die häufigsten Basis-Zündfunken für Männer sind 1. die Lust und Erregung der Frau zu erleben, 2. optische Antörner (Gesamtfigur der Frau, bestimmte Körperhaltungen oder einzelne Partien, gewisse Dinge, die diese noch mehr hervorheben, wie Dessous, usw.). Kurz gesagt: Frauen brauchen mehr Abwechslung in punkto „Vorspiel/ Zuwendung" , Männer in punkto „Optik und Reaktion der Partnerin". Aber wie fast alles, kann sich auch das mit der Zeit abnutzen. Oder es fällt einem zu wenig ein... Von daher ist es immer gut, sein Repertoire in Sachen Erregung und Lustmacher zu erweitern.

Effektive Erreger - das ABC der Antörner

Alkohol
Wie wir alle wissen, fördert er insofern das Horizontale, als er hilft, runterzukommen und abzuschalten (Stress, Hirnströme, Moral & Anstand). Feine Sache, möchte man denken: Schatz betanken, bettwärts wanken. Aber ist eine planlose Dampframme mit glasigen Blick oder eine Halbkomatöse wirklich ein erstrebenswerter Sexpartner?
Auch für einen selber ist ein hoher Pegel nicht das Gelbe vom Ei. Jeder kennt das: Je besoffener man ist, desto länger braucht man, um etwas wahrzunehmen

und zu reagieren; man wird auch unempfindlicher. Tja, all das gilt für den Sex umso mehr. Und Müdigkeit kommt meist noch obendrauf. Dass dann oft kein Orgasmus zustande kommt, eventuell nicht mal richtige Erregung (oder Erektion), ist klar.
Ein *bisschen* Alkohol ist okay, um sich ab und zu zu lockern (Männer: ein bis zwei Drinks mit normalem Umdrehungsgehalt, Frauen: nur einer!!), aber die Grenze zur Betäubung ist schnell überschritten.
Übrigens: Wer IMMER Alkohol braucht, um Sex zu haben, hat ein echtes Problem und sollte fachliche Beratung suchen.

Aphrodisiaka: siehe „Wundermittel", „Nase" und „Hormone".

Augen auf!
Viele Leute haben beim Sex vom Küssen bis zum Orgasmus fast ununterbrochen die Lider geschlossen. Das wird zwar gern damit begründet, dass man dann besser spüren könne - aber ist das nicht auch ein bisschen wie „Augen zu und durch"? Oder wenn sie sie offen haben, sind diejenigen teils abwesend, teils schauen sich nur selber beim Treiben zu. Das heißt, man blendet den Partner emotionell praktisch aus (oder auch sich selbst)... Das ist keine böse Absicht, sondern eher so eine Art Selbstschutz: Damit Sex bzw. die Organe überhaupt funktionieren, damit man es aushält, so viel Nähe zuzulassen, oder weil man ja Dinge sehen könnte, die einem nicht gefallen, etwa den glasigen Blick des Partners. Und den meisten ist dieses Augen-zu nicht mal bewusst - so sehr sind sie es gewohnt.
Augen zu, um Empfindungen stärker auszukosten: okay. Aber um mit dem Partner in Verbindung zu bleiben, sollte man sie auch öfter mal aufmachen: beim Küssen, Vorspiel, Hauptakt. Nicht nur für gegenseitigen Blickkontakt und um ihm ein Lächeln oder eine andere Emotion zu zeigen, sondern auch um ihn und seine Reaktionen besser wahrzunehmen.
Dazu braucht man ein bisschen Licht, aber Schummerlicht reicht (etwa eine Kerze hinten in der Ecke oder oben auf dem Schrank).
Wenn man als typischer Augen-zu-Sexler anfängt, sie aufzulassen, wollen sie dauernd automatisch wieder zufallen. Anfangs kostet es Willenskraft, ist auch ein wenig ablenkend oder verwirrend. Denn dabei entsteht eine Intimität und Nähe, die teils so intensiv werden kann, dass man sie kaum noch aushält. Es kann auch sein, dass Ihr Partner irritiert ist, sich „beobachtet" fühlt o.ä. Beruhigen Sie ihn, sagen Sie, dass Sie ihm nahe sein wollen, bitten Sie ihn, es auch einmal zu versuchen. Doch erwarten Sie nicht, dass er es sofort erwidert. Man muss sich dran gewöhnen. Es kann sogar sein, dass es bei den ersten

Malen mit dem Erregungsanstieg und dem Orgasmus hapert (oder dass der Mann zu schnell kommt). Versuchen Sie, trotzdem dabeizubleiben. Es lohnt sich!

Fiona (36) berichtet: *Für mich war es revolutionär. Normalerweise hatte ich beim Vorspiel und beim Vögeln fast immer die Augen zu, was zur Folge hatte, dass ich mich gedanklich zu viel ausgeklinkt habe. Als ich anfing, sie immer öfter offen zu lassen, fühlte es sich komisch an, meinen Freund beim Vögeln direkt anzuschauen, mitsamt seinem Mienenspiel und Stöhnen - und zu wissen, dass er mich so sah! Es war nicht leicht, mich ihm so zu zeigen. Man gibt sich preis. Es ist entlarvend und zugleich aufregend intim! Anfangs war ich auch ein bisschen erschrocken über sein „Fickgesicht", wenn´s bei uns richtig zur Sache geht, aber jetzt stört es mich gar nicht mehr - ich mag es! Ich gucke auch hin, wenn er mich leckt. Sein Gesicht sieht schön aus dabei; er ist auf allen Vieren und reckt den Hintern in die Höhe, was ich sexy finde. Ich hätte es nie gedacht, aber das törnt mich mehr an als wenn ich dauernd die Lider geschlossen halte.*

Beckenboden

Die Beckenbodenmuskulatur - unser Sexmotor im Unterleib - ist soooo immens wichtig für die Durchblutung und Gesundheit der Genitalien (ja, auch der des Mannes!), für deren Reaktionsfähigkeit - daher auch fürs erotische Vergnügen. Viele nennen sie **PC-Muskeln**, ich bleibe lieber beim Ausdruck Beckenboden (BB), weil er anschaulicher ist. Genau genommen sind es mehrere Muskelstränge, die eine Art Platte bilden und unter anderem dazu dienen, Harnröhre und Anus zu schließen und die Bauchorgane zu stützen.

Bei vielen Leuten steht der Unterleib nur für Sexuelles und ist von der sonstigen Wahrnehmung und vom Körperempfinden abgespalten. Dann ist der Bereich ein bisschen wie „tot" und/oder man hat keinen richtigen Zugang dazu. Folge: Die BB-Muskulatur ist unterentwickelt und unbeweglich oder chronisch verspannt (oder sogar beides). Das bringt Schmerzen, Blockaden, Lust-, Erektions- und Orgasmusprobleme, bei Männern auch vorzeitige Ejakulation.

Sie verkümmert auch, wenn jemand (fast) keinen Sex hat und keinen Sport macht; oder durch eine Schwangerschaft und Geburt kann der BB überdehnt und schlapp werden. Ein schwacher BB zeigt sich oft auch an einer schlechten Körperhaltung, etwa an einem Hohlkreuz oder dass das Becken im Stehen und Gehen nach vorn geschoben wird. Das hat wiederum eine schlechte Rückwirkung, nämlich dass Körperbewegungen im BB zu wenig Resonanz finden und dass die Durchblutung teilweise abgeschnitten wird.

Wer hingegen seine BB-Muskeln ausbildet, kann 1) sein Feeling für seinen Unterleib immens verbessern, 2) damit die eigene träge Libido und träge Genitalien wieder anschieben, 3) sie beim Sex aktiv anwenden und sich selbst sowie dem Partner den Spaß vergrößern. Wie? Das werden Sie im Verlauf dieses Buches noch oft sehen. Das heißt, man trägt einen enorm effektiven Lustmacher im eigenen Leibe herum.

Wenn man außerdem lernt, bis ins Zwerchfell und in den BB zu atmen, geraten Bauch und Becken in Schwingung, lockern sich und füllen sich mit Vitalität. Die Gefühle dort können freier fließen und alles wird empfindungsfähiger.

„Training" klingt ja schon wieder anstrengend, ist es aber nicht. Es sind nur minimale Bewegungen, durch die Sie weder ins Schwitzen noch außer Atem kommen - und Sie brauchen für die Basis-Übungen nicht mal extra Zeit aufwenden, denn sie gehen auch nebenbei und unauffällig: auf Toilette, beim Fernsehen, Telefonieren, Bügeln, Auto fahren, auf der Arbeit, im Bus...

Viele kennen es nur als „Rückbildungs-Gymnastik" nach einer Geburt oder als Hilfe gegen Blasenschwäche. Aber dass gut trainierte Beckenbodenmuskeln auch die weibliche Orgasmusfähigkeit kräftig ankurbeln, entdeckte schon der Gynäkologe Kegel in den 50er Jahren. Sie sind oft sogar Voraussetzung für den Höhepunkt. Denn kurz davor sind sie angespannt: Leute ohne Gipfelprobleme machen das automatisch, alle anderen können die Muskeln bewusst einsetzen. Nicht nur als Sprungbrett zum Gipfel, sondern ruhig auch schon während des Koitus, um zu erspüren, ob das mehr Lust bringt.

Große Studien haben auch die Wirksamkeit für Potenzprobleme belegt. Über die Hälfte der Probanden wurden durch intensives Training ihre Störungen los (!), bei knapp 30 Prozent verbesserten sie sich.

Unterleibs-Workout

Zuerst ein kleiner Test. Frauen: Legen Sie einen Finger in die Vagina und versuchen Sie, ihn komplett mit Ihren Scheidenmuskeln zu umschließen. Männer: Bewegen Sie den Penis nur mittels Ihrer *internen* Muskulatur (wackeln, zucken). Geht nicht oder kaum? Dann sind sie unterentwickelt und Training ist dringend angesagt! Aber auch Leuten, die da mehr hinkriegen, bringt´s immens viel.

ÜBUNG 1: Unterbrechen Sie beim Harnlassen den Strahl - bitte nicht gänzlich, sondern nur für eine Sekunde. Und zwar mehrmals, also: Laufen lassen - stoppen - laufen lassen - stoppen usw. Führen Sie das bei fast jedem Toilettengang aus.

ÜBUNG 2 (nicht auf Toilette, sondern „trocken"): Spannen Sie die Muskeln in Ihrem Unterleib ein paar Sekunden an, entspannen Sie kurz, wieder anspannen usw. Wiederholen Sie das An- und Entspannen 10 bis 20 Mal, machen Sie 3 - 5 min Pause, dann wieder ein Satz, Pause, nochmal ein Satz. Probieren Sie auch, dies teils weiter vorn (Penis/ Scheide), teils weiter hinten (Anus) auszuführen.
Wenn Sie diese Bewegung irgendwann automatisch machen, dann versuchen Sie zusätzlich, immer beim Runterlassen in den Unterleib hineinzuatmen, sodass Sie spüren, wie sich der BB nach unten wölbt, und beim Anheben wieder auszuatmen.

ÜBUNG 3: „Fahrstuhl fahren". Dabei stellen Sie sich vor, Sie ziehen Scheideneingang/Hoden und Anus nach innen/ oben, und zwar in mehreren „Etagen". Also erst nur ein kleines Stückchen hoch (1. Stock), und noch eins (2. Stock) und wenn's geht, noch eins (3. Stock). Dann langsam wieder herunter ins Erdgeschoss - und in den Keller (BB leicht nach unten/außen drücken). Das wiederholen Sie ein paar mal. Lässt sich auch gut mit Atmen kombinieren.

ÜBUNG 4: Legen Sie sich auf eine feste Unterlage (Matte, Teppich o.ä.). Winkeln Sie die Beine an, stellen Sie die Füße mit der ganzen Sohle auf den Boden, etwa hüftbreit - Ihr Rücken sollte sich dabei gut anfühlen. Jedesmal beim Ausatmen stellen Sie sich intensiv vor, dass Sie etwas durch die Scheide oder den Penis nach innen ziehen - wenn Sie mit dem Körper gut mitgehen, wird sich jedesmal Ihr unterer Rücken ein kleines bisschen rundmachen und Ihren Hintern einen Tick anheben. Beim Einatmen lassen Sie wieder locker. 10 bis 15 Wiederholungen, Pause, nochmal ein bis zwei Sätze.

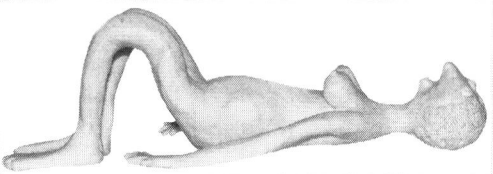

ÜBUNG 5: Behalten Sie diese Rückenlage bei, heben Sie die Hüfte so an, dass Bauch und Beine eine gerade Linie bilden und ab den Knien einen rechten Winkel. Senken Sie die Hüfte bis kurz vor dem Boden (nicht berühren, nicht ablegen!!!) und dann wieder hoch in die Ausgangsposition. Und zwar gaaaaaanz langsam! Spannen Sie dabei den Hintern an.
Auch hier können Sie mit dem Atem arbeiten: beim Runterlassen in den Unterleib hineinatmen und beim Anheben wieder aus.

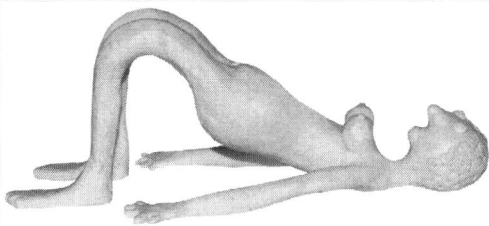

WIE OFT TRAINIEREN? Mindestens einmal am Tag, aber besser mehrmals!
Weitere Anleitungen plus Hintergrund-Infos liefern Bücher zum Thema - unter dem Stichwort „Beckenboden" gibt es eine Menge.

Cunnilingus & Fellatio
Kaum eine Praktik macht beide Geschlechter so leicht beischlafbereit wie Oralsex. Für die Frau ist es klasse, weil Cunnilingus = die kundige Zunge weicher ist als ein Finger und die Feuchtigkeit gleich mitbringt. Und es schenkt ihr die schönsten Wonnen und Wogen - so es denn richtig gemacht wird! Falls seine Technik ihr eher Weh denn Wollust beschert, kann sie ihm ja einfach ihre Lieblings-Leckerei an seiner Hand demonstrieren. Und wo man schon mal dabei ist, soll er auch gleich an ihrem Daumen zeigen, wie er´s gern hätte. Vielleicht hat sie da auch noch Optimierungspotenzial? Denn „einfach lutschen und gut" reicht auch hier nicht.
Ist sie mit Hingabe und Freude dabei, macht sie sich keineswegs zur unterwürfigen Liebesdienerin (was etliche Frauen befürchten), sondern wickelt den Mann um die Zunge! Solches Fellatio (auf gut deutsch: Blasen)

steht bei Männern ganz oben auf der Wunschliste. Der Mund umschließt sein bestes Stück ähnlich wie eine Vagina, nur ist er noch viel beweglicher, abwechslungsreicher und aufregender. Und es ist eine der wenigen Sexsituationen, wo Männer sich erlauben, ganz passiv und empfangend zu sein.... abgesehen von denen, die meinen, mit der Hand am weiblichen Hinterkopf Takt und Tiefe vorgeben zu müssen. Sowas vergällt den meisten Frauen diese Praktik nachhaltig!

Aber vielleicht nehmen oder geben Sie auch nicht gern Mundverkehr, weil er/sie nicht gut schmeckt oder Sie das von sich befürchten.

„Eigentlich lecke ich gern - aber meine Freundin riecht", schrieb mir Marco, 33, *„es ist so penetrant, dass ich mich davor ekle. Mangelnde Hygiene??"*

Eine Frau mit einem gesunden Intimbereich, die sich gut wäscht und pflegt, sollte eigentlich nicht „eklig" riechen. Es ist ein sehr heikles Thema, aber er muss es ihr sagen. Natürlich nicht, dass er sich ekelt. Sondern dass er es schön findet, ihr Lustgärtchen zu küssen, aber es riecht manchmal etwas streng. Zuerst einmal sollte sie zum Gynäkologen gehen. Eine Scheideninfektion kann nämlich auch Ursache für üble Ausdünstungen sein.

Nun gibt es leider unter den Mädels (wie auch unter den Kerlen) einige Hygienemuffel. Die haben vielleicht gehört, dass der natürliche Mösenduft Männer wild macht, und wollen ihn nicht wegwaschen. Ein Missverständnis! Denn das, was sich da im Laufe des Tages (oder einiger Tage) da in den Fältchen ablagert, ist beileibe nicht anregend.

Manche haben's auch nie richtig gelernt, wie man sich da reinigt. Ebenso wie ein Mann mindestens einmal am Tag seine Vorhaut ganz zurückziehen und den Belag da gründlich entfernen muss, sollte auch die Frau ihre „Kleinteile" per Hand spreizen und selbiges tun - am besten routinemäßig morgens und abends. Dazu reicht ein frischer Waschlappen mit warmem Wasser; aggressive Seifen und Waschlotionen sind nur schlecht fürs natürliche Klima, ferner stören der bittere Geschmack und die Parfümierung.

Ob des Mannes wie auch des Weibes Saft mundet, hängt stark davon ab, was man zu sich nimmt. Bier macht ihn schal und scheußlich, Knoblauch faulig-muffig, Fleisch und Spargel bitter. Eine frisch-süße Note entsteht, wenn man viel Obst und Gemüse isst, vor allem Ananas, Sellerie, Erdbeeren und exotische Früchte. Es gibt sogar Tabletten mit dem konzentrierten Wirkstoff. Übrigens: Wenn er sie zum Schlucken bewegen will mit dem Argument, sein Samen enthalte wertvolles Protein, so kann sie das entkräften: Grade mal vier bis sechs Milligramm enthält ein Schuss. Das heißt, um auch nur ein Zehntel des Tagesbedarfs an Eiweiß zu decken, bräuchte man mindestens 700 Ladungen. Mehr Tipps und Infos zu Oralsex in Teil 3 und 4!

Dirty Talk
Er kann ein Akt-Intensivierer sein wie auch ein schneller Aufheizer und Vorspielverkürzer. Aber nur, wenn er sehr dosiert und klug eingesetzt wird! Für Männer kann es antörnend sein, von ihrer Süßen zu hören: „Ich brauch jetzt Sex!" Bei Frauen funktioniert das weniger. Sie wollen eher hören und auch spüren: „Ich will DICH."
Klingt nach Klischee, stimmt aber oft: Männer zündet man verbal eher auf der erotisch-begehrenden Ebene an („ich hab Lust auf deinen Magnum" o.ä.), Frauen mehr auf der gefühligen oder bewundernden Ebene (fies aber wahr: Schürzenjäger wissen, dass „ich liebe dich" immer noch einer der besten Dosenöffner ist - das wird aber bei ein und derselben Frau bald offensichtlich; dann wechselt man ab mit „du bist so wunderschön", „ich will ganz dicht bei dir sein" usw.). Plumpe Willensbekundungen („Lass uns poppen") oder derbe Komplimente („du hast eine geile Spalte") führen selten zum Ziel. Sehr selten. Noch viel mehr Do´s und Dont´s zu Dirty Talk finden Sie in Teil 3 und 4.

Durchblutung
Ist sie gestört, fließt´s nicht mehr richtig. Und zwar nicht nur beim Manne, wenn sich sein kleiner Freund zu wenig füllt - auch die Frau hat Schwellkörper, die viel mehr Vergnügen bescheren, wenn der Blutzufluss einwandfrei ist. Klitoris und Schamlippen vergrößern sich und werden reizempfänglicher, die Scheide plustert sich auf und setzt Gleitsäfte frei. Auch der Körper im Ganzen reagiert besser auf Berührungen, wenn er warm und gut durchblutet ist. Ergo ist alles, was die Durchblutung ankurbelt, günstig für Sex. Dazu gehören
- Bewegung (alles bleibt im Fluss)
- eine gesunde Lebensführung (z.B. Nikotin verengt und verhärtet die Blutgefäße, ein Zuviel an schlechten Fetten sorgt darin für Ablagerungen - beides behindert die Durchblutung des ganzen Körpers)
- vor allem in den kühleren Jahreszeiten von außen zugeführte Wärme: Bäder, Wechselduschen, ein geheiztes Schlafzimmer, heiße Speisen. Als besonders wärmend gelten Kohlehydrate (v.a. Kartoffeln, Nudeln, Vollkorn, Reis - nicht Zucker!) und rotes Fleisch (Wild, Rind) wie auch Gewürze: Alles, was scharf bzw. „heiß" ist, macht auch scharf oder heiß: Cayennepfeffer/Chili, Pfeffer, Meerrettich, scharfer Senf u.a. Ähnliches, nur sanfter, gilt für wärmende Gewürze wie Zimt, Kardamon, Ingwer, Galgant, Muskat, Nelke, und heiße Getränke, vor allem Kaffee und Gewürz-Tees. Oder wie wär´s mit gemeinsamem Baden? **Tipp**: 1 TL Rosmarin-Öl mit einem Becher Sahne verrühren, ins Wannenbad geben - anregend und durchblutungsfördernd.

Erogene Zonen
Die gängige Volks-Info lautet: Bei der Frau liegen sie über den ganzen Körper verteilt, beim Mann nur im Schritt. Nun, das stimmt bei vielen auch, doch es gibt immer mehr Männer, die es hassen, wenn die Partnerin sich sofort auf den Penis stürzt, und auch einige Frauen, die es nervös macht, wenn sich der Lover allzu lange mit Knöcheln, Kniekehlen & Co aufhält. Wie immer gilt auch hier: Es ist reine Zeit- und Energieverschwendung, ein Standardprogramm abzuspulen - erforschen Sie Ihren Partner! (Dieser Rat geht auch an Frauen.) Denken Sie auch an Zonen, die Sie nicht unbedingt mit Sex in Verbindung bringen, wie Arme, Waden, Hände, Gesicht. Etwas überschätzt ist die Zone „Ohr". Abgesehen von den wenigen, die tatsächlich einen „Ohrgasmus" kriegen können, törnt die meisten ein geflüsterter heißer Satz mehr an als die Zunge in der Muschel.
Die erogensten Zonen kennt jeder: die Genitalien. Aber ist das weibliche Geschlechtsmerkmal „Brust" eine erogene Zone? Für Männer schon! Die Trägerinnen sind da eher unentschieden: Manchmal ja, manchmal nein, je nach Form, Zyklusphase, Körpergefühl und Behandlung durch den Partner. Viele Männer, die sich auf die Nippel stürzen wie anno dazumal auf Mamis Milchdrüsen, wissen nicht, dass die oft so ähnlich reagieren wie unsere Klitoris: ohne eine gewisse Grunderregung fühlt sich die Stimulation dort eher lästig an. Also, liebe Frauen: Machen Sie ihm klar, dass er erstens ganz woanders anfangen soll, zweitens, dass Ihr Busen nicht nur aus den kleinen warzigen Dingern in der Mitte besteht.
Die sind übrigens bei etwa der Hälfte der Männer erogen - und teilweise ebenso erst dann, wenn der Besitzer erregt ist. Wie finden Sie´s raus? Entweder ihm mitten im Akt drüberlecken und nach lauten Lauten lauschen - oder ihn einfach fragen.

Erotika
Sex-Videos/ -DVDs, scharfe Bilder, Texte aus Büchern oder dem Internet u.ä. können den Lustfunken ziemlich schnell zünden - aber eher bei Männern, weil das meiste davon eben für Männer gemacht ist! Das heißt: Wenn ein Paar sich damit anheizen will, muss man vor allem darauf achten, dass das Zeug der Frau gefällt. Es gibt zwar Videos und DVD´s extra für Ladies, aber die sind eben genauso Geschmackssache; und da der Markt dafür klein ist, ist auch das Budget klein - das kann man leider oft sehen!
Was viele Frauen mehr anspricht, ist erotische Literatur - die kann man sich auch gemeinsam zu Gemüte führen oder einander vorlesen. Gehen Sie mal in einer großen Buchhandlung stöbern, auch in der Ratgeber-Abteilung.

Feuchtigkeit

Die Eigenbefeuchtung der Frau ist ebenso wankelmütig wie ihre Lust, aber hängt nicht immer direkt davon ab. Klar sind erregte Frauen nasser als unerregte. Aber manche sind von Natur aus sehr feucht oder werden es schon nach mechanischer Stimulation, sind aber noch nicht unbedingt „scharf"; andere sind oft noch trocken wie ein Knie, obwohl sie voller Verlangen sind.
Betty, 26, schreibt: *„Ich werde extrem feucht. Das nervt beim Sex, weil ich irgendwann den Penis kaum noch spüre. Kann man da was machen?"*
Das Zeug in Tuben abfüllen? Betty kann eigentlich froh sein, dass sie nicht zu den 34 Prozent der Frauen gehört, die sich mit trockener Scheide und Schmerzen beim Sex herumquälen! Von denen kriege ich so viele Klagebriefe, es ist ein Jammer. Bettys rege Schmiermittelfabrik ist ein Zeichen, dass ihre Vagina quietschlebendig ist und mit ihrem Partner sexuell alles super „läuft". Machen kann sie da einiges:
- Ein kleines Handtuch ins Bett legen und sich zwischendurch kurz abwischen (der Eingang reicht, sie muss nicht hineingehen).
- Die BB-Muskeln trainieren (siehe S. 70ff). Dann wird die Scheide nicht nur fester (fühlt sich also „enger" an), sondern sie kann sie auch bewusst anspannen und so seinen Freudenspender besser spüren.
- Ein Kondom benutzen. Die Reibung des Gummis erzeugt Hitze und die wirkt trocknend.
- Das „Rein-Ganz-Raus-Spiel" (S. 104): Dabei ist der Penis ziemlich viel an der Luft; so trocknet mehr von ihrer Feuchte weg.
- Herzhaft zwischen ihre Beine greifen und dort „Gleitmittel" holen, mit dem sie seinem Gemächte ein eigenhändiges Zwischen- oder Vorspiel gibt.

Jedoch das größere Problem ist die Trockenheit: da wird nicht nur Verkehr unangenehm, sondern schon die Fingerübungen. Es kommen viele Ursachen in Frage, und bei fast jeder Frau treffen mehrere zusammen:
1) Ihre Lust ist nicht groß genug (etwa weil sie den Mann nicht begehrt, weil das Vorspiel nicht nach ihrer Fasson ist, weil sie Angst vor Schmerzen oder Schwangerschaft hat usw.)
2) Hormonelles Ungleichgewicht: z.B. wegen Untergewicht, Übergewicht, Mangelernährung, extrem viel Sport, längerer Diät, starkem Rauchen, Dauerstress; bei manchen reduziert sogar die Pille die Scheidenfeuchte.
3) Schon ab Mitte 30 können die Drüsen, die die Feuchte erzeugen, aus Alterungsgründen nachlassen. Am stärksten trifft es Frauen, die ihre Tage nicht mehr bekommen - ein Zeichen, dass der Körper zu wenig Östrogen produziert, was die Trockenheit verstärkt. Ärzte verschreiben dagegen eine östrogenhaltige Scheidencreme, die recht gut helfen soll, und empfehlen,

zusätzlich Gleitmittel zu verwenden.
4) Etliche Frauen trinken viel zu wenig, und dann ist der ganze Körper unterversorgt (also nicht nur die Scheide, sondern auch Speichel, Haut usw.). Die Gesamt-Trinkmenge sollte mindestens 2 Liter betragen (ohne Koffein und Alkohol, denn die entziehen Flüssigkeit). Bei Sportlerinnen mehr!
5) Einige Erkrankungen (z.B. Fieber, Infektionen) und einige Medikamente (z.B. Anti-Allergika).
6) Kondome (siehe oben).
7) Äußere Faktoren legen sie trocken, wie Slipeinlagen, Tampons, zu enge Kleidung, langes Radfahren, zu häufiges Waschen des Intimbereiches, vor allem mit Duschgel, Seife o.ä.
Benutzen Sie zum Übergang, bis die obigen Punkte geklärt sind, Gleitmittel. Am besten, Sie haben immer eines zur Hand, also neben dem Bett oder wo auch immer Sex stattfinden könnte. Und wenn vor allem Grund 1 vorliegt, sollten Sie nicht einfach etwas draufschmieren, sondern an die Wurzel gehen! Welche Gleithilfe für Sie passt, müssen Sie ausprobieren:

Gleitmittel

Viele nehmen Vaseline; die ist ist zwar billig, aber: Falls Sie per Kondom oder Diaphragma verhüten, dürfen Sie nichts Fetthaltiges benutzen, denn das macht Gummi porös. Und allzu viel Fett *in* der Scheide ist auch nicht gut, denn Keime mögen das als Nährboden. Körperlotion und Cremes ziehen zu schnell ein und enthalten Parfüm, Spucke trocknet zu rasch. Mein Tipp: Kaufen Sie im Sexshop, im Internet-Versand, in der Drogerie (z.B. Rossmann) oder Apotheke ein richtiges Gleitmittel ohne Fett. Sie werden staunen, wie angenehm Sex damit ist; es macht auch die Fingerarbeit geschmeidig - bei ihr und bei ihm. Die meisten Männer schätzen es beim „Handjob" sehr!
• Manche mögen **Gleitgel auf Wasser-Glycerin-Basis** (z.B. BioGlide, AquaGlide oder Durex Play); die sind natürlicher, preisgünstiger und schmecken besser (die meisten sind essbar), aber haben den Nachteil, dass sie nach einer Weile klebrig oder krümelig werden können. Statt neues draufzupacken, ist es oft besser, das aufgetragene mit Wasser aufzufrischen. Zum Beispiel aus einer griffbereiten Sprühflasche.
Welche Menge ist angesagt? Etwa ein halber bis ein Teelöffel.
• Für längeren Verkehr ist ein **Gel auf Silikonbasis** besser geeignet, weil es nicht trocknet (z.B. Eros, Pjur, Slick´n´Slide); es haftet so lange auf der Haut, dass man´s hinterher mit einem Tuch oder Waschlappen wegreiben muss! Das ist der eine kleine Nachteil; der andere: es schmeckt oft nicht besonders gut. Vorteil: sehr ergiebig; oft reichen schon zwei bis drei Tropfen

Zusatztipp: „Hyalofemme" ist ein Scheiden-Gel mit Hyaluron - anwendbar zur Pflege und als Gleitgel. Heilt sofort kleine Risse, lindert Wundheit und Scheidentrockenheit, eignet sich sogar für äußere Verletzungen! Gibt´s auch als Zäpfchen, die frau vor dem Verkehr ganz diskret einschieben kann.
• Für viele Leute funktioniert allerdings **Öl** besser, zumal man damit nahtlos von der Körpermassage in den Intimbereich übergehen kann. **Tipp**: Achten Sie darauf, dass es nicht zu sehr nach irgendwas riecht, denn das kann nicht nur die Erregung der Frau stören (der Geruch in der Nase überlagert dann andere Empfindungen), sondern es ist auch für Oralsex nicht so angenehm. Gut sind reine Öle mit einem angenehmen Eigengeruch, wie Mandel- oder Nussöl.

Handarbeit: Tipps für manuelle Stimulation siehe S. 147ff, 197ff, 208f

Hormone
Sie beeinflussen das Begehren und den Spaß am Sex viel mehr, als Sie vielleicht merken.
Mangelt´s dem Manne an seinem wichtigsten Hormon, dem **Testosteron**, fühlt er sich schlapp, antriebslos, kraftlos, lustlos, vielleicht sogar schlecht gelaunt oder depressiv; er hat weniger Muskeln als andere, neigt zum Fettansatz, eventuell werden die Hoden kleiner; er wirkt weniger männlich, auch in seiner Vitalität und im Auftreten (Testosteron fördert männlich-dominante Verhaltensweisen, wie Durchsetzungsvermögen, selbstsicheres Auftreten, Konfliktbereitschaft).
Bei deutlich zu niedrigen Werten kann der Arzt eine Ersatztherapie verordnen. Allerdings bescherten die früheren Verabreichungsformen (Spritze, Pflaster, Tablette) zu viele Nebenwirkungen. Seit ein paar Jahren gibt´s ein Testosteron-Gel, das besser vertragen wird. Auf Schultern, Arme und Bauch aufgetragen, gelangt es über die Haut ins Blut. Hunderte von Männern mit Testosteron-Mangel testeten es ein halbes Jahr. Resultat: Die meisten Probanden waren begeistert: schon nach einem Monat besserten sich Lust, Potenz und Laune merklich, nach ein paar Monaten hatten sie Körperfett verloren und Muskeln zugelegt und fühlten sich voller Energie.
Was kurbelt die Produktion auf natürliche Weise an?
• Vollwertige Ernährung mit magerem Fleisch/ Fisch, Vollkorn, Gemüse, Obst, Nüssen.
• Sport: je mehr Muskeln beansprucht werden, desto besser fürs Testosteron. Das heißt, auch Krafttraining und Gymnastik nützen.
• Tageslicht, Bewegung an frischer Luft

- genug Nachtruhe (7 Stunden reichen locker, wenn es guter Schlaf ist)
- Sex (mit Partnerin und auch ohne).

Betroffen von echtem Hormonmangel sind allerdings nicht allzu viele Männer - wohingegen wir Frauen unsere Hormone fast dauernd zu spüren bekommen!

Unser Zyklus wird ja hormonell gesteuert, und in gewissen Phasen (etwa während und vor der Periode) ist es ganz normal, dass wir weniger Lust haben als etwa um den Eisprung herum. Allerdings ist es nicht unbedingt, wie oft behauptet wird, das weibliche Haupthormon **Östrogen**, das die Lust anfacht, sondern unter anderem eine günstige Balance zwischen **Östrogen und Gestagen**, die bewirkt, dass wir uns wohl und sexy fühlen und stärker auf den Mann reagieren. Das ist auch der Grund, warum die Pille bei vielen Frauen aufs Verlangen drückt: sie kann diese feine Balance stören - und sie ist ein Gegenspieler zum **Testosteron**. Dieses männliche Hormon ist *DAS Lusthormon schlechthin*. Deshalb sind die Kerle triebhafter als wir! Im weiblichen Körper kursiert es ebenfalls, natürlich in kleineren Mengen. Bei Frauen, die einfach keinen Grund für ihre Lustlosigkeit finden können, fehlt´s oft total; z.B. durch die Menopause geht oft gleichzeitig mit dem Östrogen das Testosteron zurück. Folge: Stimmungstiefs, Lustlosigkeit, Antriebslosigkeit. Obwohl manche Ärzte trauen sich das nicht, aber man kann Frauen durchaus männliche Hormone verabreichen - am besten als Gel. Offiziell erlaubt ist bis jetzt jedoch nur das Testosteronpflaster, und zwar für Frauen, deren Eierstöcke und Gebärmutter entfernt wurden.

Ein **Mangel an Östrogen** wirkt sich eher indirekt auf die Lust aus:
- Die Scheidenschleimhaut wird dünn, trocken, schmerzempfindlich. Auch die äußeren Teile der Genitalien sind trocken (sodass der Spaß schon im Vorfeld – sprich, Vorspiel – ausbleibt) und jucken oft quälend.
- Die Blutgefäße werden weniger durchlässig, was die Durchblutung vermindert.
- Energie und Abwehrsystem werden schwächer, ebenso wie das Bindegewebe und die Versorgung von Haut und Haaren. Das heißt: die Betroffene fühlt sich unattraktiv, kränklich, müde - nicht grade die beste Basis für Erotik.

Zum Ausgleichen gibt es alle möglichen Östrogenpräparate, auch solche, die lokal wirken. Die sind rezeptpflichtig, im Gegensatz zu Phyto-Östrogenen, also pflanzlichen Stoffen mit östrogenartiger Wirkung: in Soja (Bohnen, Tofu, Sojamilch, -produkte), Hopfen, Wanzenkraut, Melisse, Rotklee.

Mein Rat: Gehen Sie zu einem guten Endokrinologen (Facharzt für Hormone). Lassen Sie einen ausführlichen Hormonstatus machen. Schildern Sie Ihre Beschwerden so deutlich wie möglich.

Er kann eine Hormonersatztherapie so einstellen, dass die Gefahr von Nebenwirkungen sehr gering ist. In den Medien wird meist nur das Risiko geschildert und zu wenig deren Nutzen.

Intimmassage
Sie hat ihre Periode, eine Entzündung (Scheide, Blase) oder ist wund vom Sexmarathon der letzten Nacht? Er kann nicht oder braucht sehr lange zum Orgasmus? Die Alternative: Petting für Fortgeschrittene! Zutaten:
- Gleitgel, Vaseline oder Öl,
- eine bequeme Sitzposition, in der man beide Hände einsetzen kann, ohne zu erlahmen,
- Aufmerksamkeit für die Reaktionen des Partners,
- eventuell Dinge, um den Berührungsreiz zu variieren (etwa Vibrierendes oder Noppen-Fingerlinge aus dem Erotikhandel).

Und dann: einfach loslegen! Oder den Partner um Anregungen bitten. Versuchen Sie unter anderem eine Mini-Massage mit Öl an Penis/ Hoden/ Damm oder Venushügel/ Schamlippen/ Anus.
Tipp: Als Teil des Vorspiels das Schamhaar ganz oder teilweise abrasieren - sich selbst unter den Blicken des Partners oder gegenseitig. Am besten mit Rasier-Öl, denn dann können Sie´s auch im Bett machen (Küchenpapier oder Handtuch unterlegen) und nahtlos zur Schammassage übergehen.

Kuss
Kostet weder Kohle noch Kraft, und wer´s nicht wie einen Programmpunkt abhakt, sondern mit Einsatzfreude und Einfühlung tut, hat schon das halbe Vorspiel in der Tasche. Für die meisten Frauen gehört´s jedenfalls dazu - viele würden sogar lieber auf Sex als darauf verzichten. Leider ist es bei den Männern eher umgekehrt. Nur 44 % küssen richtig gern, 45 % finden es bloß „okay" und 11 % mögen´s gar nicht - nicht mal beim Akt.
Hingegen wenn´s um eine neue Flamme geht, sind die Männer kussfreudiger. Allerdings steht hier wohl mehr die Aufnahme von intimerem Körperkontakt im Vordergrund. Leider lässt bei vielen der Eifer schnell nach. Vielleicht ist das mit ein Grund, warum die weibliche Koitierbereitschaft zurückgeht...
Frage: Warum küssen sich so viele Paare nach einiger Zeit nicht mehr richtig??? Zu nah, zu intim?
Okay, es gibt etliche Gründe, das Schnäbeln zu vermeiden: z.B. der andere macht´s nicht gut oder zu lasch oder zu passiv; hat schlechten Atem oder einen unangenehmen Geschmack im Mund (z.B. raucht, liebt Knoblauch/ rohe Zwiebeln, hat kaputte Zähne), oder man befürchtet, dass dies auf einen

selber zutrifft; man hat nie gutes Küssen gelernt oder ist unsicher, wie's der andere gern hätte...
Aber all diesen Dingen kann man ja abhelfen.
Tipps:
Überwinden Sie sich, ganz offen drüber zu sprechen, und sorgen Sie für beiderseitige Mundfrische. Fragen Sie Ihren Partner, unter welchen Voraussetzungen er lieber knutschen würde. Bitten Sie ihn, sich entspannt hinzusetzen, platzieren Sie sich auf seinem Schoß und küssen Sie mit ganzer Hingabe von zart bis wild, unter Einbezug von Lippen, Zunge, Zähnen und Fingern. Welche Art mag er/sie am liebsten? Und Sie?
Wenn er's nicht gleich richtig macht: Bleiben Sie dran! Manche Dinge muss man oft gezeigt bekommen, bevor sie einem in Fleisch und Blut übergehen.
Hier ein paar sachdienliche Hinweise:
Die häufigsten Klagen über üble Küsserei sind a) Zunge wird einem zu schnell in den Mund gerammt, schlimmstenfalls damit sogar gezeigt, was gleich weiter unten stattfinden soll, b) hartes Schnäbeln mit spitzen Lippen, c) zielloses Schlabbern mit sehr viel Spucke, d) bewegungsloses Parken.
Hingegen mein Freund knutscht so gut, dass oft ein intensiver Kuss von ihm genügt, um mich anzuheizen. Darf ich Ihnen verraten, wie er das macht?
Seine Lippen sind immer weich und locker. Er beginnt mit einem zarten Bussi, unsere Münder sind nur ein wenig geöffnet. Er drängt mit der Zunge nicht gleich vor, sondern spielt erst ein wenig mit meinen Lippen, nimmt Fühlung auf. Vielleicht geht er mit der Zungenspitze ganz sanft dort entlang, wartet einen Moment auf mein Entgegenkommen. Was ich spätestens dann auch mache. Ich locke ihn, und er lässt sich locken. Aber nur ein wenig. Er stubst meine Zunge mit der seinen kurz an, um sich dann wieder zurückzuziehen. Vielleicht tut er auch was anderes, etwa meine Unterlippe sanft zwischen seine Lippen ziehen. Oder er knabbert ganz sachte dran. Oder saugt ein bisschen an meiner Zunge. Auf jeden Fall: wir spielen miteinander, jeder reagiert auf den anderen, man wagt sich ein Stückchen vor, macht wieder einen Rückzieher; so wird das Ganze allmählich intensiver, kann auch mal in ein heftiges Gemenge ausarten - doch er merkt genau, wann ich genug habe! Ein guter Kuss ist immer ein Wechselspiel zwischen zweien, und eine Pause zwischendrin tut gut. Danach kann's ja wieder von vorn losgehen.
Und auf jeden Fall sollte es abwechslungsreich sein. Die meisten Frauen empfinden es als lästig, wenn der Partner seine Zunge gar nicht mehr aus ihrem Mund bekommt (das sind die „Eindring-fixierten"). Also ziehen Sie sie öfter mal wieder ein und busseln Sie nur mit den Lippen oder betupfen Sie die Mundwinkel - superkitzlig und kribbelnd!

Lust zeigen
Wie ich bereits erwähnte, gehört zu den besten Basis-Zündfunken für Männer, die Lust und Erregung der Frau zu erleben. Ein Klient von mir antwortete auf meine Frage, warum er den Sex mit seiner Freundin nicht so aufregend findet: *Es kann unter anderem daran liegen, dass wir meistens in ihrem Zimmer im Personalhaus miteinander schlafen (dünne Wände, viele Nachbarn), und da nimmt M. sich sehr zurück. Das sowie ihre stille Art macht mich lange nicht so an als wenn eine Frau richtig mitgeht, mit Aktionen und mit Lauten.*
M. ist ohnehin von Natur aus nicht so leidenschaftlich. Wir hatten ein paar Mal Sex in meiner Wohnung, und da ist sie zumindest in der Lautstärke schon intensiver. Aber: Sie sagt nicht oft, was sie will und wie sie's will. Wir küssen uns und ziehen uns aus, sie streichelt mich zwar und macht mich heiß, verwöhnt mich auch mit dem Mund (und dann haben wir Verkehr), also sie ist nicht passiv, aber ganz kritisch betrachtet fehlt mir einfach dieses „Komm, nimm mich!" und das Fordernde. Und das nicht nur in Worten, sondern auch in Taten.
Bei Frauen ist das ähnlich. Melissa, 26, schreibt:
Ich habe Probleme, meinem Freund zu sagen, was ich im Sexuellen denke und fühle. Er mag Sex, ich auch, aber ich komm nicht aus mir raus, weil er immer den Eindruck macht, dass ihn das langweilt. Es langweilt ihn nicht, aber er zeigt mir auch nie, dass ihm was besonders gefällt, und deswegen trau ich mich nicht, neue Sachen auszuprobieren, weil ich mir blöd vorkomme, wenn dann NULL Reaktion kommt. Ich mag beim Sex nicht mal mehr den Anfang machen. Ich kann auch nicht wirklich mit ihm darüber reden, weil er nie was dazu sagt. Ich gebe zu, dass ich bestimmt voll die Langweilerin bin, aber ich kann es nicht abstellen. Wenn ich jemanden da liegen hätte, der stöhnt oder auch mal nur einen Ton von sich geben würde und ich merken kann, dass es ihm Spaß macht, könnte ich auch aus mir rausgehen, aber so geht das nicht.
Er will auch, dass ich ihn mal fessle, aber das trau ich mich genausowenig, weil ich weiß, dass er da nur liegt und... ja mich beobachtet und sonst nichts, und dann komme ich mir irgendwie schäbig vor.
Sprich: Auch Männer müssen ihre Lust zeigen. Zu starkes Fordern und eine zu penetrante Demonstration des männlichen Drangs kann zwar kontraproduktiv sein, aber deren Fehlen fast noch mehr! So jemand lässt bei Männern wie Frauen nicht allzu viel Lust aufkommen - es sei denn, man hat ein sehr dickes Fell oder nicht viel Interesse am anderen.
Tipp: Sagen Sie mit Ihren Augen, Ihren Tönen, Ihrem ganzen Körper: Ich will dich bei mir haben, in mir haben, in dir sein. Es gefällt mir, was wir grade machen.

Massage
Ihr Schatz liebt Massage als Vorspiel, Sie finden das jedoch ziemlich anstrengend? Hier ein paar Tipps, wie Sie schneller zum „Ziel" kommen (Schatzi wird erregt), ohne ewig kneten zu müssen:
- Massieren Sie möglichst immer mit Öl. Nehmen Sie etwas Gutes mit einer hohen Viskosität und Hautfreundlichkeit, z.B. Mandel-, Traubenkern-, Avocadoöl (aufs Verfallsdatum achten!).
- Aromen fürs Öl: siehe nächster Punkt („Nase").
- Wärme ist wichtig: Zimmer heizen, unbearbeitete Körperteile bedecken, Hände aneinanderreiben; Öl in den Händen vorwärmen.
- Immer beide Hände auf dem Körper lassen, auch wenn eine mal untätig ist.
- Eine erotisierende Massage ist eher sanft als fest.
- Bearbeiten Sie nur kleine Bereiche, die bei Ihrem/r Partner/in viel bewirken - etwa Füße, Nacken, Hände, Kopfhaut, Gesicht.
Füße: In der Mitte der Fersen-Unterseite sitzt die Reflexzone, die mit dem Becken verbunden ist. Durch kreisförmiges, einfühlsames Massieren mit mäßigem Druck aktivieren Sie die Energie im Unterleib. Und wenn Sie sich einweisen lassen in die Kunst der Fußreflexzonenmassage, haben Sie ein sehr erfolgreiches Instrument, jemanden hörig zu machen! Ähnliches gilt für die **Hände und Ohren**: auch sie haben Reflexzonen, die mit dem ganzen Körper verbunden sind.
Zärtlich und sehr intim ist eine **Gesichtsmassage**. Setzen Sie sich bequem aufs Sofa oder Bett, legen Sie ein Kissen in Ihren Schoß und heißen Sie Ihren Schatz seinen Kopf darauf betten. Verteilen Sie eine geschmeidige Hautcreme großzügig im ganzen Gesicht und massieren Sie sie mit vorsichtig streichenden und kreisenden Bewegungen ein. Halsansatz nicht vergessen! Und dass schon so mancher Don Juan eine Kühle mit einer **Nackenmassage** erwärmt hat, wird Ihnen nichts Neues sein...
Toll ist auch eine **Bein- und Po-Massage**: reichlich Öl auf die Hände geben, kurz anwärmen und dann herzhaft zulangen. Wechseln Sie ab zwischen Kneten, Streichen und Zupfen. Dort wo die Haut dünn / zart ist, muss man vorsichtiger anfassen (logisch, oder).
- Bitten Sie Ihren Darling, Ihnen vorzumachen, wie Sie´s genau machen sollen; dann haben Sie sogar selber etwas davon.
- Sie sind oft zu schlapp, um überhaupt mit Massieren anzufangen? **Tipp:** Nutzen Sie Geräte (siehe S. 125ff) oder schenken Sie eine Massage beim Profi - falls Sie mitkommen, können Sie auch gleich gute Griffe abgucken.

Nase
Zwei Öffnungen entscheiden ganz oft, ob wir jemanden anfallen wollen oder ihn überhaupt an uns heranlassen: unsere Nasenlöcher. Das findet nur teilweise auf bewusster Ebene statt: Umfragen zeigen immer wieder, dass Geruch eines der wichtigsten Kriterien ist, vor allem für Frauen. Der größte Teil jedoch läuft - bei beiden Geschlechtern - unterbewusst ab: Es hat erstens mit Pheromonen (Sex-Lockstoffen) zu tun, die fast geruchlos sind. Zweitens mit individueller Prägung: Die eine Frau erinnert Amber an das Rasierwasser des geliebten Papas, die andere an den verhassten Mathelehrer. Drittens mit unserem Immunsystem: es kann am Geruch erkennen, ob der gemeinsame Nachwuchs gesund sein wird; ein hierin kompatibler Partner wirkt attraktiver als ein inkompatibler. Letztere Fähigkeit wird allerdings durch die Pille behindert. Das spielt zwar erst dann eine Rolle, wenn die Frau schwanger werden will, aber leider kann es passieren, dass sie, sobald sie die Pille absetzt, ihren Partner nicht mehr riechen kann und kaum noch Lust auf ihn hat. Und dann? Sollte sie ihn anregen, dass er sich top ernährt, genug bewegt und schläft, Stress und andere Negativ-Faktoren abbaut. Denn je gesünder der Mann, desto besser riecht er generell. Das gilt übrigens auch für Frauen. Sprich: eine gesunde Lebensführung lohnt sich auch für Partnersuche und Riech-Lust!
Viele fragen mich, ob man auch so nachhelfen kann:
Welche Düfte wirken erotisierend?
Wie bereits angedeutet: was den einen scharf macht, „stinkt" dem anderen. Ich kann nur sagen, was allgemein ganz gut ankommt: Moschus, Sandelholz, Ylang-Ylang, Vanille wirken anregend, Bergamotte, Jasmin, Rosmarin fördern die Hingabe, Kardamon und Zimt machen warm, Minze, Basilikum und Zitrus frisch und wach.
Es sollten reine und gute Essenzen sein; die sind in der Regel recht teuer, aber auch sehr ergiebig. Ein paar Tropfen in einem guten Öl reichen. Experimentieren Sie auch mit Mischungen und halten Sie sie Ihrem Darling unter die Nase.
In manchen Städten gibt es Parfümhersteller, wo man solche Essenzen kaufen kann, oder auch in gut sortierten Naturwaren-Läden. Das Zeug in Drogerien kann man eher vergessen: Meist billige synthetische Ersatzstoffe!
Funktionieren Sex-Parfums aus dem Erotikhandel?
Mehrere Freunde und ich haben mal für eine Zeitschrift mehrere getestet und hatten den Eindruck, dass manche Produkte wirksamere Inhaltsstoffe enthalten (also synthetische Pheromone, die den natürlichen sehr ähnlich sind), manche weniger.

Einige Hersteller machen Düfte, die für beide Geschlechter zugleich gedacht sind; davon halte ich nicht viel, weil Männer und Frauen meines Erachtens auf unterschiedliche Pheromone anspringen. Wir haben zwei davon erprobt und fanden, dass sie gar nichts bewirken.

Bessere Resultate erzielten wir mit Pheromon-Parfums extra jeweils für Frauen oder Männer (es gibt sogar welche für Schwule und Lesben). Aber natürlich sind solche Testergebnisse subjektiv gefärbt, sie können von der Tagesform abhängen oder davon, inwieweit der Duft überhaupt zur Person passt. Falls Sie dieser Schiene also eine Chance geben wollen, probieren Sie am besten selbst zwei, drei Düfte aus. Wo bekommt man die Sachen? In Sexshops und im Internet-Erotikhandel.

Oralsex: siehe „Cunnilingus" und die Tipps in Teil 3 und 4!

Phantasien

Keine Frage: Unser Hirn ist Quelle der mächtigsten Lustmacher: Phantasien können die Glut ja manchmal mehr anfachen als körperliche Stimulation. Trotzdem machen sich das viele zu wenig zunutze - vor allem die Frauen. Dabei könnte man sich damit ganz gezielt in Stimmung bringen...

Manche von uns haben auch ein schlechtes Gewissen, wenn sie beim Schäferstündchen mit dem Liebsten gedanklich woanders sind (z.B. bei drei nackten Prachtburschen). Bullshit! Erstens dient Ihre erhöhte Wollust ja auch ihm, zweitens, was glauben Sie, wo er grade ist, wenn er so einen entrückten Blick bekommt? Drittens sind Sie dabei sicherlich nicht von vorn bis hinten mental abwesend...!

Außerdem kann man den Partner ja einbeziehen, indem man sich gegenseitig seine erotischen Kopfgeburten erzählt. Das kann ein klasse Lust-Katapult sein - aber Vooorsicht: Absturzgefahr!

1) Nötigen Sie Ihren Partner nicht, seine Phantasien preiszugeben. Hält er sie zurück, tut er das mit gutem Grund - weil es darin um andere Personen geht als Sie, weil es zu fies ist und Sie verstören könnte, oder weil sie nur dann „geil" für ihn sind, solange sie wirklich Geheimnisse bleiben.

Man kann sich genug erotische Geschichten ausdenken, die für beide an- und erregend sind.

2) Wichtig: Phantasien sind nicht das selbe wie Wünsche - drängen also nicht unbedingt nach Umsetzung. Denn grade weil man sie in der Realität nie machen würde, heizen sie an! Das Schmutzige, Verbotene, Gefährliche und Ungewisse: das sind die Zutaten, die der Lust in unserem Kopf erst so richtig Zunder geben. Wenn Ihre Süße ausplaudert, dass sie in ihrer Vorstellung

Gruppensex hat, und Sie organisieren gleich eine Gangbang-Party, wird sie eher „hau ab" als „hurra" rufen.

3) Überlegen Sie sich gut, was Sie preisgeben. Falls Ihr Schatz viel Bestätigung von Ihnen braucht, wird er nicht gut damit umgehen können, dass es in Ihren erotischen Phantasien auch um andere/s geht als um ihn und den Sex mit ihm. Damit will ich aber auch sagen, dass es für manche völlig okay ist, wenn ihr/e Liebste/r von ungewohnten Praktiken mit anderen Leuten phantasiert! Denn das ist keine Frage der Liebe, sondern des Selbstbewusstseins.

Klar kommt es auch auf das Ausmaß an. Ich persönlich habe kein Problem damit, wenn mein Süßer auch mal von anderen Ladies als mir träumt; aber einer meiner Exen wurde nicht müde, mir von seinen Beachvolleyball-Erlebnissen zu erzählen: Wie die Jungs und Mädels nach den Spielen immer zusammen duschten, wie sie sich gegenseitig einseiften, dass die Mädels grandiose Körper hatten und nicht prüde waren und sich gegenseitig die Muschi rasierten. Wirklich, sowas will auch eine Sexexpertin nicht das ganze Vorspiel lang zu hören bekommen.

Aber nehmen wir an, all diese Punkte gehen in Ordnung und beide trauen sich, etwas von ihrem Kopfkino beim Bettgeflüster auszuplaudern oder gar umzusetzen (siehe auch „Rollenspiele", S. 121) - das kann Ihrem Paarsex ganz neue Impulse geben!

Tipp: Spinnen Sie gemeinsame Phantasien aus nach dem Pingpong-Prinzip: Einer fängt an, etwa mit einer Situation, in der Sie hätten Sex haben können, der andere führt die Geschichte ein bisschen weiter, was der eine aufgreift und weiterspinnt...

Quickie - siehe S. 156 ff

Reizcremes und -gels

Früher gab´s im Sexshop nur ein paar Produkte wie „Orgasmus-Creme", „Itch-Cream Kitzler-Juckcreme", „Penis-Steifungscreme" oder „Largo", heute kann man sich dank Globalisierung alles Mögliche zum Auftragen für den Intimbereich kaufen, und laut Hersteller wird damit alles besser: die Durchblutung, die Sensibilität, der Orgasmus...

In den meisten dieser Mittel sind Substanzen, die vor Ort ein leichtes Brennen und Wärmegefühl erzeugen, manchmal auch so etwas wie ein Kribbeln: Chili, Cayennepfeffer, schwarzer Pfeffer (Piperum), Zimt, Ingwer, Menthol, Nelke, Rosmarin, Nikotinsäure (auch Isopropyl-Nicotinat). Aber meine eigenen Testreihen ergaben, dass diese Effekte sehr schnell nachlassen - nach maximal 10 Minuten. Und dann bleibt oft nur ein klebriger Film.

Ein paar der modernen Präparate enthalten auch Stoffe, die normalerweise oral eingenommen werden, um die Vitalität und die Sexualhormone anzukurbeln (siehe „Wundermittel"). Ob das auch lokal über eine so kleine Fläche wie Klitoris oder Schamlippen oder Penis geht, wage ich zu bezweifeln. Wie auch immer - Prickelndes zum Auftragen können Sie auch selbst herstellen. Verwenden Sie die o.g. Gewürze und/oder ätherische Öle und mischen Sie sie in eine Grundlage, etwa Gleitgel, Vaseline oder Rapsöl. Bitte nie unverdünnt auf die sensibelsten Körperstellen geben - und mit einer sehr niedrigen Konzentration anfangen! Sehr Vorsichtige können die Mixtur auch erst an einer harmlosen Stelle testen, etwa der Armbeuge.

Selbstbefriedigung
Was das hier in der Liste der Antörner verloren hat? Erstens, je weniger man seine Fortpflanzungsorgane nutzt (allein oder mit Partner), desto mehr rosten sie ein. Sprich, durch Selbstbefriedigung werden sie lebendig und reaktionsfähig gehalten - außer man tut es exzessiv.
Zweitens: Offenheit und Selbstbewusstsein vorausgesetzt, lässt sie sich als gelegentlicher Anheizer nutzen. So mancher Mann wünscht sich ja, dass die Frau vor ihm masturbiert. Darum ist das auch regelmäßiger Bestandteil von Sex-Videos. Denn damit würden (denkt er) zwei Fliegen mit einer Klappe geschlagen: beim Zusehen wird er erregt und braucht dann nur noch zuzugreifen (bzw. reinzukommen), da sie ja auch schon parat ist. Die meisten Frauen sind von dieser privaten Peepshow nicht so begeistert, zumal das Vorspiel entfiele.
Aber ich finde, es wäre eine Überlegung wert, ob wir unseren Liebsten nicht ausnahmsweise mal dran teilhaben lassen - oder uns damit schon mal aufwärmen, wenn er zum Beispiel spät nach Hause kommt. Solange es nicht zur Regel wird...

Telefonsex
Damit meine ich nicht die kommerziellen Angebote, die Sie zuhauf in Regenbogenpresse, Zeitungen und TV-Spätprogramm finden. Sondern den erotischen fernmündlichen Austausch eines Paares - mit Sich-selber-anfassen oder ohne.
Eva (31) fragte mich: *Mein Freund und ich haben eine gute Vertrauensbasis, aber führen eine Fernbeziehung. Zur Überbrückung behelfen wir uns auch ein bisschen mit Telefonsex, aber ich hab da ziemlich wenig Ideen. Kennst du irgendwelche verrückt-erotischen Telefonspiele (vor allem solche, die IHN heißmachen) oder schlüpfrige Email- und SMS-Texte? (ja, auch da fällt mir*

wenig ein!)
Zuerst einmal sagte ich ihr, dass Sprüche, die ihn heißmachen, aber sie selbst wenig, nichts bringen. Telefonsex muss, wie persönlicher Sex, beiden viel bringen. Und vorgegebene Texte funktionieren auch nicht, weil der andere merkt, ob es authentisch ist. Ist es das nicht, kann es schnell ins Lächerliche oder Gequälte abrutschen.
Im Grunde geht es ja nur darum, den anderen anzutörnen und ihm zu vermitteln, dass man Lust auf ihn hat. Und Antörnen kann man am leichtesten, indem man beschreibt, was man a) grade mit sich selber macht: sich streicheln, sich nackt im Spiegel betrachten, sexy Dessous tragen usw., b) gern mit ihm machen würde - das kann eine Ankündigung sein oder etwas, was man sonst nicht hat, etwa eine Nummer am Karibikstrand - oder
c) welche sexuellen Phantasien man hegt (am besten solche, in denen Schnucki die Hauptrolle spielt).
Mit SMS- und Email-Texten verhält es sich ähnlich: man kann schreiben, worauf man Lust hat oder was ihn beim nächsten Treffen erwartet - oder ihm sexy Komplimente machen.

Toys - siehe „Geräte machen das ..." (ab S. 125)

Unterwäsche
Sprechen wir zuerst von **Damenwäsche**: heiße Dessous machen 70 Prozent der männlichen Deutschen heiß. Ich spreche nicht unbedingt von Reizwäsche (obwohl die für viele Paare auch sehr gut funktioniert), diesen Teilen aus dem Sexshop, die entblößen, was Dessous neckisch verdecken. Arm muss man beim Kauf hübscher Hüllen auch nicht mehr werden: Bei jeder großen Textilkette gibt´s heute sexy Sachen zu kleinen Preisen. Die Frage ist daher, warum es immer noch etliche Frauen mit hässlicher Wäsche gibt. Was wollen die damit sagen? Dass sie mit Sex nix am Hut haben und bitteschön auch bloß nicht dem Partner signalisieren wollen, dass sie dafür bereit sein könnten? Das geht auch einfacher. Man kann durchaus tolle Dessous tragen, ohne sich dauernd den grässlichen Strapazen des Koitierens aussetzen zu müssen. Dazu muss man nicht alte Putzlappen spazieren führen. Eine Frau, die sich auch dort mit schönen Materialien und Formen umgibt, wo es (fast) keiner sieht, ist sich selbst etwas wert - und mit Sicherheit eine Genießerin. Und, liebe Ladies, die sind nicht nur eine wirkungsvolle Methode, um Kerle zu sabbernden Liebessklaven zu machen - sondern auch, um sich begehrenswert zu fühlen und sich selbst in Stimmung zu bringen!
Hinweis an die Männer: Kaufen Sie ihr nicht eigenmächtig so etwas - sie wird

nur davon scharf, wenn sie es selber will, und dann besitzt sie vermutlich schon eine Kollektion; außerdem: nirgends sind Frauen so eigen wie bei Unterwäsche. Wenn sie auch nur eine Winzigkeit falsch sitzt oder nicht ganz unserem Stil entspricht, landet sie auf Nimmerwiedersehen in der hintersten Schublade. Zum Beispiel stehen fast alle Männer auf String-Tangas, bei Frauen sind es weit weniger. Also drängen Sie ihr keinen String auf, wenn Sie noch nie einen an ihr gesehen haben. **Tipp**: Schenken Sie ihr einen Gutschein.

Falls Sie einfach nur wollen, dass sie öfter lüsterne Lingerie trägt, dann müssen Sie´s auch immer registrieren, sobald sie´s tut, ihr sagen, wie umwerfend sie darin aussieht, das ganze Gebinde „Venus in Dessous" behandeln wie ein kostbares Geschenk, die Verpackung vorsichtig und genüsslich auszuziehen - oder auch während des ganzen Aktes dranlassen und sich seitlich hineinschummeln, was weitaus mehr anturnt, als die Unter- mit der Oberbekleidung herunterzuzerren. Oberkiller: den BH nicht zu öffnen, sondern nur ein Stück hochzuschieben, sodass es die Brust darunter wulstig hervorquetscht. (Mehr zum Thema Dessous: S. 168.)

In Sachen „**Männerunterwäsche**" entscheiden vor allem zwei Faktoren über weiblichen Appetit: Gepflegtheit und Form.

Wir Frauen gucken uns durchaus mal näher an, was unsere Jungs da tragen und was unterm Bett so liegenbleibt. Ekel-Minuspunkte gibt´s bei Flecken, ausgelatschten, verwaschenen Unterhosen mit Leierbund und bei allem, was nach „tagelang nicht gewechselt" aussieht. Und viele scheinen zu denken: sieht ja keiner, muss ich nicht viel für ausgeben. Oder tragen gedankenlos ihre Uralt-Lappen auf, bis sie auseinanderfallen. Sind ja so bequem!

Ebenso wenig weibliche Anhänger haben diese penetranten „Sexdessous" für Männer, wie sie im Erotikfachhandel zu finden sind, etwa G-Strings, Sackhalter und Minikram aus Lack, Leder, Latex, mit Reißverschluss oder anderen Kinkerlitzchen.

An den meisten Männern ist nicht mal der immer noch sehr verbreitete schlichte Minislip das Optimum. Und Boxershorts (diese schlabbernden Zelte, in denen das Gemächt haltlos herumbaumelt) sind auch nicht mehr up to date. Frauen finden sie okay, aber nicht allzu sexy, da sie 1. seine Rundungen zu sehr verbergen, 2. die Hüften oft zu breit wirken lassen, 3. gelegentlich mit albernen Motiven bedruckt sind. Sollen wir einen Kerl erotisch finden, der sein Sexwerkzeug mit Mickeymäusen oder kleinen Elefanten umgibt?

Die meisten Anhängerinnen haben die so genannten „Pants": schmal anliegende Shorts aus dehnbarem Material. Kann man überall kaufen, oft sogar in hautschmeichelndem Material: fühlt sich gut an, wird von Frauen gern befummelt.

Noch eins: Warum nur kaufen so viele Männer ihre Unterhosen zu klein? Nehmen sie einfach die Größe, die früher gepasst hat? So quillt oberhalb des Bundes ringsherum ein Ring heraus, der optisch nicht gut kommt. Pants sollten zwar anliegen, aber keinesfalls kneifen. Kleiner Tipp: Öfter mal in Unterhosen vor einen großen Spiegel stellen. Selbstkritische Inspektion tut Not - speziell von hinten! Denn da begutachten wir euch am häufigsten. Und wenn´s hübsch verpackt ist, packen wir´s dann auch viel lieber aus.

Viagra & Co
Viagra®, Cialis® und Levitra® sind die derzeit wohl wirksamsten Potenzmittel; die überwiegende Mehrheit der Erektionsschwachen wird damit wieder verkehrstüchtig. Alle drei hemmen ein Enzym (PDE-5), das die Erektion beendet oder abschwächt (daher auch „PDE-5-Hemmer"). Aber: es sind *keine direkten Lustmittel!* Sie wirken erst, wenn der sexuelle Reiz bzw. die Lust stark genug ist. Ob das von außen kommt oder im Kopf des Betreffenden stattfindet, ist relativ egal - stark genug muss es eben sein. Bei Männern reicht da manchmal schon der Gedanke, endlich mal wieder verkehren zu können. Bei den Damen ist das offenbar nicht so einfach - jahrelange Testreihen erbrachten keine nennenswerten Erfolge. Die Libido kurbeln die Mittel jedenfalls kein bisschen an; sie fördern nur die Durchblutung der Genitalien, vor allem bei den Frauen, wo sie aus medizinischen Gründen vermindert ist. Ähnliches gilt für andere Newcomer, von denen man sich eine Erhöhung der zähen weiblichen Lust versprach und Tests durchführte: die Anwendung des Antidepressivums *Bupropion* sowie des synthetischen Hormons *Tibolon* als Lustmacher wurde wieder verworfen, und der Wirkstoff *PT-141*, der in Form eines Nasensprays die Erregung boosten sollte, scheint auf Eis gelegt.
Wie auch immer: Viagra und Co haben den Sex vieler Männer revolutioniert, die aus Alters- oder medizinischen Gründen keinen Verkehr mehr haben konnten. Und ich finde: Wenn ein Paar noch Beischlaf haben will, aber sein Penis nicht mitspielt: warum sollte man nicht die moderne Medizin zu Hilfe nehmen?
Studien haben inzwischen die Wirksamkeit und Sicherheit von PDE-5-Hemmern belegt, obwohl es anfangs viele Unkenrufe gab - etwa, dass sie das Herzinfarkt-Risiko erhöhen würden. Das wurde mittlerweile widerlegt. Die Nebenwirkungen sind verkraftbar (vor allem leichte Hitzewallungen, Hautrötungen, Anschwellen der Nasenschleimhaut, Schwindel, Kopfweh), und das Gute ist, dass diese Mittel manchmal die körpereigene Erektionsfähigkeit wieder herstellen. Man kann sich das ähnlich vorstellen wie einen verrußten und eingerosteten Motor: Manchmal reicht es, ihn zu

schmieren und kräftig durchzujagen, damit er wieder läuft. Bei manchen Männern ist der Erfolg so durchschlagend, dass sie schon nach wenigen Anwendungen den PDE-5-Hemmer weglassen können; bei anderen kann das auch mal ein paar Monate der kurmäßigen Einnahme verlangen, vor allem wenn die körperlichen Störungen schon sehr lange bestehen. Die Kölner Uni-Klinik hat dies an „impotenten" Männern getestet: Fast 60 Prozent waren danach wieder verkehrstüchtig - ohne Hilfsmittel!

Ein bisschen komplizierter ist bisweilen der Einbau ins gemeinsame Liebesleben. Viele User nehmen es heimlich, weil Potenzprobleme mit viel Scham und Peinlichkeit behaftet sind, aber wenn die Partnerin nicht eingeweiht ist, wundert sie sich vielleicht, warum ihr lange sex-inaktiver Kerl ihr jetzt plötzlich auf die Pelle rückt, und gibt ihm eine Abfuhr. Aber auch bei einer eingeweihten Frau muss eine gewisse Abstimmung da sein. Sie mag ja nicht unbedingt genau dann, wann er grade will, und wenn Frauen auf Knopfdruck Lust haben sollen, geht oft erst recht nichts.

Das beste Vorgehen ist also: Das Paar spricht ab, dass man´s einfach mal mit einem PDE-5-Hemmer versucht, legt ihn am Bett bereit, und wenn beide in einer intimen Stunde aufeinander Lust haben, nimmt er´s eben ein. Der *Wirkungseintritt* bei Viagra und Levitra beträgt meist nur eine Viertel- bis eine halbe Stunde, die kann man gut überbrücken mit Zärtlichkeiten oder anderen erotischen Handlungen. Bei Cialis kann es etwas länger dauern, aber dafür hält es auch viel länger an (Viagra/ Levitra: 4-5 Stunden Wirkungsdauer, Cialis: ca. 24 Stunden).

Voyeurismus

Es steckt in jedem von uns: die leise Erregung beim Sehen von erotischen Szenen oder Nacktheit. Obschon die Männer weitaus voyeuristischer sind als wir, würde eine Frau lügen, die behauptet, dass das Betrachten jeglichen Sexkrams sie kalt lasse. Tests entkräfteten dies schon vor Jahren: selbst bei denen, die im Vorfeld sagten, Pornos würden ihnen nichts geben, reagierte die Vagina deutlich auf das Anschauen derselben.

Allerdings ganz reeller, unkommerzieller Live-Sex ist für die meisten zufälligen oder absichtlichen Augenzeugen - und sei es nur eine Andeutung davon - weit aufregender als ein Porno, der ALLES zeigt. Das machen sich die ausgeprägten Voyeure (sog. „Spanner") zunutze, die einiges dafür tun, um andere Leute „in action" oder entblößte Weiblichkeit zu beobachten. Sie umgehen trickreich Sichtschutzmaßnahmen, bohren Löcher in Wände, verharren stundenlang in hundekotverseuchtem Gebüsch und an Nacktbadestränden. Ihren Lustgewinn ziehen sie nicht nur aus dem Gaffen,

sondern auch aus dem Verbotenen, der Grenzüberschreitung, und holen sich dabei oder auch später einen runter - mehr wollen sie oft gar nicht. Im engeren Sinne sind Spanner also Leute, die gern hautnah dabei sind, aber zu feige, um´s mit echten Partnern zu tun. Zum Glück sind Sie da anders, nicht wahr? Sie wollen reellen Sex, und zwar gemeinsamen.
Viele Männer schreiben mir, sie würden gern solche Elemente (etwa Videos, FKK, Besuch im Swingerclub) in die Paar-Erotik einbeziehen. Viele Frauen schreiben mir, dass ihr Partner sie zu so etwas drängt oder dass sie völlig abgestoßen sind von seinem Pornokonsum - und ihnen genau aus diesem Grund die Lust vergeht. Da nützt es auch gar nichts, wenn er sie auf o.g. Testergebnisse hinweist. So ein Mann sollte seinen visuellen Solotrip also besser lassen (oder zumindest gut vor ihr verheimlichen) und überlegen, ob er sie mit diesen Elementen bloß auf die „richtige Spur" bringen will, statt sich näher mit ihr zu befassen. Die Frau kann sich selbstkritisch fragen, welche inneren Barrieren sie davon abhalten, auch einmal ihre Sehlust stimulieren zu lassen - und welche optischen Reize sie eher antörnen würden! (siehe auch Stichpunkt „Erotika", S. 75.)

Wundermittel
Gibt es wirklich Mittel, mit denen man einfach streikende Organe und Libido wieder anwerfen kann? Kaufen kann man sie jedenfalls in vielfältiger Ausführung: Tropfen, Tabletten, Kapseln und Pülverchen füllen ganze Regale im Erotikhandel, in Apotheken und Hunderttausende von Seiten im Internet. Neue Substanzen und alte Naturmittel beschäftigen Forscher und Versuchslabore und werden immer wieder als „DIE Lösung" angekündigt.
Wenn eines davon bei allen durchschlagend wirken würde, wäre der Hersteller schwerreich. Aber so einfach funktioniert unsere Sexualität eben nicht, dass sie mit einem Allheilmittel angeknipst werden könnte. Die Stoffe, die ich Ihnen gleich auflíste, kurbeln NICHT das Begehren im Kopf an - sondern sie können die KÖRPERLICHE Grundlage verbessern, teilweise auch die Grundstimmung. Und das bringt ja auch schon viel. Zum Beispiel mit dem Alter lassen eben viele Dinge nach: Sexualhormone, Blutgefäße, Energie, Befeuchtung und Versorgung der Genitalien...
Bei wem und wie gut sie helfen, ist sehr unterschiedlich, denn es gibt ja nicht nur die unterschiedlichsten Ursachen für Sexualstörungen, sondern jeder Mensch reagiert anders auf Naturheilmittel – einen Versuch sind sie auf jeden Fall wert. Wenn Sie etwas davon testen, dann tun Sie´s *mehrere Wochen lang* - denn bei einmaligem Gebrauch tut sich in der Regel nichts. Außerdem sind leider auch viele Präparate zu niedrig dosiert oder unsinnig zusammengesetzt

- ein kritischer Blick auf die Zutatenliste lohnt sich.
Die häufigsten Inhaltsstoffe von käuflichen Lustmitteln
• **Yohimbe** bezeichnet die Rinde eines afrikanischen Baumes und ist eines der besterforschten Potenzmittel. Bei vielen Männern und Frauen verbessert es die Durchblutung der Genitalien und die sexuelle Reaktionsfähigkeit; manchen Männern hilft es zudem, die Erektion länger zu halten. Der Wirkstoff selbst heißt **Yohimbin** und ist in diversen Formen erhältlich, aber verschreibungspflichtig. Bitte ärztliche Anweisung und Beipackzettel genau beachten!
Man kann auch die Rinde bei uns kaufen, muss sie aber dann selbst zubereiten - wovon manche Ärzte abraten, denn eine Überdosierung kann erhöhten Blutdruck, Herzrasen, Übernervosität, Krämpfe und Schlafstörungen auslösen.
• **Damiana (Turnera Diffusa)** ist eine Pflanze, deren Wurzel als Tee in Südamerika schon seit Jahrhunderten gegen Impotenz, Orgasmusprobleme, weibliche Sterilität und Blaseninfekte getrunken wird. Außerdem soll sie die Produktion von Sexualhormonen anregen und die „Erholungszeit" des Mannes verkürzen.
• **Muira Puama (Potenzholz, Ptychopetalum olacoides)** stammt von einem Baum aus den Amazonas Brasiliens. Dort wird es als Stärkungsmittel für vieles eingesetzt, bei uns nur manchmal gegen Rheuma, Menstruations- und Nervenstörungen - und als Aphrodisiakum. Am wirkungsvollsten sind Rinde und Wurzeln. Günstig ist die Kombination mit Yohimbe und/oder Damiana.
• **Sibirischer Ginseng (Eleutherococcus senticosus):** Viele Sportler nutzen ihn, denn er ist leistungssteigernd, stimmungsaufhellend, vitalisierend und immunstärkend - alles sehr nützlich für horizontale Aktivität. Und manche Heilkundler sagen, er harmonisiere bzw. ergänze die Geschlechtshormone.
• **Dong Quai (Angelica Sinensis):** Gilt als der „weibliche Ginseng", dient in der chinesischen Medizin schon seit 2000 Jahren zur Stärkung von Frauen, vor allem bei Zykusstörungen und in/nach den Wechseljahren.
• **Chrysin** wird aus bestimmten Blumen gewonnen (Passionsblume, Passion Fruit u.a.). Es erhöht den Testosteronspiegel und mindert Angst (auch körperliche Stresssymptome).
• **Gingko biloba** putzt die Gefäße durch und bringt die Durchblutung in Schwung - auch im Unterleib! Dafür muss es aber recht hoch dosiert werden.
• **L-Arginin** ist eine Aminosäure, also ein Eiweiß-Bestandteil. U.a. entspannt es die Gefäßwände - das hilft nicht nur für Durchblutung und Erektion, sondern auch bei erhöhtem Blutdruck (sodass man eventuell Betablocker und Calciumantagonisten weglassen kann - sie drücken ja auf die Potenz!).

Außerdem regt es die Bildung des Wachstumshormons an, was besonders bei älteren Leuten die sexuelle Kraft regeneriert.
- **Maca** ist eine Art weiße Rübe, die in Peru schon lange gegen Sterilität und Wechseljahresbeschwerden, für Abwehrsystem und Potenz eingesetzt wird. Studien deuten darauf hin, dass in der Maca Stoffe stecken, die die Bildung von Sexual- und Jugendhormonen und die Unterleibsversorgung steigern. Als Pulver und in Kapseln wird es bei uns als „Viagra der Natur" angepriesen. Schaden kann´s nicht, denn es ist darüberhinaus sehr nahrhaft und gesund. Um eine Wirkung zu erzielen, braucht´s eine recht hohe Menge (mind. 600 mg pro Tag) über viele Wochen.
- **Epimedium (Horny Goat Weed, Ziegenkraut, Bischofsmütze, Elfenblume, Sockenblume)**: Vom Kraut dieser Blume heißt es, es verbessere den Testosteronspiegel, die Nervenreizleitung und die Libido (bei Mann und Frau), erweitere die Blutgefäße, wirke anregend, durchblutungs- und gedächtnisfördernd, blutdrucksenkend und verjüngend.
- **Mucuna (Juckbohne)**: Pflanze, deren Samen eigentlich Parkinson-Patienten verabreicht wird; Wirkstoff ist das L-Dopa, eine Vorstufe des Neurotransmitters Dopamin, der auch für Wohlfühlen und Sexlust eine Rolle spielt. Daher verwendet u.a. die ayurvedische Medizin die zermahlenen Samen seit Jahrhunderten als Aphrodisiakum.
- **Hafer (Avena Sativa)**: Studien zeigten, dass er das Lusthormon Testosteron erhöhen kann – dazu muss man aber sehr viel essen (z.B. täglich ein großes Müsli plus Hafer-Riegel). Der Extrakt in Lustmitteln ist oft zu gering. Bei Männern wirkt es besser - bei Frauen funktioniert manchmal eine Kombination mit Sägepalm-Extrakt.
- **Tribulus terrestris (Erd-Burzeldorn, Erdsternchen)**: eine Art Kraut aus den Tropen und Subtropen. Es soll die Produktion von Testosteron und DHEA (Hormon für Verjüngung und Muskelaufbau) anregen, daher schlucken es einige Kraftsportler als eine Art „natürliches Anabolikum". Eine gewisse Wirkung wurde bisher aber nur im Tierversuch nachgewiesen.
- **Buthea Superba**: Pflanze aus dem Regenwald Thailands. Sie wirkt Testosteron-artig und enthält angeblich Stoffe, die das PDE-5 hemmen (siehe Stichpunkt „Viagra & Co"). Viele Asiaten nehmen es als Potenzmittel und gegen männliche Alterserscheinungen.
- **Withania (Ashwagandha, Schlafbeere)**: Wird viel in der ayurvedischen Medizin genutzt, um zugleich zu beruhigen und zu kräftigen - u.a. die Genitalien des Mannes und das Nervensystem, vor allem wenn er gestresst und angespannt ist.
- **Catuaba(rinde)**: Eigentlich eine Art Droge, die aus verschiedenen Pflanzen

gewonnen wird. In Brasilien ist es ein verbreitetes Stärkungsmittel (auch der Sexualität). Studien legen zumindest eine belebende und antidepressive Wirkung nahe.
• **Vitamin E** wird vielen Präparaten zum Einnehmen oder Auftragen beigemischt: es kann die Empfindung verbessern und den Hormonhaushalt regulieren.
• **Koffein, Taurin, Guarana**: machen wach, kurbeln Kreislauf und Durchblutung an und sind daher in vielen Lustmitteln drin.
• **Petersilie, Brunnenkresse, Rettich, Fenchelgemüse**: Laut Naturheilkunde erhöhen sie die Tätigkeit der Organe des kleinen Beckens, regen also die Bildung von Sexualhormonen an. Manche Potenzbooster enthalten Fenchel (Foeniculum) als Extrakt, doch das ist meist zu wenig.
• **Petersilie (Petroselinum, Geilwurz)** wird heilsame Wirkung auf die weiblichen Fortpflanzungsorgane nachgesagt, etwa auf die Menstruation.

XL-/ XS-Penis

Was tun, wenn er nicht mit Normalmaß ausgestattet ist, sondern deutlich darüber oder darunter? Mich erreichen dauernd Emails von Männern, die mich fragen, wie groß „er" denn sein soll und was die Frauen da wollen; die nach allerlei Vergrößerungsmethoden suchen oder seltsame Dinge an ihrem besten Stück ausprobieren und dann oft mit irgendwelchen Auswirkungen zu kämpfen haben. Also ein für allemal: den idealen Zipfel gibt's ebensowenig wie die ideale Grotte.

Entgegen der Annahmen der Männer, ihr Anhang kann nicht groß genug sein, macht Kingsize ganz schön vielen Frauen schon im Vorfeld Probleme: Wie soll ich das um Himmels willen unterbringen? Und wenn es denn mal drin ist, kann es unangenehm drücken oder gar weh tun. Andererseits den einen Vorteil hat XL: er liefert der Frau ein gutes Argument, dass sie ein laaaanges, ausgedehntes, raffiniertes Vorspiel braucht. Denn je erregter sie ist, desto weicher und empfänglicher wird ihre Scheide und desto schmerzunempfindlicher.

Auf den ersten Blick unerfüllend, aber ein weit kleineres Problem ist ein lütter Lümmel: denn im Gegensatz zu den Männern können wir Frauen die Größe unseres Organs verändern, da es von Muskeln umgeben ist. Eine gut trainierte Vagina kann sogar einen Bleistift packen und spüren! Wenn Sie das beim Paaren mit Ihrem XS-Träger tun und zweimal am Tag Scheidentraining machen, werden Sie staunen, dass es tatsächlich so etwas wie „Muschi-Muskelkater" gibt, der sich aber nach und nach zur beiderseits lustspendenden Fähigkeit entwickelt.

Und „was wollen die Frauen"? Wir wollen einfallsreiche, einfühlsame und leidenschaftliche Liebhaber, denen bewusst ist, dass zu gutem Sex viel mehr gehört als ein Pimmel.

Y-Chromosom
Nur ein kleines Gen-Eckchen entscheidet, ob aus einer Eizelle XX (=Frau) oder XY (=Mann) wird: zwei Sorten Mensch, die in vielem doch sehr unterschiedlich ticken - vor allem beim Sex! Grob gesagt: Die meisten Männer sind „triebhafter", haben viel mehr Sonderwünsche, sind stärker aufs Sehen ausgerichtet als Frauen, können Sex besser von Liebe trennen, brauchen weniger Vorspiel. Moderne Frauen wissen das; trotzdem erwartet so manche von uns, dass er auf sie eingeht, geht aber kaum auf ihn ein.
Über die typisch weiblichen Sex-Eigenheiten habe ich ja schon genug doziert und dass es immer noch einige Männer gibt, die sie geflissentlich ignorieren; doch das liegt teils auch daran, dass die längste Zeit der Menschheit die männliche Sexualität als die Norm betrachtet wurde. Und nun spielen immer mehr Frauen nicht mit.
Wenn man übergeht, dass der Partner nicht die selben sexuellen Bedürfnisse hat (allein schon weil er anderen Geschlechts ist), kann es passieren, dass man sich im Bett einen abbricht, doch beim Gegenüber passiert kaum etwas. Ergo: Geben Sie Ihrem Schatz nicht nur den Sex, den *Sie* gern hätten, sondern den, den *er/sie* mag! Wenn Sie sowohl im Bett als auch in Ihrer Einstellung gegenüber der Erotik des anderen Geschlechts großzügig sind, wird er /sie gebefreudiger.

Zärtlichkeit
In diesem Punkt bekomme ich vor allem von Frauen massenweise Klagen und teils auch von Männern. Manuel, 35, schreibt:
Ich bin 10 Jahre mit meiner Frau zusammen, aber habe offenbar von Zärtlichkeit keine Ahnung. Sagte jedenfalls sie auf meine Frage, warum wir fast keinen Sex mehr haben. Ich fand unseren Sex eigentlich ganz gut, aber sie wohl nicht. Ich hab sie auch geküsst und ab und zu massiert, ich meine, mir reicht das - den Frauen nicht?
Nein! Frauen wollen da im Durchschnitt weit mehr als Männer. Ich denke, das liegt vor allem an Erziehung und Gesellschaft - heute noch wird mit Jungs weniger geschmust, es gehört auch nicht zum Bild eines „richtigen Kerls". (Männer, die das über Bord geworfen haben oder anders erzogen wurden, schmusen meist genauso gern wie Frauen.) Und die, die´s in der Kindheit wenig bekamen, fühlen sich später dabei oft unwohl - es ist eben

ungewohnt, vor allem das Geben. Denn sie haben´s ja auch zu wenig gelernt, und wenn sie´s nicht gleich aus Unsicherheit lassen, stellen sie sich dabei eben oft ungeschickt an, kriegen von der Partnerin eine negative Reaktion - und lassen´s dann.

Zudem ist der Mann - durch Biologie und Sozialisation - eben stärker auf Sex gepolt. Vereinfacht gesagt: Für ihn drückt sich „Liebe" auf körperlicher Ebene eher über Sex aus, für die Frau eher über Zärtlichkeit. Und wenn er nicht wirklich zärtlich ist oder nur ganz zielgerichtet, sobald er Beischlaf will, beschleicht sie das Gefühl: ihm geht´s nur darum und nicht um mich.

Erschwerend kommt hinzu, dass jemand, der selbst nicht so viel Wert auf Busseln & Kosen legt oder dem das alles etwas fremd ist, oft kaum Ideen hat, wie und was und wo... Viele Kerls streicheln eine Frau wie einen Hund oder ein Pferd: mit der flachen Hand, immer die selbe Bewegung, immer die selbe Intensität. Das können sie sich genauso gut sparen, denn es ist todlangweilig und bewirkt garnichts! Weit besser ist, es mit voller Aufmerksamkeit und Hingabe zu tun: als sei ihr Leib etwas, was himmlisch anzufassen ist, was man mit seinen Händen, seinen Lippen, seiner Haut erkunden will!

Etliche Frauen kritisieren auch, dass der Partner sie zu fest streichelt. Und Variation ist gefragt. Etwa ein Wechsel zwischen überaus zarten und intensiveren Berührungen.

Tipp 1: Verwenden Sie alle Möglichkeiten Ihrer Hände: Handfläche, Fingerspitzen, -nägel, Knöchel, Handrücken, Daumenballen, Fläche einzelner Finger usw. Sie können flächig streichen oder nur ganz winzige Partien bearbeiten, Sie können zupfen, trommeln, kleine Kreise beschreiben, Buchstaben auf ihre Haut malen und sie raten lassen...

Die Fingernägel sollten Sie dosiert anwenden; damit einfach zu kratzen, entzückt kaum jemanden, außer es juckt grade irgendwo. Besser: Die Nägel umgekehrt, also Handfläche nach oben, auf der Haut entlang ziehen, und zwar locker, ohne Druck; entweder in langen Bahnen oder in kurzen Intervallen.

Tipp 2: Nutzen Sie auch das Potential Ihres Mundes: Zähne, Zunge, Lippen. Sie können lecken, lutschen, saugen, küssen, busseln, knabbern, die Zungenspitze kreisen lassen usw.

Tipp 3: Probieren Sie´s am besten erst in aller Ruhe am eigenen Leib aus, was Sie wie einsetzen könnten; denn im „Ernstfall", also mitten im Akt, hat man die Anleitung nicht unbedingt mehr im Kopf.

Tipp 4: Sie können sogar mit der ganzen Fläche Ihres Armes, Beines oder Gesichtes über ihren Körper gehen. Oder Dinge mit einbeziehen, wie Tücher, Pinsel, Federn, Lebensmittel, weiche Bürsten, Zahnbürsten, Öle, Körperlotionen... Schauen Sie sich mal in der Wohnung um - oder auch im Kaufhaus, Supermarkt, Baumarkt oder Internet. Im Web finden Sie z.B. Dinge wie den „Chi-Stimulator": sieht aus wie ein großer Schneebesen, nur ist er unten offen und an den Enden mit Heilsteinen versehen; dient eigentlich der Kopfmassage, aber tut auch am Körper Gutes!

Tipp 5: Wenn Sie Ihre Partnerin bitten, Ihnen mal eine Stunde lang genau die Zärtlichkeiten zukommen zu lassen, die sie gern von Ihnen hätte, können Sie davon garantiert auch einiges lernen! Dies, in Kombination mit Ihrer eigenen Kreativität, könnte Sie zum Schmusegenie (und Spitzenliebhaber) machen... **Anmerkung**: Obige Anleitungen gelten auch für Frauen - denn wir kommen ja ebensowenig als Kosekünstler auf die Welt.

Entschleunigung

Warum machen viele Leute beim Sex so eine Hektik - vor allem die Herren? Die Betreffenden haben ein Höllen-Stoßtempo, wechseln fast genauso schnell die Stellungen, schieben die Damen quer durch Bett und Wohnung. Oder sie veranstalten ein richtiges „Programm" mit festen Bestandteilen wie Brustkneten, großen Oraleinlagen, spektakulären Positionen, weil ja „normaler" oder langsamer Sex fad ist. Sagen sie jedenfalls (zu den ungenannten Gründen später).

Und die Frau lässt sich oft davon anstecken. Sie will an der Seite eines so feurigen Hengstes nicht lahm, langweilig oder verklemmt aussehen. Aber wie soll sie da in Ruhe ihre Gipfelfahrt durchziehen? Ich rate zur Verkehrsberuhigung und Frauen zu klaren Worten. Also: Sagen Sie ihm, dass Ihnen bei der Hektik alles vergeht, dass Sie's lieber gedehnt und schön mögen als kurz und zappelig. Und dass er bittesehr LANGSAM machen soll! Plus eine genaue Anleitung, WIE langsam.

Ein extremes, aber auch anschauliches Beispiel ist Maurice, 32, der meine Beratung aufsuchte wegen Orgasmusproblemen und weil er zu viel Zeit mit sexuellen Dingen verbrachte (mit und ohne Freundin). Kein Tag mit ihr verging ohne ausgedehnte Sessions: Mindestens zwei Stunden lang spielten sie alle möglichen Raffinessen durch, er fühlte sich toll dabei, als der „Master of Sex", der Techniken und Tricks draufhat wie kein anderer, und er hatte sich antrainiert, ewig nicht zu kommen (was nun darin resultierte, dass er gar nicht

mehr kam außer mit der ausgefeilten eigenhändigen Onanier-Methode).
Die erste Zeit fand seine Freundin seine Versiertheit toll, aber jedesmal dieser viele und ewige Sex, die Turnerei, die Spielchen... Irgendwann sagte sie total genervt zu ihm: „Verdammt, können wir nicht mal eine ganz normale Viertelstunden-Nummer haben wie andere Paare auch und dann spazieren gehen, statt geplättet im Bett zu dösen?!"
Genau diesen normalen kleinen Sex mied er insgeheim. Er dachte, er wirke nur dann wie ein toller Mann, wenn er sein ganzes Bettrepertoire auspackt und ein Furioso abfackelt. Es musste auch deswegen immer was Besonderes sein, weil er auf das „Schlichte" nicht mehr ansprach; er befürchtete, dass er dann Potenzschwächen zeigen könnte. Ich sagte ihm, dass das für den Übergang egal sei. Aber das vertrug sich ebenso wenig mit seinem Selbstbild vom Superlover wie die Normalo-Nummer..
Maurices Art, Sex zu haben, war wie die eines verwöhnten Gourmets, der glaubt, er könnte vor sich und der Welt bloß dann bestehen, wenn er seinen Gaumen nur mit erlesenen Delikatessen kitzelt. Aber vor lauter Inszenierung des Essens und seines Selbstbildes kann er sich nicht mehr wirklich hingeben - und hinterher will sich kein echtes Gefühl der Befriedigung einstellen.
Ich riet ihm: „Gehen Sie vom Gas - und back to the Basics! Sie müssen lernen, auch wieder Kartoffelsuppe und Schwarzbrot zu genießen. Und zwar mit all Ihren Sinnen." Woran´s bei ihm am stärksten mangelte, war das Spüren.

Gehen Sie vom Gas, um zu spüren

„Mach bitte langsam, damit ich dich fühlen kann", sagte ich einmal mitten im Akt zu meinem Freund - und meinte damit auch: damit du mich fühlen kannst. Da wurde mir eines erst richtig klar: Wild drauflos zu machen, kann zwar heiß sein, ist aber oft auch „blindlings": man spürt so gut wie gar nicht die Schwingungen des Partnerkörpers (was er braucht und möchte) - und den eigenen auch bloß begrenzt. Nur im Stillstand oder in Zeitlupe können beide Partner es richtig auskosten, den anderen buchstäblich zu „erfassen". Also Rumpf, Arme, Beine usw., wie auch das ganze Ausmaß und die genaue Bewegung der Genitalien des anderen.
Haben Sie, verehrte Männer, je mit Ihrem Penis die Scheide rundum „ertastet"? Tun Sie es unbedingt! Haben Sie, liebe Frauen, je mit Ihrer Scheide den Penis bewusst umschlossen, mit kleinen Bewegungen geneckt, gierig eingesogen oder nur halb hineinkommen lassen? Die Scheide mag innen wenig Nerven haben, aber sie hat welche! Und wenn man sich drauf konzentriert, kann man einen stillstehenden Penis von vorn bis hinten erfühlen.
Doch wenn einem der Impuls oder auch die Gewohnheit ein bestimmtes

Tempo eingibt, ist das gar nicht so einfach!
Je kleiner die Bewegung, desto besser wird Ihre Wahrnehmung. Dann kriegen Sie auch mehr von den Mechanismen mit, die sich zwischen Ihnen beiden abspielen. Zum Beispiel so manche Frau erwartet zwar, dass sich der Mann komplett auf ihre Sexualität einstellt, überlässt jedoch im Bett komplett ihm das Steuer. Er wiederum nimmt sich, was er kriegen kann, weil er als Jugendlicher damit durchkam (so nach dem Motto „wenn du mich liebst, dann lässt du das jetzt mit dir machen!"). Aber die Muster, die früher funktioniert haben, tun es später oft nicht mehr. Irgendwann wirft sie ihm dann vor: „Du gehst beim Sex nie auf mich ein!" und er wirft ihr vor: „Du lässt immer alles mich machen!" Oder nehmen wir Maurice und seine Freundin: Kaum trat er durch ihre Tür, ging der wilde Aktionismus los und sie kam die ganze Zeit nicht dazu, herauszufinden, was ihr eigentlich lieber wäre. Und er nahm sie vor lauter Performance-Drang zu wenig wahr. Beide übernahmen sich unnötig und wurden nicht wirklich glücklich dabei.
Es ist zeit- und kräftesparender, Augen, Ohren und das Erfühlen aufzusperren, um zu merken, was der andere wirklich will!
Vielfach geht es auch gar nicht um bestimmte Techniken oder Handlungen, sondern um etwas Grundlegenderes. Beispiel: Yasmin sagt ihrem Mann immer wieder, dass sie beim Vorspiel mehr Zärtlichkeit braucht. Er sagt: „Aber ich mach doch!" Sie sagt: „Du tust es, als ob du es nicht gern tust, sondern so mechanisch, wie eine Art Pflichterfüllung." Er sagt: „Aber wie kann ich es gern tun, wenn es dir dann sowieso wieder nicht recht ist?" Yasmin kann es ihm nicht genau erklären, wie sie es „eigentlich" haben will. Wie kann sie das herausfinden?
Tipp: Fragen Sie sich: Was möchte ich dabei spüren/ fühlen? Dass .... (du mich liebst / respektierst / du ganz bei mir bist o.ä.).
Oder Sie sagen ihm: „Wenn du das so und so machst, habe ich das Gefühl, dass .... Ich möchte dabei eigentlich lieber spüren, dass .... Kannst du bitte versuchen, dieses Gefühl reinzulegen?"
Und wie soll der andere das hinkriegen? Ein wirksames Hilfsmittel ist: *Stellen Sie Ihre Sensoren auf vollen Empfang, ERSPÜREN Sie Ihre/n Liebste/n, nehmen Sie Kontakt zu ihr/ihm auf!*

Echter Kontakt beim Sex bedeutet:
- Sich in die Augen, ins Gesicht sehen, mit den Gedanken und Gefühlen sehr viel beim Partner sein, seine Körpersprache erfassen;

- den anderen hören: zuhören, was er sagt, auch die dahinterstehende Botschaft zu verstehen suchen, seine Laute wahrnehmen, beim Akt miteinander reden;
- den anderen spüren: Seine Bewegungen (auch die ganz minimalen), seine erotischen Schwingungen, Spannung und Entspannung
- und dementsprechend (re)agieren.

Es gehört auch die Gegenseite dazu: dass der andere auf Senden schaltet! Haben Sie Präsenz beim Sex? Lassen Sie sich 100 Prozent drauf ein? Oder wird ein Teil von Ihnen zurückgehalten, abgelenkt, und Sie sind nicht ganz dabei? Dann kriegt der andere zu wenig Signale und kann sich nicht auf Sie einstellen. Sprich, man muss sich sehen, hören, spüren, schmecken lassen. Das kostet manchmal einige Überwindung!

Manche haben auch gelernt: Wenn sie richtig mitgehen und abgehen, kann das beim anderen entweder Ablehnung oder zu schnelles Vorpreschen auslösen (vielleicht auch einen vorzeitigen Erguss). Das ist jammerschade, weil der Sex dann immer auf einem gedämpften Niveau bleibt.

Wieder andere konzentrieren sich eher auf die Technik als auf ihr Gegenüber. Folge: Man kriegt nicht richtig mit, was oder ob's dem anderen gefällt, und macht nicht ganz das Richtige, erhält daher zu wenig positives Feedback und legt noch einen Zahn zu, wird hektisch oder mechanisch. Und wundert sich, dass der Funke nicht zündet.

MERKE: Die beste Technik nützt nix, wenn Sie kein *Feeling* für Ihre/n Partner/in haben! Im Zweifelsfall ist Feeling - erspüren, was dem anderen gefällt, was nicht - viel wirkungsvoller als ausgefeilte Technik. Allerdings *bloß* Feeling und keine Variationsbreite an Techniken, das gibt auf Dauer vielleicht auch zu wenig her. Von daher: Eignen Sie sich beides an, dann wird auch kleiner Sex gut.

Soul-Sex

Beim Soul-Sex spüren Sie nicht nur die Anatomie und die sexuellen Bewegungen Ihrer/s Partners/in, sondern auch sein Inneres. Das befriedigt körperlich und seelisch gleichermaßen - für viele rückt dann sogar der Orgasmus in den Hintergrund. Ob Sie beim „Soul-Sex" ganz normalen Beischlaf haben, sogar „Blümchen-Sex", oder einen ausgefallenen Akt, ist relativ egal - kennzeichnend ist eine starke seelische Verbindung: Ich lasse ihn beim Sex nicht nur in meinen Körper hinein, sondern auch in meine Seele (über die Augen, den Gesichtsausdruck, die Berührungen, das Mich-

auf-ihn-Einlassen) und er tut das selbe. Das ist für viele Menschen mehr, als sie erst mal vertragen können, aber wenn man mit seinem Partner so eine Stufe erlangt, entsteht beim Sex und durch den Sex nicht nur ein starkes Band, sondern er bekommt auch eine ganz besondere Qualität; und es zeigt, dass Sie eine gewisse Reife und Stärke erlangt haben - als Paar und als Individuum.
Am besten kommen Sie da hin durch Kontaktaufnahme, Präsenz (s.o.) und langsamen Sex (siehe auch „Slow Sex" ab S. 104). Allerdings wird das nicht klappen bei folgendem Handicap:

Er kann nur bei „hart und heftig"

Wenn der Mann nur über eine sehr kräftige - teils sogar harte oder sehr lange - Stimulation eine richtige Erektion und/oder einen Orgasmus erreicht, wird das für beide zur Plackerei - oft sogar zu einer drögen Rammelei. Und dann kneifen nicht nur die Frauen...
Mögliche Hintergründe können (aber müssen nicht) sein:
- Partnerin liefert zu schwache Reize (etwa: ihre Scheide ist nicht eng genug, sie lässt nur laschen Sex zu, er findet sie nicht sexy);
- Penis-Empfindung ist durch Beschneidung und/oder Kondom herabgesetzt;
- Penis ist von Natur aus nicht so sensibel (dann war er´s aber schon in Kindheit und Jugend) oder
- krankheitsbedingt (Nervenleiden, Zuckerkrankheit, Bluthochdruck plus Betablocker u.ä.).

Weit öfter liegt es daran, dass sein Joystick sich an solche Stimulation gewöhnt hat - durch häufigen Verkehr im Presslufthammer-Stil und sehr viel Onanieren mit harter Hand, meist in Kombination mit gewissen optischen Reizen...
Immer mehr Leute konsumieren Porno - ein paar Klicks am PC und schon öffnen sich die heißesten Bilderchen und Körperteile. Die Versuchung ist groß, sich das immer mal wieder zwischendurch reinzuziehen, und da sich dann auch in der Hose etwas regt, wird halt Hand angelegt. Oft muss es huschhusch gehen - also reibt man schnell und kräftig. Und wie bei einem Alkoholiker (verzeihen Sie mir den Vergleich!) muss, damit „was steht und was abgeht", die Dosis immer höher werden - und zwar nicht nur in der Stärke des Reibens oder was auch immer man zum Onanieren benutzt, sondern auch in dem, womit man das Hirn erregt. Das heißt, die Männer trimmen sich selber darauf. Folge: der „normale" Sex mit der Partnerin reicht nicht mehr aus - für Erregtwerden, Erektion, Ejakulation.
Viele Betroffene sagen mir, „was soll ich machen, ich brauch´s nun mal hart", so als ob das Zufall und unabänderlich wäre. Aber das war ja nicht immer so. Als sie jung waren, brauchten sie weder Nahaufnahmen von Geschlechtsteilen

noch „Heavy Rubbing". Kleine Reize reichten bereits - ein bisschen Knutschen, der Busen der Freundin in ihrer Hand, ihr leises Stöhnen, ihre zarten, noch etwas ungelenken Finger am Penis... Und diese Reaktionsfähigkeit haben keineswegs nur Jünglinge, sondern auch noch viele Erwachsene.

Es ist durchaus möglich, den Penis, die Hoden und die Empfindungen (auch im Kopf) wieder sensibel zu machen bzw. auf ein „normales" Level zu bringen:

Re-Sensibilisierung des Penis und der Sinne

Es ist wie mit so vielen unguten Gewohnheiten! Wer fast nie raucht, merkt eine einzige Zigarette sofort körperlich, registriert auch den unangenehmen Geruch an der Kleidung, der Haut, im Mund. Wenn Sie stark rauchen, passiert da nicht mehr viel - Sie sind abgestumpft, auch Ihr Geruchs- und Geschmackssinn. Viele Leute, die damit aufhören, sind völlig überrascht, wie intensiv sie plötzlich wieder riechen und schmecken können. Sie schütteln den Kopf über sich selbst, dass sie sich diese Genussfähigkeit so lange selbst vorenthalten haben.

Da der Drang nach „hart und heftig" selten von allein nachlässt, sondern eher stärker wird, ist das Beste, erst mal die Notbremse reinzuhauen. Man muss eine Zeit lang komplett das Onanieren und die Pornos lassen, wie auch Hardcore-Sex zu zweit. Stattdessen verlegen Sie sich auf feine Reize und zarte Stimulation. Sie können auch sanften, langsamen Verkehr haben. Vermutlich wird´s bei dieser leisen Gangart mit Penishärte und Erguss erst mal holpern, aber auch diese Ziele müssen Sie eine Weile ruhen lassen. Für ein paar Wochen kann man ja darauf verzichten, nicht? Dafür kriegen Sie und Ihre Partnerin zur Belohnung bald Sex, der weniger mühsam ist.

Übungen:
- Geben Sie Gleitgel oder Öl auf den Penis, streicheln Sie ihn ganz leicht auf verschiedene Art: kreisend, tupfend, streichend, usw.... Machen Sie das, während Sie sich in völliger Ruhe entspannt hinlegen oder -setzen.
- Augen schließen - konzentrieren Sie sich ganz auf die Empfindungen.
- Streicheln Sie ihn auch (ohne Gleitmittel) mit einer Feder, einem Stückchen Pelz, Watte, einem Nylon-Strumpf u.ä.
- Nehmen Sie einen Faden (z.B. Nähseide) in die Hand, lassen Sie ihn auf die freigelegte Eichel herabhängen, betupfen Sie sie damit. Spüren Sie das noch? Wenn nein, dann wiederholen Sie die Übung so oft (an verschiedenen Tagen), bis Sie es wieder spüren. Versuchen Sie´s dann auch mit einem (längeren) Haar.

Anmerkung: Bei Beschnittenen ist dies schwieriger, da die Nerven durch die fehlende Vorhaut etwas unsensibler werden.

- Bitten Sie auch Ihre Partnerin um die o.g. Dinge, während Sie nicht hinsehen. Der Vorteil daran ist, dass Sie nicht wissen, was sie tun wird (was das Er-Spüren intensiviert) und dass sie auch ihren Mund einsetzen kann. Sie können ein Ratespiel draus machen: sie berührt Sie mit allem Möglichen, Sie erraten bei verbunden Augen, was sie gerade macht.

Anmerkung für die Frau: Zeigen Sie ihm, dass Sie seinen „Weichen" mögen, dass sich auch daran die Stimulation schön anfühlen und er das genießen kann, statt dauernd dran zu denken, dass er einen hochkriegen sollte.

Eine deutliche Verbesserung Ihrer Sensibilität stellt sich natürlich nicht schon nach ein, zwei Übungseinheiten ein. Machen Sie sie mindestens alle zwei Tage, über Wochen hinweg, ohne die einschlägigen Bildchen oder die übliche Onaniertechnik! Sie wissen ja: eine einzige Zigarette oder ein einziges Glas kann einen ganzen Entzug zunichte machen. Letztlich ist der Gewinn höher, und das nicht nur für Sie allein.

Re-Sensibilisierung für Frauen

Auch Frauen können versuchen, mit den oben genannten Techniken ihre Empfindungsfähigkeit wiederzubeleben, falls diese abgestumpft ist. Wobei es hier viel weniger weibliche Betroffene gibt. Die Heftigkeit in Masturbation und Pornokonsum mancher Männer kommt bei Frauen sehr selten vor, ihre Reizbarkeit lässt eher aus anderen Gründen nach: Gefäßleiden, Nerven- und Stoffwechselstörungen, ferner häufige Entzündungen oder andere Erkrankungen, psychosomatische Taubheit (etwa durch Missbrauch oder Vergewaltigung), Waschzwang und „Scheuern" - wie auch alles, was an unseren sensibelsten Teilchen scheuert, z.B. zu enge Hosen und Slips; bei manchen reiben dann auch die Klitoris und die inneren Schamlippen ständig an der Kleidung, vor allem wenn frau rasiert ist (dann fällt die Dämpfung durchs Schamhaar weg) oder wenn sie sehr viel Rad fährt. Siehe auch „Hegen Sie Ihren Lustgarten" (S. 46).

Slow Sex

Das Rein-Ganz-Raus-Spiel wird Ihnen beiden viel Fühl-Freude bereiten: Er zieht bei jedem Stoß seinen Penis ganz heraus und dringt dann wieder ein, wieder komplett raus, wieder rein usw., schön bedächtig und rhythmisch. Dazu muss er gut zielen können und sie relativ geöffnet liegen, zum Beispiel mit der Hüfte auf der Bettkante, während er zwischen ihren Beinen auf dem Boden kniet.

Variante 1: Nur ein kleines Stückchen ganz langsam eindringen, dann gemach wieder heraus, dann noch ein bisschen weiter hinein, stehen bleiben, dann tiefer oder zurück, je nach Lust und Laune. Damit kann ein Mann die Frau zum Zittern bringen vor Verlangen! Vor allem während sie nichts sehen kann, etwa mit verbundenen Augen oder von hinten... Apropos: Während er sie à tergo nimmt und nur zur Hälfte eintaucht, kann er auch eine Fingerkuppe (etwa die des Daumens) auf ihren Anus legen, mit leichtem Druck. Die Frau kann nun durch Eigenbewegung bestimmen, wie viel sie vom Penis und vom Finger in sich aufnehmen will.

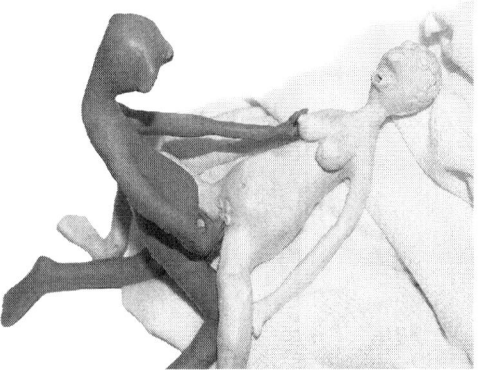

Variante 2: Mit der Eichel die Vulva außen streicheln, eventuell auch die Klitoris; stippen Sie ein wenig in die Vagina, um Feuchtigkeit zu holen, oder geben Sie etwas Gleitgel hinzu. Streichen Sie rhythmisch die Spalte entlang - am besten führen Sie dazu den Penis mit der Hand! Dies geht auch gut mit einem nicht ganz harten Glied. Dann bewegen Sie nur die Eichel in der Vagina, und zwar in kleinen Kreisen. Gehen Sie ganz langsam eine Winzigkeit tiefer, fahren Sie an den Scheidenwänden entlang usw.

Variante 3: Probieren Sie andere Stoßarten als nur gerades Rein-Raus. Zum Beispiel indem man seine Hüften kreisen lässt, seitwärts bewegt oder den Penis etwas schräg führt. Dies muss vorsichtiger und gefühlvoller geschehen als „normales" Stoßen, weil es sonst der Frau weh tun kann.

Variante 4: die Tao-Technik. Er dringt neunmal nur mit der Eichel ein und einmal tief bis zum Anschlag, dann achtmal Eichel, zweimal tief, und so weiter. Ist er bei „neunmal tief" angelangt, geht's wieder rückwärts zum Anfang.

Männer sollten beim Slow Sex ruhig auch spielen - etwa sich noch mehr verlangsamen, als die Frau es erwartet. Maurice berichtete bald: *„Wenn ich in meiner Freundin bin und innehalte, schnappt ihre Möse direkt nach meinem Schwanz und reizt ihn ungeduldig. Das fühlt sich ziemlich gut an! Oder wenn* ich mich ganz zurückziehe, dann reckt sie mir ihr Becken entgegen und will ihn wieder einfangen. Was ihr auch meistens gelingt. Allein schon das zu sehen, macht mich total an."

Der Ex-Sexhektiker Maurice entdeckte die Langsamkeit - und ein paar schöne Varianten:

1. Sie liegt mit gespreizten Beinen unter mir auf dem Rücken, unsere Körper berühren sich gar nicht, wir sind beide bewegungslos, nur meine freigelegte Eichel spielt zwischen ihren inneren Lippen. Ich kann den Schwanz mittels meiner inneren Muskeln bewegen, ohne den Körper zu bewegen oder die Hände zu benutzen. (Anmerkung: dies geht gut in der „Randstellung", S. 110)

2. Die Eichel gleitet über ihren G-Punkt - wenn sie sich langsam daran reibt, spüre ich diese Rubbelwellen deutlich. (Anm.: G-Punkt-Info S. 208f)

3. Von ganz draußen in einem Zug langsam aber stetig eindringen, so tief wie's geht, dort den Druck halten und laaangsam wieder ganz raus.

Der Reiz liegt darin, dass die gegenseitige Berührung auf Schwanz und Möse beschränkt ist, und steigert sich mit dem (unerfüllten) Verlangen nach mehr - tiefer - schneller, indem ich als „Bestimmer" versuche, immer das Unerwartete zu tun: Wechsel zwischen 1., 2. und 3. / .... warten... Wechsel... Ich erlebe diese „Lustfolter" auch selber, obwohl ich der Aktive bin.

Auch die Frauen können damit spielen. Beispiel: Jedesmal, wenn der Mann beim Stoßen zurückgeht, verengen Sie die Scheide, als wollten Sie ihn festhalten. Kommt er rein, lassen Sie locker, geht er wieder ein Stück raus, umfassen Sie ihn. Fühlt sich für beide sehr schön an! Das Gleiche können Sie machen, wenn Sie ihn reiten: beim Hochgehen anspannen, beim Runtergehen locker lassen.

Oder Sie reizen ihn beim Reiten: Rutschen Sie mit dem Unterleib so über den seinen, dass Ihre Intimzone ganz leicht seine Eichel berührt - aber Sie lassen ihn noch nicht eindringen! Sie spielen ein bisschen mit ihm, reiben Ihre Vulva ganz leicht an ihm, küssen und beknabbern dabei seinen Hals, seinen Mund, seine Brust. Sie machen ihn heiß, aber Sie haben das Kommando, und das lassen Sie sich auch nicht nehmen. Sobald er es übernehmen will, gebieten Sie ihm Einhalt. Er wird sich wundern, aber es wird ihm gefallen. Natürlich können Sie ihm auch anweisen, Sie währenddessen zu liebkosen.

Und dann, wenn Sie bereit sind, führen Sie ihn ein. Vielleicht erst mal nur halb. Dann ganz. Dann wieder nur ein Stückchen. Wie es Ihnen gefällt. Verwirren Sie ihn, treiben Sie ihn zum Wahnsinn. Und wenn Ihnen danach ist, „nehmen" Sie ihn.

Stiller Penis, aktive Scheide

Für diese schöne Sache braucht die Frau gute, bewegliche Vaginalmuskeln und der Mann eine brauchbare Erektion (siehe auch S. 70f und S. 211ff!) Nehmen Sie eine bequeme Sex-Stellung ein; egal welche - nur bequem für beide soll sie sein. Verbinden Sie Ihre Genitalien, machen Sie zur Einleitung ein paar sanfte, langsame, tiefe Stöße, dann halten Sie beide still. Atmen Sie im selben Rhythmus. Wenn sich der Atem synchronisiert hat, fängt die Frau an, ihre Scheidenmuskeln so zu bewegen, wie es für sie und ihn angenehm ist. Eigentlich sollte ihr Becken dabei äußerlich ruhig sein (seines auch!), aber sie kann es zur Unterstützung ihres vaginalen Rhythmus auch ganz leicht bewegen - oder vielleicht auch nur ihre Po-Muskeln.

Der Mann darf nur dann zwischendurch ein paar Stöße einlegen, wenn er seine Erektion zu verlieren droht. Falls er gute Beckenbodenmuskeln hat, kann er auch nur damit seinen Penis ein wenig wackeln oder zucken lassen - für die stillhaltende Frau ein entzückendes Gefühl!

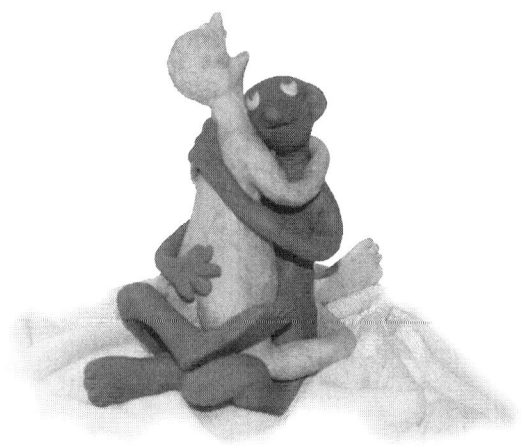

Tantra-Variante: Dazu setzt er sich aufs Bett oder eine Matte, Beine nach vorn oder im Scheidersitz, sie setzt sich so auf seinen Schoß, dass man Penis und Scheide gleich zusammenfügen kann. Sie streckt oder verschränkt ihre Beine hinter seinem Rücken. Nun verbinden Sie Münder und Hände oder umarmen einander; sehen Sie sich in die Augen, atmen Sie zusammen, stellen Sie sich vor, dass Sie beide einen „energetischen Kreis" bilden, dessen unteres Ende Ihre Genitalien sind. Dann machen Sie weiter wie oben beschrieben.

Manche Leute erleben auf diese Weise einen ziemlich spirituellen Orgasmus...

Maurices Variante: *Abends in der Küche (beide sparsam bekleidet) schmiegte ich mich von hinten an, sie schob den Slip zur Seite, legte ihren Oberkörper auf die Arbeitsplatte, führte meinen Stiel an und in ihre Möse. Je zögernder sie das macht, umso geiler werde ich und muss mich zusammennehmen, nicht aktiv zu werden - sie bremst mich dann gnadenlos ein.*
Sie schloss die Beine, ich konnte sehen und spüren, wie sich ihr Hintern zusammenzog. Ich war rattenscharf und flüsterte ihr das, sie hielt dann die Muskeln komplett angespannt, ich war in ihrer Dauerumklammerung, sie bat mich, einfach stillzuhalten, schob und zog ihre Enge in Zeitlupe über meinen Ständer, ich blieb ruhig und kam gewaltig, fast bewegungslos - also ohne wildes Finale-Gerammel! Es war grandios.

CAT-Technik
Bei der Coital Alignment Technique (Koitus-Ausrichtungs-Technik) richtet sich der Mann in der Missionarstellung so aus, dass er nicht von unten in die Frau eindringt, sondern von schräg oben. Dazu dringt er zuerst wie üblich ein, rutscht dann mit dem Becken vorsichtig nach oben (eventuell mit ihrer Hilfe), bis der Penis dicht an der Klitoris, aber auch noch gut in der Scheide sitzt, und stößt dann ebenso vorsichtig. Diese Technik hat für viele Frauen den Vorteil, dass der Kitzler mehr „abbekommt" - vor allem wenn sie den Mann an den Hüften packen und genau so dirigieren, wie die Perle es gern hat. Und er muss sich natürlich willig dirigieren lassen!
Tipp: Falls sie diese Methode mag und zugleich einen starken, gleichmäßigen Druck braucht, kann es helfen, dass er seine Füße abstützt - etwa gegen das Bett-Ende oder eine Wand - und kleine, deutliche Bewegungen macht.
Variante: Er schmiegt sein Schambein an ihres, während sein Penis in ihr ist, und bewegt sich sachte links-rechts. Das übt eine sanfte Seitwärtsbewegung auf ihre Klitoris aus, fühlt sich sexy und wohlig an.

Möchten Frauen stets „schnell und feste"?
Stefan (42), wandte sich an mich,
weil ich meine neue Freundin nicht selber fragen möchte. Ich gehe gerne längere Zeit langsam rein/raus, um nicht zu früh zu kommen, und es erregt meinen Penis mehr und er wird dadurch steifer, als wenn ich schnell mache. Nur habe ich das Gefühl, dass Frauen es fast durchweg schnell und hart mögen. Meine Jetzige fängt dann sofort an zu stöhnen, und zwar bei jedem Stoß. Mache ich langsam, dann stöhnt sie viel weniger. Ich mache es wechselartig, also schnell

und langsam, um uns beiden gerecht zu werden. Mache ich nur hart, komme ich rasch und sie nicht. Möchten Frauen stets feste und schnell gestoßen werden? Nein. Die meisten von uns sind nicht entzückt, wenn er von vorn bis hinten die Dampframme gibt, sondern bevorzugen eine Mischung, am besten zu Anfang des Verkehrs langsam und mit zunehmender Erregung fester & schneller. Auch ein Wechsel der Gangart kann für uns sehr animierend sein. Manche Frauen mögen *nur* langsam, weil sie damit besser kommen und der Mann länger durchhält, aber das hängt auch vom Penis-Umfang ab. Wenn er recht schmal ist, haben wir oft den Eindruck, hartes Stoßen bringt´s mehr. Aber da kommt´s auch sehr drauf an, ob er seinen Luststängel variationsreich einsetzt (unter „Slow Sex" gab´s ja viele Anregungen!) und - mal wieder - ob die Lady trainierte Scheidenmuskeln hat und damit umgehen kann. Dann kann sie sich nämlich auch an einen Dünneren anpassen.

Stellungen - easy und „reizend"

Ich könnte Ihnen jetzt natürlich hundert exotische Positionen aufzählen, aber dann wäre nicht nur das Buch schon voll, sondern das Thema verfehlt. Sie sollen sich ja weder verrenken noch unnötig anstrengen oder einen Stellungsmarathon aufführen. Müde und gestresste Leute mögen sich oft nicht mal unter der Bettdecke hervorbewegen - das heißt, alles was größere Action verlangt, fällt meist ohnehin weg. Daher nenne ich Ihnen hier nur die „Basic-Positionen" und wie man sie so hinkriegt, dass sie wenig Mühe erfordern und trotzdem viel Reiz hergeben.

Missionar

Der klassische Missionar ist keine optimale Praktik für faule Leute - das heißt, für die Frau natürlich schon, aber der Mann murrt oft, weil er sich dabei nicht entspannt ablegen darf, weil sonst die Frau murrt. Folgende Varianten stimulieren besser und führen eher ins Ziel:

- **Schere**: Sie gehen in den normalen Missionar, stöpseln ein, dann nimmt der Mann ein Bein nach außen, sodass einer der Schenkel der Frau zwischengeklemmt ist - ergibt mehr Reibung für beide. In dieser Lage fühlt sich auch ein schmaler Pimmel erfüllend an.

- **Klemme**: Wie die „Schere", nur dass der Mann beide Beine nach außen nimmt. Gibt noch mehr Reibung, allerdings kommt er nicht allzu tief - das heißt, bei einem kurzen Penis kann´s Probleme geben. Ebenso bei einem sehr dicken - das kann die Frau schmerzen, falls sie nicht mehr richtig feucht ist. Optimal für´s lange schmale Glied.

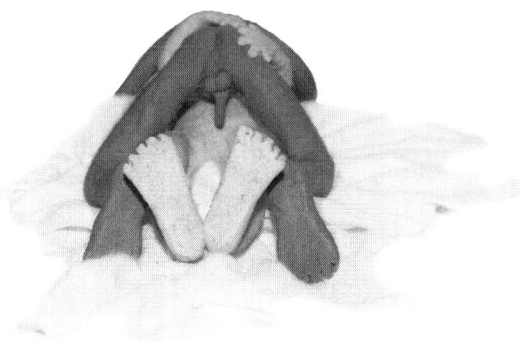

- **Kröte**: Sie zieht die Knie nah an die Brust: er kommt sehr tief rein, hat zugleich einen gewissen Druck auf dem Penis, sie spürt das auch. (Er kann sich dabei eventuell abstützen, indem er ihre Füße hält.)
Gut für: Kurze - auch kurze Schmale.

Und hier entfällt das Liegestütz-artige Abstützen:
- **Fauler Missionar**: Der Mann stützt sich nicht mit gestreckten Armen ab, sondern legt sich halb seitlich auf einem seiner Unterarme ab und die Seite seines Beckens ein Stück weit auf ihrem entsprechenden Schenkel. Sie muss ansagen, ob es ihr unkommod ist - er kann das meist korrigieren.

Anmerkung: Alle o.g. Stellungen gehen nicht so gut, falls er einen dicken Bauch hat oder sie sehr voluminöse Schenkel. Diese hier ist besser:

- **Randstellung**: Sie legt sich mit der Hüfte so an die Bettkante, dass ihre Füße auf dem Boden sind und der Mann, der zwischen ihren Beinen kniet, gut in sie hineinkommt. Diese Stellung ist gleichzeitig komfortabel und sehr intensiv! Er hat die Hände frei, um sie festzuhalten oder zusätzlich zu stimulieren; sie hat die Hände ebenfalls frei, kann sich an der Kante festhalten, um ihm mehr Widerstand zu bieten, oder sich selbst anfassen.
Tipp: Sorgen Sie für etwas Weiches unter seinen Knien - Bettdecke, Kissen o.ä..
Gut für: Übergewichtige, Schwangere, Männer mit Arm-, Schulter- oder Rückenproblemen.

Seitliche Stellungen
Sie sind entlastend für Leute, die Rücken- oder Knieprobleme haben oder altersbedingt weniger beweglich sind. „Löffeln" und „Brücke" gehen auch gut für Frauen mit Bauch, z.B. Hochschwangere.

- **Seitlich Face to Face:** Das hier bringt meist nur dann etwas, wenn kein dicker Bauch im Weg und der Penis lang genug ist, um beim Stoßen nicht rauszurutschen. Und die Bewegungsfreiheit ist nicht wirklich gigantisch. Aber wenn man ohnehin grade beieinanderliegt und schmust, eignet es sich gut für eine süße kleine Verkehrseinleitung. Was ja für einen gemächlichen Anfang durchaus reichen kann.
Er kommt besser ran/ rein, wenn sie ihren unteren Schenkel zwischen seinen Beinen durchsteckt und ihren oberen über seine Lenden legt. Er kann für mehr Schubkraft ihren Schenkel packen oder sie an der Hüfte stützen.

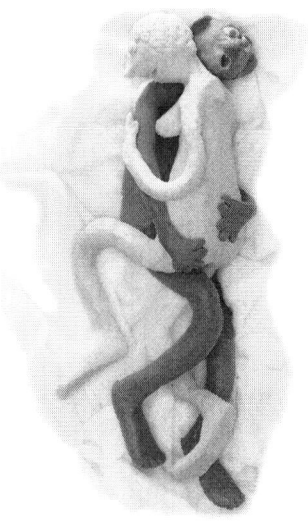

- **Löffeln:** Wie wunderbar beim Schlafengehen oder Aufwachen, wenn er sich von hinten an sie kuschelt, sie ein bisschen hier und da streichelt, ihren Nacken beküsst und beknabbert, und dann... gleitet er in sie hinein.
Löffeln ist auch eine gute Sache für müde oder gehandicappte Männer, weil die Frau dabei durchaus viel Eigenbewegung einbringen und ihn entlasten kann.
Bei Paaren mit deutlichem Unterschied in der Hüftbreite kann das Eindringen Probleme machen. Hier muss der Breitere etwas in die Schräglage gehen oder der Schmalere sich etwas unterlegen (z.B. Polster, gefaltete Wolldecke o.ä.). Alternativ:

- **Brücke:** Er liegt auf der Seite mit angewinkelten Beinen, sie vor ihm auf den Rücken, und zwar so, dass sie ihre Beine über seinen oberen Schenkel schlägt und ihre Kehrseite vor seinem Gemächte liegt. Also praktisch als ob sie seitlich auf seinem Schoß sitzt, nur eben das Ganze ins Liegen gedreht.
Die Brücke ist wunderbar gemütlich und innig, weil man sich dabei ins Gesicht

sehen oder sich küssen kann usw.. Und es ist eine der besten Stellungen für sie, um einen Orgasmus zu haben, während er in ihr ist, da beide sich gut bewegen können - und beide haben mindestens eine Hand frei, um die Frau zu streicheln (wo auch immer es sie erregt). Sensationell für viele Frauen: Zugleich seinen Penis in sich zu haben, seine Hand am Kitzler und seinen Mund am Busen.

Auch gut für: Sehr dicke Leute (Männer mit Bauch können den Oberkörper etwas abrücken).

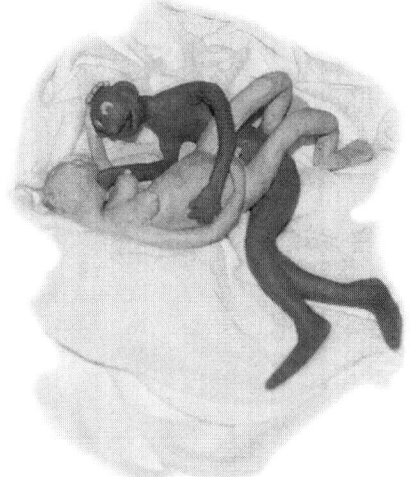

Stellungshelfer

- Ein längliches festes Polster nützt bei vielen Positionen: Wenn frau es im Missionar unter den Po legt, kann der Mann besser eindringen (z.B. bei sehr dicken Damen). Beim Löffeln unter der Hüfte des Schmaleren kann es Höhenunterschiede ausgleichen. Für „Randstellung" und „Reiterin" leistet es unter den Knien gute Dienste und in der „Sitz-Position" oder „Fersenstellung" unter seinem Hintern, falls Sie´s auf dem Boden tun. Lagern Sie das Polster immer in Bettnähe! Tipp: Je schwerer Sie sind, desto fester und unnachgiebiger muss es sein.
- Hilfreich für sehr dicke Männer, vor allem wenn sie wegen Knie- und Rückenproblemen nur mit der „Reiterin" verkehren können, ist eine schräg verstellbare Hantelbank. Die können Sie z.B. so einstellen, dass seine Füße etwas höher liegen als der Kopf, wodurch das Fett nach vorn und zur Seite weicht und die Frau ihn wie ein Jockey in Stehen reiten kann. Und so eine Bank ist stabil genug.

- Falls Sie Tisch, Stuhl, Ablage, Waschmaschine o.ä. für eine Stellung nutzen wollen, ist es ratsam, vorher die Stabilität zu testen. Im Zweifelsfall muss das Ding Sie beide tragen können.
- Viele, die etwas unbeweglich sind, tun sich beim Sex leichter, wenn sie vorher ein bisschen Warmup machen, etwa mit Stretching. Hilft zum Beispiel Frauen mit sehr dicken Schenkeln, sie weiter öffen zu können.

Sex im Sitzen

- **Sitz-Position**: Geht auf dem Bett oder auf einem Stuhl. Bett: Entweder man nimmt die Tantra-Variante (siehe S. 107), oder er lehnt sich an (z.B. an die Wand, mit einem Kissen dazwischen). Stuhl: Sie setzt sich rittlings auf ihn - Auge in Auge oder mit dem Rücken zu ihm. Das Anlehnen hat drei Vorteile: erstens, es ist für ihn bequemer, zweitens, man hat die Hände frei für den Partner, drittens, es ist so ähnlich wie die beliebte Reiterstellung, aber intimer. Auch sie kann sich an der Lehne festhalten. Von Vorteil ist, wenn sie mit den Füßen gut auf den Boden kommt. Sind sie zu kurz: sehr hohe Absätze anziehen oder niedrigeren bzw. verstellbaren Stuhl wählen.

- **TV-Stellung**: Er setzt sich entspannt auf Sessel oder Sofa, Lehne im Rücken, sie platziert sich seitlich auf seinem Schoß, stützt ihre Füße an der Seitenlehne ab (falls vorhanden) und ihren Oberkörper seitlich am Partner oder an der Rückenlehne. Er stützt sie zusätzlich mit einem oder zwei Armen. Bietet keinen Raum für große Stöße, aber zärtliches Wiegen - eine feine Begleitung zu einem erotischen Film!

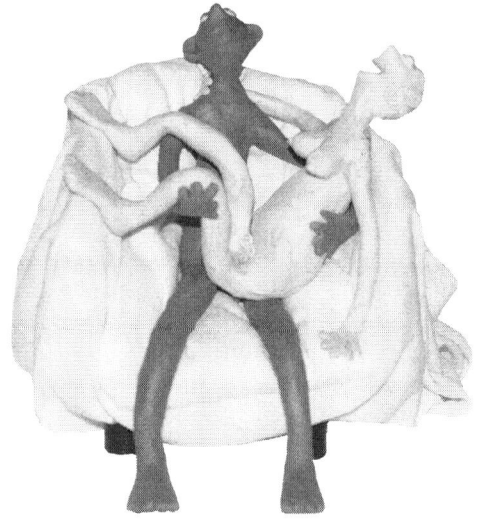

- **Fersen-Stellung**: Er setzt sich auf seine Fersen, die Frau legt sich mit geöffneten Beinen direkt vor seine Knie, er hebt ihre Hüften so auf seine Oberschenkel, dass er eindringen kann. Er hält sie weiterhin an der Hüfte und schiebt sie sachte vor und zurück. Oder er überlässt ihr die Bewegung und streichelt sie stattdessen am Kitzler oder wo auch immer es sie antörnt.

Reiterstellung
Das Paradies für Männer mit Rücken-, Knie-, Armproblemen, mit Bauch, Konditionsdefiziten und ausgeprägter Faulheit. Ein Kissen, unterm Kopf zurechtgerückt, sorgt außerdem für erotische Ausblicke, ohne dass er die Halsmuskeln betätigen muss.

- **Klassische Reiterin**: Wie die geht, ist klar, oder? Sie kniet über ihm und bewegt ihr Becken mittels Oberschenkelmuskeln auf und ab oder vor und zurück. Das ist die Hölle für unsportliche Frauen und solche, die nicht nur dicke Schenkel haben, sondern auch zu viel Gewicht auf die Knie bringen. Die schmerzen dann, wie überhaupt das ganze Bein.
Tipps: Da etwas Nachgiebiges (Matratze) ihre Ackerei verdoppelt, geht´s auf dem Boden besser - nur für Frauen mit Knieproblemen nicht. Und die anderen sollten auf jeden Fall etwas Weiches unter die Knie legen. Noch eine Idee: Er setzt sich aufs Bett mit dem Rücken gegen das Kopfteil des Bettes, bequem angelehnt. Sie kniet sich über seinen Schoß, hält sich am Kopfteil fest. Das entlastet die Schenkel etwas.

Hier kommen ein paar Varianten, die größtenteils weniger mühsam sind - welche am besten gehen, hängt von Ihrer Anatomie ab. Also einfach testen!
- **Sitz-Reiterin**: Sie kniet nicht, sondern sitzt auf ihm, stützt sich mit den Händen ab: entweder nach hinten auf seinen Beinen (das ist eine gute G-Punkt-Position) oder nach vorn auf seiner Brust. Nachteil: sie kann ihn nicht richtig „vögeln". Aber vielleicht ist auch gar nicht so viel Stoßverkehr gefragt, sondern gemächliches Schaukeln - er kann auch ihre Beine oder Hüften packen und den Takt vorgeben. Gut für: Frauen mit schwachen Knien.

- **Hock-Reiterin**: Sie geht über ihm in die Hocke. Vorteil: der Scheideneingang verengt sich und sie hat volle Stoßgewalt. Nachteil: anstrengend!
Tipps: Auch das hier ist viel leichter auf dem Boden, zumal man dann nicht noch extra Muskelkraft zum Balancieren aufwenden muss. Und der Mann kann sie stützen und gleichzeitig sein eigenes Vergnügen vergrößern, indem er sie an den Pobacken hält und diese im Takt zusammendrückt.

- **Klemm-Reiterin:** Zuerst geht sie in die normale Reiterin, dann spreizt er seine Beine und die ihren gehen vorsichtig nach innen, sodass sie zwischen seinen Schenkeln kniet: also sie nimmt seinen Penis mit Hilfe der Oberschenkel in die Kneifzange. Sehr intensiv, auch für die Klitoris! Kleine rasche rhythmische Bewegungen reichen meist.

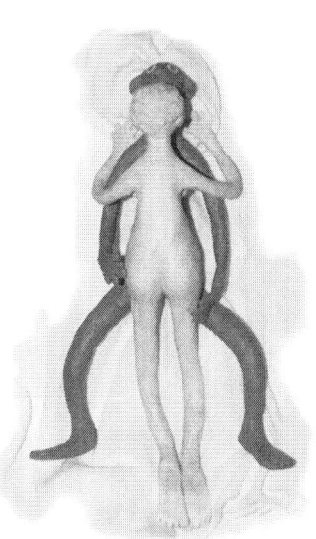

- **Amazone:** Das ist die klassische Reiterin, aber umgedreht - also sie wendet ihm den Rücken zu. Er soll dabei seine Beine so anwinkeln, dass sie sich an den Knien festhalten kann und dort stabilen Halt findet. Oder er soll die Arbeit machen, indem er ihren Hintern packt, ähnlich wie bei der Hock-Reiterin.

- **Liege-Reiterin:** Aus der klassischen knienden Position heraus nimmt sie ihre Beine nach hinten, lehnt den Oberkörper nach vorn, stützt sich ab. Wenn er seine Beine anwinkelt, kann sie ihre Füße an seinen Schienbeinen einhaken und er kann sie „ruckeln" lassen. Ungeeignet für: Schwere Frauen und/ oder mit Bauch.

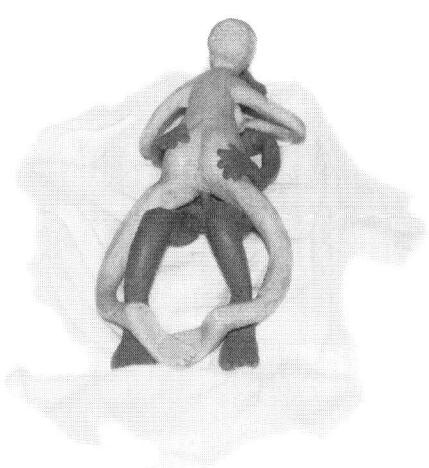

Von hinten
Die meisten Versionen eignen sich gut für Übergewichtige, außer die Eidechse und eventuell „Sitzen à tergo". Meist kommen auch Leute mit Rückenproblemen ganz gut klar, außer die Frau muss zu lange ins Hohlkreuz gehen. Weniger gut sind sie bei Knieproblemen.

- **Klassische Hundestellung**: Kennt jeder. Die Frau, auf allen Vieren, stützt sich auf den Händen oder Unterarmen ab, der Mann kniet hinter ihr, hat die Hände meist an ihren Hüften.
„Animalisch" kann man die finden - Männer finden sie eher „herrlich animalisch", zumal sie dabei freie Sicht auf Lieblingsanblicke haben: weiblicher Hintern, Penis in Action. Frauen finden sie leider oft „schrecklich animalisch", da man sich nicht ins Gesicht sieht und da bei manchen Männern hier tatsächlich das Tier durchkommt: die legen dann los wie die Zuchthasen. Das trifft bei etlichen Frauen noch einen wunden Punkt: Hämmern in dieser Lage kann höllisch weh tun, vor allem bei langem Penis oder ungünstigem Winkel, z.B. wenn seine Beine viel länger sind als ihre und er dann eher von oben eindringt. In dem Fall sollte er sehr gespreizt knien und sie mit eher geschlossenen Beinen zwischen den seinen. **Tipps**: Sie kann sich auch noch das Polster unter die Knie packen, das ich unter „Stellungshelfer" empfehle. Die Frau sollte ausprobieren, ob es sich für sie mit Hohlkreuz oder rundem Rücken besser anfühlt. Oder auch, indem sie den Oberkörper und Kopf ganz aufs Bett absenkt. Letzteres hat den Vorteil, dass sie die Hände frei hat - etwa um den Schaft des Mannes zu umfassen und die Eindring-Tiefe zu kontrollieren, oder um sich selbst zu stimulieren.
Appell an die Männer: in dieser Stellung nicht ihren Trieben freien Lauf zu lassen!! Es sei denn, Sie wissen ganz genau, dass Ihre Gefährtin drauf steht. Für viele Frauen wird „À Tergo" erst dann zu einer ihrer Lieblingsstellungen, wenn Sie sie so ausführen, wie ich es unter „Slow Sex" vorschlug: sachte, langsam, überwiegend nicht ganz eindringen, sondern nur zum Teil... Ihre Partnerin wird´s Ihnen signalisieren, sobald sie mehr haben will.
Was vielen Männern hilft, sich zu zügeln, und Frauen, es durch Augenkontakt inniger zu machen: Tun Sie´s frontal vor einem Spiegel.

- **Randstellung von hinten**: Legen Sie etwas Weiches vors Bett oder Sofa, dann kniet frau sich so vor den Rand, dass sie den Oberkörper auf der Fläche ablegen kann. Er kommt wie gewohnt von hinten, legt seine Hände auf sie oder auf das Möbel. Ist schön mühelos und die Kante von Bett oder Couch bietet einen Widerstand, der das Feeling intensiviert.

- **Eidechse**: Sie liegt auf dem Bauch, er auf ihrem Rücken. Er hat die Beine schmal zwischen den ihren oder breit außerhalb davon. Meist muss sie kurz das Becken nach oben recken, damit er eindringen kann, und möglicherweise muss sie ungefähr so bleiben, damit er beim Verkehren nicht rausrutscht. Für sie viel leichter geht das, wenn er sich abstützt und sie das Polster unter ihr Becken legt, oder wenn sie sich so an den Bettrand legt, dass sie ihren Oberkörper Richtung Boden senken kann. Und er sollte eher kleine, gezielte Stöße machen. Vorteil der Eidechse: Reizt kräftig ihren Scheideneingang, ihren Damm und sogar ein wenig die Klitoris - und sein bestes Stück sowieso.

- **Sitzen à tergo**: Siehe „Sitz-Position".

Sex im Stehen
Eigentlich nicht die richtige Lage für Faule und Müde, möchte man denken. Nun: erstens haben die vielleicht auch gern mal Quickies, und die gehen oft nur im Stehen; zweitens kommen hier die Tipps, wie das entspannter wird:
• Man braucht etwas zum Anlehnen und/oder Abstützen und sie mindestens die selbe Beinlänge wie er. Letzteres kann man durch hohe Absätze, Schemel, Telefonbücher, Treppenstufe o.ä. ausgleichen.

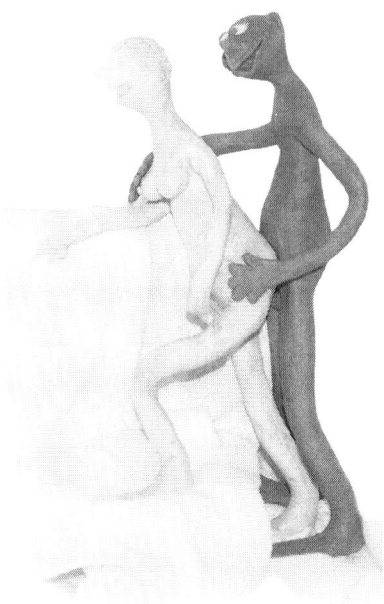

• Einen günstigeren Penetrationswinkel bietet sie ihm, indem sie ein Bein um seine Hüfte schlingt; er stützt es mit einer Hand.
• Geben Sie Ihrer Rückseite Halt, indem Sie sich gegen eine Wand, Fensterbank o.ä. lehnen.
• Sehr hilfreich ist auch ein Stuhl: sie stellt einen Fuß auf die Sitzfläche und hält sich an der Lehne fest, er kommt von hinten (siehe Bild). Oder Sie machen diese Von-Hinten-Variante in einem Treppenhaus mit einem Geländer zum Festhalten.
Hier noch zwei bequeme Alternativen:

- **New Yorker**: Sie sitzt auf einem Tisch, das Becken nah an der Kante, er steht zwischen ihren geöffneten Beinen. Vorteil: Ist auch super geeignet für Kommoden, Küchenzeilen, Fensterbretter etc. und kraftsparend für die Arme. **Tipp**: Versuchen Sie mal die Waschmaschinen-Nummer: Gerät auf Schleudergang stellen und nicht groß stoßen, sondern eher nur reinhalten. Gut für: Leute mit Knie- und Schulterproblemen - was auch für das hier gilt:

- **Stier**: Wie oben, nur dass sie ihren Oberkörper auf den Tisch zurücklegt. In kaum einer Position kann er gleichzeitig so kommod und kontrolliert stoßen: kraftvoll wie ein Stier oder neckend-spielerisch - und, wenn er mag, auch noch seine Hände betätigen. Angenehmer für sie ist es, eine Decke unterzulegen. Falls es eine Wolldecke ist und der Tisch eine glatte Oberfläche hat, kann der Mann seine Partnerin auch an Schenkeln oder Hüfte greifen und sie vor- und zurückschieben (statt seines Unterleibes).
Auch geeignet für: Schwangere und dicke Frauen, dicke Männer.

Paarung ohne Penetration
Sollte „Beischlaf mit Eindringen" für die Frau mal nicht drin sein - wegen Entzündung, Wundheit, Schmerzen, Periode - kann der „Oberschenkel-Koitus" eine echte Alternative sein. Dabei nimmt sie ihre Beine eng zusammen und er schiebt den Penis von vorn oder hinten dazwischen, reibt ihn aber nur außen an ihrer Vulva. Kann für sie, falls er ihre Lustperle mitreibt, echt lustvoll sein! Gefühlsechter für ihn wird´s mit einer großen Portion Gleitmittel.
Das selbe geht auch mit der Achselhöhle (nennt sich dann „italienisch"). Oder mit dem Busen („spanisch"), so dieser groß genug ist; sie oder er drückt ihn von der Seite her zusammen, eventuell mit rhythmischen Bewegungen.
Eine weitere Variante ist oft in Hardcore-Streifen zu sehen: sie muss durch Anspannen der Lippen und Wangen Enge erzeugen, er hält ihren Kopf fest und vögelt ihren Mund. Aber mir ist noch nie eine Frau begegnet, der das Spaß macht.

Sexperimente und Sonderwünsche
Wenn es etwas Spezielles gibt, was Ihnen schnell Appetit macht und ihn auch gut stillt: Wundervoll! Spitzenreiter bei den Deutschen ist Outdoor-Sex - zwei Drittel haben´s schon außerhalb der Wohnung getan. Erst an zweiter Stelle kommt Oralverkehr: er ist nur für die Hälfte ein Thema! Immerhin je ein Drittel peppt den Sex durch Reizwäsche oder Gleitmittel auf, 29 % haben Analverkehr ausprobiert, 20 % einen Vibrator oder Fesseln. Je ein Sechstel bezogen schon mal Rollenspiele oder gefühlsverstärkende Kondome ein, 12 % den Flotten Dreier, 6 % einen Penisring, 5 % Tantrasex und 4 % etwas aus

dem SM-Bereich.

Nicht ganz das selbe wie Sexperimente (die ja meist beide Partner wollen) sind „Sonderwünsche": das heißt, nur einer der beiden hat Wünsche, die bisher nicht/kaum im gemeinsamen Sex stattfinden oder die vom anderen abgelehnt werden. Das kann etwas sein, was man unter „Spezielle Neigungen" klassifizieren kann, wie auch etwas, was für andere Paare völlig selbstverständlich ist. Kürzlich kam ein Mann in meine Beratung, der sich nichts sehnlicher wünschte, als nach 23 Jahren Ehe seiner geliebten Frau seinen Finger in die Vagina stecken zu dürfen oder gar seine Zunge an ihr Heiligtum zu legen - beides von ihr rigoros abgewehrt. Dabei könnte sie ihn so einfach glücklich machen...!

Generell haben viel mehr Männer als Frauen Sonderwünsche. Warum sind wir Mädels da so zurückhaltend, wo wir doch gern nach Abwechslung im Bett rufen? Aus zwei Hauptgründen:

Erstens, wir befürchten, dass er, wenn wir uns offen zeigen, immer mehr und immer abgefahreneres Zeug haben will, oder dass während des Ausführens etwas außer Kontrolle geraten könnte. Aber wenn eine Frau von vornherein dicht macht, wie soll sie dann erfahren oder herausfinden, ob etwas von seinen Vorschlägen ihr nicht auch gefallen könnte? Wozu hat der liebe Gott uns einen Mund gegeben? Sagen Sie ihm alle ihre Ängste, selbst wenn sie albern klingen, und wie weit Sie zu gehen bereit sind. Sollten Sie dann beim Antesten feststellen, dass die jeweilige Praktik Ihnen nicht zusagt, können Sie auch einfach „nein" oder „stopp" rufen, sobald's blöd wird! Und Sie haben's immerhin probiert.

Klar gehört auch dazu, dass man dem Partner vertraut und von ihm respektiert wird. Trifft beides nicht zu, sollte man an der Basis arbeiten.

Zweitens, und dieser Grund ist noch gewichtiger: Meist ist das, was *er* will, nicht grade das, was *ihr* gefällt! Ein schönes Beispiel kommt von Mike, 40. Er erzählte mir: *Ich führe eine gute Ehe und habe mit meiner Frau schon viel im Bett erleben dürfen. Sie ist eher eine ruhige Liebhaberin, die man sehr lange erobern muss. Ich stehe sehr auf Nacktfotos von ihr. Hin und wieder lässt sie das auch zu, jedoch befürchtet sie immer, dass unsere Kinder diese Bilder zu sehen bekommen. Ich versichere ihr, mit solch intimen Sachen sorgfältig umzugehen und diese auch niemals anderen zu zeigen. Desweiteren habe ich bei ihr auch schon öfters verschiedene Sachen benutzt (Kerzen, Karotten etc.) - dies wird nach einiger Überredung und Schmeichelei auch von ihr toleriert.*

Als ich sie darauf ansprach, scharfe Reizwäsche für unser Liebesspiel zu besorgen, kam sofort von ihr: sie braucht so etwas nicht. Würde ich sie bedrängen oder unter Druck setzen, wenn ich einfach etwas kaufen würde?

Ja - sowas nennt man „Überrumpeln"; das kommt bei den meisten Frauen nicht gut an, vor allem wenn sie sexuell sensibel sind.

Mike fragte: *„Wie kann ich auf sie einwirken, um sie zu beruhigen und sie nicht unter Druck zu setzen?"*

Ganz einfach: Indem er sie fragt, „was kann ich tun, um dich zu beruhigen und dich nicht unter Druck zu setzen?" Und natürlich, indem er tatsächlich keinen Druck macht.

Mike ließ nicht locker: *„Es muß doch eine Möglichkeit geben, mit ihr unsere Sexualität ausleben zu können, ohne darauf warten zu müssen, bis die Kinder aus dem Haus sind."*

Er denkt, seine Frau wolle keine Reizwäsche, weil sie genau wie bei den Fotos befürchtet, dass die Kinder darauf stoßen könnten. Aber das ist nicht der wirkliche Grund. Der besteht darin, dass seine frivole Schaulust sie selber nicht antörnt, sondern teilweise eher abstößt. Da ihr Mann nicht locker lässt, gibt sie manchmal nach.

Für Mike bedeutet, „unsere Sexualität auszuleben", dass er Nacktfotos macht, ihr Kerzen und Gemüse in die Scheide steckt und sie selbst in Wäsche, die im Schritt und an den Brustwarzen offen ist. Die meisten Frauen würden sich unter „Sexualität ausleben" etwas völlig anderes vorstellen! Von daher dürfte die ehrliche Formulierung wohl eher lauten: „Wie lange muss ich noch warten, bis ich mit meiner Frau *meine* Gelüste ausleben kann"!

Wenn ihm wirklich daran liegt, die GEMEINSAME Sexualität auszuleben, muss er sich als erstes offen zeigen, die erotischen Wünsche seiner Gattin herauszufinden und zu realisieren. Aber da zurückhaltende Frauen damit nicht so schnell rausrücken (meist äußern sie bloß die „harmlosen" Sachen), muss mann da mit viel Feingefühl rangehen...

Wie sag ich´s meinem Schatzi?

Erste Voraussetzung bei Sonderwünschen ist, dass man nicht erst ein paar Nächte zusammen hatte, sondern ein gutes und vertrauensvolles Sexualleben teilt. Doch selbst dann sind Blitzaktionen (also Überrumpeln) fast immer eine schlechte Idee. Besser: vorfühlen, ob´s ihm/ihr überhaupt genehm wäre. Und schon dabei gilt es, seine Worte oder Taten mit Bedacht zu wählen. Beispiel: Wenn Guido seine Eva damit überfällt, dass er gern mal Pinkelspiele oder SM-Elemente hätte, riskiert er nicht nur, dass sie sein Begehr ebenso direkt abschmettert, sondern auch dass sie eine negative Haltung entwickelt: Genüge ich ihm nicht mehr? Denkt er beim Sex mit mir immer, er hätte lieber was anderes? Welche Abgründe werden sich da noch auftun?

Und komplett dichtmachen wird sie, wenn er sowas sagt wie „Die anderen,

mit denen ich was hatte, haben das auch alle gemacht!" oder „Ich will das unbedingt, und wenn du's nicht magst, muss ich wohl woanders..." Selbst wenn er nur Oralverkehr will.
Am besten erst mal neutral andeuten: Man hat's gehört, gelesen, im Fernsehen gesehen, nächtlich geträumt oder was einem sonst so einfällt. Zum Beispiel indem Guido drei Filme (Spielfilme, nicht Sexfilme!) für den gemeinsamen TV-Abend ausleiht, und in einem davon spielt sein Wunsch eine Rolle. Dann könnte er ganz nebenbei das Gespräch darauf bringen und schauen, wie Eva reagiert. Und nur bei einer wirklich positiven und interessierten Reaktion kann er seine eigenen Vorstellungen enthüllen - in Häppchen. Denn falls Guido herausplatzt: „Ich will SM machen", hat Eva vielleicht üble Visionen von Auspeitschen und Quälen. Sprich: Mit etwas Kleinem, Erfüllbarem anfangen - und es konkret beschreiben („du ziehst eine Nazi-Uniform an, ich knie mich hin und du verhaust mir den Popo" oder sowas...).
Ist sie zögerlich oder hat Ausreden, sollte er sie gezielt fragen, was sie befürchtet oder abhält - und drauf eingehen! Meist lassen sich Lösungen oder Kompromisse finden. Die Gewissheit, dass er ihre Grenzen kennt und achtet, macht es ihr leichter, etwas Neues zu wagen.
Und selbst wenn sie nicht sofort drauf anspringt, wird das Thema in ihr arbeiten. Er muss es ruhen lassen und ihr Zeit geben. Denn auch Drängeln erzeugt Abwehr. Ich habe ja schon mehrmals erwähnt, wie wichtig es ist, über seine Sexbedürfnisse zu reden; damit meine ich aber vor allem die Zurückhaltenden. Und nicht, dass Sie bereits geäußerte Wünsche noch mehr und noch nachdrücklicher äußern sollen, falls Sie schon ein Nein bekommen haben. Er/sie weiß es bereits, aber hat eben derzeit keine Lust dazu.
Anmerkung für die Leute, deren Partner Sonderwünsche äußert: Er/sie will etwas Spezielles, aber Sie lehnen ab, weil es Ihnen „unnatürlich", „abstoßend", „irgendwie bekloppt" vorkommt? Das heißt das noch lange nicht, dass es wirklich unnatürlich, abstoßend oder bekloppt ist. Sondern vielleicht nur, dass Sie es nicht gewohnt sind. Das betrifft ja sehr viele Dinge im Erotikbereich wie Dirty Talk, Reizwäsche, Toys, Intimrasur, Porno-Elemente oder auch das hier:

Rollenspiele
Sie haben eine Menge Vorteile: Man schlüpft kurzfristig in eine andere Identität; kann das Alltags-Selbstbild abstreifen, die üblichen Hemmschuhe über Bord werfen und darüber spielerisch seine verschiedenen Facetten ausleben oder überhaupt erst erkunden (superspannend!).
Die meisten stellen sich darunter vor, dass man dazu bestimmte Verkleidungen, Accessoires und Umgebungen braucht, z.B. für Sultan und Haremsdame,

Königin und Sklave, Lehrer und Schülerin, Domina und Kunde... Das ist zwar aufregend, aber so eine aufwändige Inszenierung muss garnicht sein. Es geht auch im Kleinen - durch Änderung der Stimme, Sprechweise, Körperhaltung und des Verhaltens. Eva spielt zum Beispiel die naive Unschuld, die Unnahbare und die Laszive; Guido spielt den Latin Lover, den Unerfahrenen und den Herren.

Mein Rat: Nur keine falsche Scham - leben Sie all Ihre Ideen aus, probieren Sie zusammen herum, was das Zeug hält! Klar kommt auch mal was Blödes dabei heraus. Was soll´s? Sie haben was zu lachen, und beim nächsten Mal versuchen Sie was anderes. Im Endeffekt ist der Zugewinn höher. Nichts hält Lust und Liebesleben so frisch wie zwei Leute, die ihre Wandlungsfähigkeit und Spontanität zeigen.

Anal-Erotik

Da sich unheimlich viele Männer mit diesem Thema an meine Beratung wenden und auch einige Frauen, möchte ich explizit darauf eingehen, obwohl das Wollen und Gefallen bei beiden Geschlechtern sehr auseinanderklaffen.

66 % der Männer stehen auf Sex durchs Hintertürchen, 16 % nehmen es sogar lieber als den Vordereingang. Warum? Es ist enger, bietet daher mehr Reibung; es ist reizvoller, weil es schön dirty ist und sie´s nicht oft kriegen; es ist meist die letzte Bastion, die sie an einer Frau einnehmen können, um sie dann ganz zu „besitzen".

Jedoch „die meisten Frauen haben nur zweimal im Leben Analverkehr", besagt ein gängiger Spruch, „das erste Mal, damit der Kerl aufhört zu drängeln, das zweite Mal, um festzustellen, dass es immer noch gleich beschi... ist." Da scheint was dran zu sein: Laut Umfrage hat´s zwar schon etwa jede Vierte probiert, aber nur 7 Prozent wünschen Nachschlag.

Also warum sollte sich das für Frauen lohnen? Zwar ist das Rektum ja dafür gemacht, dass etwas hinausgeht, nicht hinein, und daher ist dieser Verkehr für viele Frauen so attraktiv wie eine Darmspiegelung (auch zum Orgasmus kommen so nur nur sehr wenige), aber: uns kann das Tabu genauso erregen wie die Männer. Und der Anus besitzt fast so viele Nerven wie die Klitoris. Es muss ja nicht unbedingt sein Penis sein! Für etliche Frauen (und auch Männer) kann eine zarte Stimulation des Anus antörnender sein als Rückenmassage & Co - wenn man es denn zulässt.

Vortasten durchs Hintertürchen

In Ihren Sexphantasien kommt Anal-Erotik oft vor, aber Sie wissen nicht, ob´s Ihnen in der Realität auch gefallen könnte; Ihr Partner möchte schon lange oder ist zumindest nicht abgeneigt? Fangen Sie mit einer äußeren Stimulation an: Streicheln oder Massieren des Anus und dessen Umgebung, mit oder ohne Gleitmittel.

Falls der/ die Gestreichelte dann Lust drauf kriegt, dass etwas eingeführt wird, können Sie eventuell einen ersten Versuch machen mit einem schmalen Dildo. Manche nehmen statt eines Analdildos auch Möhren, Griffe von Haar- oder Zahnbürsten und dergleichen, aber da muss man schwer aufpassen, dass sie nicht in den Körper rutschen! Ich finde, ein Finger eignet sich für den Anfang immer noch am besten, denn der ist weicher und sensibler als ein unbelebter Gegenstand und kann zudem bewegt werden.

Dann bitten Sie Ihren Partner, sich erst mal behutsam vorzutasten. Vier Tipps dazu: 1) Fingernagel kürzen! 2) Vorher unbedingt viel Gleitmittel auf den Anus geben! Benutzen Sie etwas Geeignetes; das senkt auch die Gefahr von Hautrissen. Im Sexhandel gibt´s sogar Gleitgel extra für den Analbereich. 3) Aus hygienischen Gründen kann man ein Kondom über den Finger ziehen. 4) Wenn Sie richtig erregt sind, sind Sie weniger empfindlich - also vorher „vorspielen"!

Der erste Finger macht Freude? Dann soll er noch einen zweiten hinzunehmen. Nur wenn das wirklich „Lust auf mehr" macht, kann der Penis einen Vorstoß wagen: gut eingeschmiert und Millimeter für Millimeter. Ob das gut geht, hängt ja auch von seinem Umfang ab. Brechen Sie ab, sobald es unangenehm wird.

Anal-Anleitung
Doris, 50, erklärt:

Dieses Thema erweckt in den Medien beim männlichen Betrachter den Anschein, als sei es eine „normale" Praktik und total erstrebenswert. Meine Freundinnen mögen es nicht. Ich gehöre zu den wenigen, die es genießen können. Aber nur wenn der Mann viel Körperbeherrschung und Einfühlungsvermögen mitbringt und eine vertrauensvolle, entspannte Situation gegeben ist! Dieses Glück hatte ich vor einem Jahr. Deshalb war es schon beim 1. Mal für mich schön.

Er verwöhnte mich zuerst lange, nahm mich vaginal und brachte mich zum Orgasmus; erst dann drang er vorsichtig mit einem Finger und Gleitgel ganz sanft in meine Rosette ein, massierte lange und zärtlich, dann mit zwei Fingern. Ich war in der „Hündchen-Stellung". Als ich ihm sagte, ich wolle auch sein Glied, legte er es einfach an meine Rosette, und die Bewegung fürs Eindringen kam eher von mir als von ihm - er überließ mir die Kontrolle und ich ließ mir Zeit. Nachdem die Eichel den Schliessmuskel passiert hatte, war es kein Problem mehr. Er bewegte sich ganz langsam und ging nicht zu tief, sondern achtete immer genau auf meine Reaktionen, bis ich ihn bat, fester zu stoßen, weil ich solche Lustgefühle bekam, dass ich es nun selbst intensiver wollte.

Ich habe die Erfahrung gemacht, dass Sperma im Anus brennt und ich danach eine Art Durchfall bekomme, was nicht so angenehm ist. Es empfiehlt sich, vorher rauszugehen.

Hier noch ein paar Extra-Tipps: Der Mann darf auf keinen Fall mit Druck eindringen, sonst gehen Sie an die Decke! Atmen Sie tief in den Bauch, während er tiefer reingeht, oder drücken Sie ein bisschen, ähnlich wie beim Stuhlgang. Ist er dann drin, soll er sich erst einmal nicht bewegen, damit Sie sich an das Gefühl gewöhnen können. Am besten, er streichelt dabei mit einer Hand Ihre Klitoris oder was auch immer Sie anturnt. Sobald Sie sich bereit fühlen, geben Sie ihm Bescheid, dass er anfangen kann sich zu bewegen - oder Sie übernehmen das selbst. Soll er jedoch einen Rückzieher machen, muss er auch das gaaaanz langsam tun!

Pfui, schmutzig!

Sie oder Ihr Partner schrecken nur aus einem Grund vor Analverkehr zurück: da hinten könnte es „schmutzig" sein? Falls Sie davor geradezu Panik haben, sollten Sie´s vielleicht lieber lassen...

Viele waschen oder duschen vorher gründlich den Anus. Klar ist das nur äußerlich, aber drinnen ist´s mit Aufwand verbunden: man wendet ein Klistier an (gibt´s in Apotheken und Sanitätshäusern); das ist eine Vorrichtung, wo mittels eines kleinen Schlauchs warmes Wasser in den Darm geleitet wird, was dann ziemlich schnell zu einer recht gründlichen Entleerung führt. Manche Leute stehen darauf, für die ist das dann eine Art Vorspiel. Aber den meisten Frauen würde dabei alles vergehen, denn ein Klistier ist eigentlich eine typische Krankenhaus-Quälerei.

Folglich verkehren die meisten Analfreunde ohne derlei Maßnahmen, und wie ich aus verschiedenen Quellen hörte, ist der Enddarm ein paar Stunden nach dem Stuhlgang wieder relativ sauber - sauber in dem Sinn, dass nichts Sichtbares an seinem Juwel hängen wird, jedoch: Millionen von unsichtbaren Bakterien. Aus dem Grund empfiehlt jeder Frauenarzt, vom Anus NIEMALS direkt in die Scheide überzuwechseln (selbst wenn Sie das auf dem Video „Arschparade" noch so oft gesehen haben), auch nicht mit den Fingern - hohe Entzündungsgefahr! Alles, was da drin war, sollte gründlich gewaschen werden, bevor es in andere Körperöffnungen getan wird.

Wenn man ein Kondom benutzt (für Penis/Finger/Dildo), kann man sich das Waschen sparen. Vorausgesetzt, man zieht es nach dem Analkontakt ab - versteht sich von selbst, oder?

Geräte machen das Leben leichter
- und den Sex auch!
Warum soll man Hände, Zunge oder den ganzen Körper bemühen, wenn es auch Sachen gibt, die einem die Arbeit teils abnehmen? Vor allem mit Vibrationen erreichen Sie viel. Sie sind der schnellste Weg zum weiblichen Orgasmus und können auch allerlei Vorspielhandlungen vereinfachen. ABER: Nur wenn das entsprechende Spielzeug zur Person passt und wenn sie überhaupt bereit dazu ist. Das heißt u.a.: Falls der Mann einfach in einen Erotikshop stürmt und irgendeinen Brummlümmel kauft, kann es sein, dass das Ding in den Müll fliegt. Ein Sexperimente-Freund fragte mich: *„Ich möchte Sextoys benutzen, aber meine Frau nicht! Was mache ich jetzt?"*
Die Frage ist erst mal nicht, wie er sie dazu kriegt, sondern warum sie nicht will. Was befürchtet sie? Dass er ihr gleich mit dem Vibro-Riesen und der Popo-Pumpe kommt? Dass er ihr statt eines Vorspiels nur den „Power-Schüttler" verpasst? Oder wär's ihr peinlich, wenn er sie mit Toys in ihrer Intimzone hantieren sieht?
Was er tun kann, ist: Ihr etwas spendieren, was sie sich selbst aussucht - aber für ihren Solo-Gebrauch statt für Spielchen zu zweit! Die meisten Leute, vor allem Schüchterne, müssen sich erst mal ganz allein und in Ruhe mit Toys vertraut machen, bevor sie sie vielleicht überhaupt in den Zweiersex integrieren. Aber da darf man nicht drauf setzen. Für viele Leute (auch Selbstbewusste) sind Sexspielzeuge nur für die Selbstbefriedigung, das heißt, sie mögen sie nicht mit Partner anwenden. Oder man fängt mit etwas Harmlosem an, etwa einem Penisring mit kleinem Kitzler-Kitzler-Aufsatz.
Für den Kauf ist hautnaher Toy-Kontakt besser als eine Bestellung im Versand. Denn es ist wichtig, dass Sie die Teile live sehen und anfassen können. Manche Frauen mögen härteres Material, da es ein direkteres Gefühl erzeugt, manche etwas Weicheres. Auch in der Form, der Vibrationsstärke und der Regelung gibt es riesige Unterschiede.

Kauftipps für Einsteigerinnen
• Finden Sie raus, ob Sie in der Nähe einen Erotikshop für Frauen haben oder zumindest einen gepflegten, aus dem Sie nicht sofort wieder hinausstürmen wollen. Oft kann man sich auch schon vorher im Internet über das Geschäft und dessen Warenangebot schlau machen. Die Läden für Frauen führen in der Regel praxiserprobte und ästhetische Geräte, die nicht wie abgeschnittene Geschlechtsteile oder Folterinstrumente ausse-

hen, aber auch der „normale" Sexhandel hat hier in den letzten Jahren mächtig aufgeholt.
- Hemmungen oder peinliche Gefühle sind überflüssig! Mehr als jede zweite deutsche Frau besitzt mittlerweile mindestens ein Toy. Lieblingskategorie: Vibratoren.
- Lassen Sie sich Zeit; nehmen Sie das, was Sie optisch anspricht, in die Hand: Fühlt es sich gut an? Riecht es gut? Was Sie nicht riechen können, sollten Sie auch nicht an/in Ihre sensibelsten Körperteile lassen. bedienen? Wie viele Einstellungsmöglichkeiten gibt es? Ist es zu laut?
- Sparen Sie nicht am falschen Ende. Billigware ist oft schnell hinüber und hat verletzungsträchtige Schweißnähte, Kanten oder eine ungesunde Außenbeschichtung. Toys aus Gummi oder Soft-Jelly enthalten sehr oft giftige Chemikalien. Silikon ist teurer, aber fast geruchsneutral, hygienischer, hautverträglicher, pflegeleichter und langlebiger. Allerdings gibt´s auch hier Unterschiede. Silikonsachen aus Massenproduktionen fassen sich oft klebrig an oder riechen seltsam.
- Wichtig ist außerdem die Betriebsart. Die billigsten Vibratoren sind zwar die mit Batterien, aber diese halten meist nicht lange vor, und dann liegt Ihr Toy ungenutzt im Nachtkästchen, weil man immer wieder vergisst, neue Batterien zu kaufen. Die Alternativen: Vibratoren mit Kabel und Netzstecker oder mit integriertem Akku und Ladestation / Ladestecker (mein Favoriten: „Smartvibes" - sehr ausdauernder Akku, intelligentes Design und sehr variable Einstellungen).
- Achten Sie auch auf Wasserdichte: Dann geraten weder Gleitgel noch andere Flüssigkeiten ins Innere - etwa wenn Sie das Teil waschen oder mit in die Badewanne nehmen. Qualitäts-Silikon-Toys kann man sogar mit kochendem Wasser übergießen, was besonders sinnvoll ist bei analem Einsatz oder Intim-Infekten.
- **Sexshops und -versand für Frauen**: z.B. www.funfactory.de (Laden in Berlin), www.sexclusivitaeten.de (Berlin), www.laluna-toys.de (Berlin), www.knisterkiste-neuss.de (Neuss), www.forladiesandgents.de (Münster), www.insideher.de (Frankfurt), www.femmefatal.de (Essen, Heidelberg), www.ladiesfirst.de (München), www.my-little-secrets.de (Braunschweig), www.liebhabereien.com (Hannover), www.lacoquette.de (Osnabrück), www.priana.de (Toyparties und Online-Shop), www.sinntensiv.de (Toyparties im Bereich Wiesbaden), www.magnolias.at (Wien), www.specialmoments.ch (Zürich), www.ladystoys.de (Köln).

Vibrierendes

1) Vibratoren in Phallusform: Man möchte zwar denken, dass die zum Einführen gemacht sind, aber sehr viele Frauen halten sie überwiegend außen an. Klar kann man sie auch ganz in die Scheide tun: bitte nur bei guter Befeuchtung! Vielleicht auch bloß bis zur Hälfte und die Schenkel fest zusammenklemmen - dann gerät der ganze Bereich ins Beben. Oder die Klitoris kriegt einen Extra-Vibrator oder einen Finger.

2) G-Punkt-Vibratoren: Sie sind tatsächlich fürs Einführen konstruiert und haben oben eine Biegung für die gezielte Stimulation der G-Zone. Dort sollte das Ding auch am stärksten schwingen, und zwar bitte kräftig, weil es sonst wenig bewirkt.

3) Butterflies: Heißen so, weil sie meist die Form eines Schmetterlings haben, zumindest mit viel Phantasie. Im Korpus befindet sich ein vibrierendes Element und an den Flügeln dehnbare Schlaufen, um das Ding so an der Hüfte zu befestigen, dass der Intimbereich beglückt wird. Monster-Sound, Mini-Effekt. Butterflies kommen aus einer Generation von Toys, wo man sich noch wenig um ansprechendes Design und Funktionalität kümmerte, warten aber immer noch in vielen Sexshops auf ahnungslose Käufer, die traditionelle Produkte und kleine Preise bevorzugen.

4) Multi-Stimulations- oder Kombi-Vibratoren:

- „Madonnen" haben einem Haupt-Arm und ein bis zwei zuckende Nebenärmchen für Kitzler und/oder Anus. Bei einigen kreist die „Eichel", und im Schaft rotieren Perlen, die für die Scheidenpforte gedacht sind - falls frau das Ding überhaupt so tief drinhaben will. Meist können Sie die einzelnen Elemente separat betätigen, etwa die Nebenarme auf Turbo stellen und den Schaft auf Pause oder Softbetrieb.
- „Aufliege-Vibratoren" sind ergonomisch geformt, liegen zugleich auf Venushügel, Scheideneingang und Kitzler (z.B. der „Laya Spot" aus antiallergenem Elastomed), haben meist keine allzu kräftige Schwingung, eignen sich aber auf jeden Fall fürs Vorspiel.
- Aufliege-G-Punkt-Kombi: Marktführer und wirklich empfehlenswert ist der „Delight", ein smart designtes Schmuckstück aus Silikon/ Elastomed mit sehr vielen Einstellungsstufen (z.B. pulsierend), hochwertigem Akku und einem schicken Etui, das gleichzeitig als Aufladeschale dient (hier im Bild ohne Etui).

5) Mini-Vibratoren: Sie sind nur ein bis drei Zentimeter groß und lassen sich entweder an einem Penisring anbringen oder sind bereits in einem integriert (zum Beispiel in einem Guss aus Latex). Das kann man auf Glied, Dildo oder Finger ziehen und dies dann so platzieren, dass alle Beteiligten dran Freude haben. Gut und günstig ist zum Beispiel der „Durex Play Vibrations Ring".
Tipp: Beim Einsatz am Penis bitte stillhalten oder sich nur ganz langsam hin und her bewegen - bei normalem Stoßverkehr rumpelt der Minivibro nur peinvoll gegen die sensiblen Partien der Frau.
Manche dieser Teilchen sind sogar für die Zunge geeignet, um Oralsex zu erleichtern. Ist aber für den Träger gewöhnungsbedürftig! Tipp: Zunge einfach nur hängen und zittern lassen.
Weitere Möglichkeit: so in den Slip legen, dass Ihre Lieblingsstelle erbebt - zum Beispiel für aushäusigen Einsatz. Allerdings sollten Sie bedenken, dass die Minis nicht lautlos sind! Öffentliche Verkehrsmittel: okay, Konferenz oder Meeting: lieber nicht. Und eine Warnung: Bitte nie in den Anus stecken - außer es ist eine längere, feste Schnur dran.
6) Vibrierender Aufsatz: Grundlage ist hier ein Minivibrator, und um den herum ist ein größeres Stück aus einem Guss - meist aus Gummi und in Form eines Tieres (etwa Hase, Bär, Delphin): Schnauze oder Ohren sind für die Klitoris, der Schwanz für den Anus. In der Mitte ist ein dehnbarer Ring oder ein Loch, um es auf den Penisschaft aufzuziehen. Vorteil: Beim Slow Sex werden Frau & Mann stimuliert und er behält dank des engen Ringes seine Erektion. Leider haben die meisten dieser Aufsätze ein Kabel, an dessen Ende ein Kästchen hängt (mit Batterien und Steuerung) - das stört. Tipp: Halten Sie Ausschau nach einem mit interner Batterie. Natürlich kann frau das Ding auch ohne Mann dran zwischen die Beine klemmen.
7) Anal-Vibratoren: Für sie gelten, da ihr Einsatzort noch sensibler ist als die Scheide, folgende Vorsichtsmaßnahmen: Wählen Sie für den Anfang etwas sehr Schmales (z.B. Zigarrenform). Es sollte entweder eine verbreiterte Basis haben, damit es nicht in den Darm rutscht, oder am unteren Ende eine fest angebrachte, stabile Rückhol-Schnur. Die Oberfläche des Vibrators muss absolut glatt sein, denn dann bleiben weniger Keime und sonstiges dran hängen. Das selbe gilt auch für die Schnur: sie muss mit Kunststoff oder Silikon ummantelt sein. Und um das Toy nach Gebrauch wieder hygienisch sauber zu kriegen, sollte es wasserdicht sein und kochendes Wasser vertragen.
8) Masturbatoren: Das sind Masturbations- und Koitier-Vorrichtungen für Männer und Frauen mit Vibration (ohne Vibration heißen sie Dildo, Onahole o.ä.). Teils sind das preiswertere Kleinodien wie der „Monkey Spanker", eine Art Griff mit einem dehnbaren Loch, durch das der Penis gesteckt wird,

oder sprechende Nachbildungen des weiblichen Lustgartens („oh yeah, fuck meee..."), teils sind das ausgewachsene Apparate, bei denen ein Kunstpenis sie rhythmisch penetriert oder eine Kunsthand das Glied abrubbelt: ausgeklügelt, vielfach verstellbar und ganz schön kostenintensiv (siehe z.B. www.somjapan.com). Aber wenn's den Partner effektiv entlastet...

9) Massagegeräte: Kennen Sie diese Stäbe mit dem großen, runden Vibrationskopf, die es schon vor Jahrzehnten im Versandhaus-Katalog gab? Die nette Dame auf dem Foto hielt es sich an die Wange, aber alle wussten, wo sie's eigentlich haben wollte.

Der Klassiker ist der berühmte „Magic Wand" aus den USA, der Mercedes unter den Massage-Vibratoren: mit Netzkabel, diversen Aufsätzen und lebenslanger Garantie (oder sowas in der Art), also praktisch unkaputtbar. Seine stärkste Stufe kommt an einen Schlagbohrer ran. Das heißt, selbst mit Thermohose und doppelter Damenbinde können Sie sich wegbeamen. Und ganz nebenbei können Sie damit auch noch Ihre Nackenverspannung wegmassieren und die Schnitzel weichklopfen. Oder die Eier Ihres Adams.

Für viele tut's auch ein stinknormales Massagegerät aus dem Kaufhaus - gibt's zum Teil schon ab 15 Euro. Es könnte sich jedoch lohnen, ein bisschen mehr auszugeben, zum Beispiel für eines dieser Teile mit mehreren „Fingern" dran. Oder für eine vibrierende Kugel, die man an die Genitalien anhalten oder über den ganzen Körper rollen lassen kann. Das Gute ist, dass man sich damit oft auch die Vorspiel-Massage erleichtern kann.

10) Elektrische Zahnbürsten: Okay, eigentlich sollte ich hier ja nicht raten, Dinge des täglichen Hygienegebrauchs zweckzuentfremden. Zudem funktionieren sie längst nicht für alle Frauen. Aber da mir schon so viele geschrieben haben, dass sie mit sowas ihren ersten Orgasmus hatten oder darüber Zugang zu Sextoys fanden, kommt's mit auf die Liste. Große Bitte: Halten Sie nur die glatte Rückseite an und ziehen Sie vorher ein Plastiktütchen über. Vor allem wenn Sie die Zahnbürste von jemand anders verwenden.

11) Handbrause: Auch sie hat schon etliche Frauen (und manche Männer) in höhere Wonnen gehoben. Vor allem die Sorte, an der man einen pulsierenden Wasserstrahl einstellen kann. Achtung: Bitte nicht IN die Scheide oder Harnröhre richten!

12) Vibrations-Handschuh: Er hat am Handgelenk drei kleine Batterien, die für Schwingung in allen Fingern sorgen. Fühlt sich sehr hübsch an, macht aus jedem Streichel-Muffel den Verwöhner - ist allerdings wegen des Stoffüberzugs weniger für den Schleimhaut-Bereich geeignet, es sei denn, man bekleidet ein, zwei Finger mit Kondom oder Fingerling. Ein klasse Geschenk für den Partner, um sich selber eine Freude zu machen!

13) Wasserblubbern: Sprudel-Einrichtungen und Düsen in Whirlpools, Schwimmbädern oder Badewannen bieten eine nette Abwechslung. Nicht von ungefähr endet so mancher Badespaß mit sexuellen Handlungen. Zu guter Letzt will ich Ihnen den Brief von Manuel (25) nicht vorenthalten: *Neulich kam ich auf die Idee, ein Fuß-Massagegerät zur Selbststimulation zu benutzen. Statt meiner Füße hielt ich Hoden und Penis hinein. Dieser wurde schnell steif und ich hatte das Gefühl zu explodieren. Ist das gefährlich?*
Auf was die Leute so kommen...! Ich denke, gefährlich ist es nur dann, wenn das Gerät schadhaft ist. Wichtig ist m.E., dass es von einer amtlich anerkannten technischen Stelle geprüft ist (z.B. TÜV), dass man den Innenbereich regelmäßig und gründlich checkt (im trockenen Zustand!) und für die erste Testphase die niedrigste Stufe wählt. Ferner sollte man die Anleitung studieren und beim Hersteller nachfragen, ob man´s auch anderweitig nutzen kann („Kann ich da zum Beispiel mein Gesicht reinlegen?").

Sonstige Toys
- **Dildos**: Viele Leute bezeichnen damit auch Vibratoren, aber: Dildos vibrieren nicht, es sind einfach nur längliche Gegenstände, die in Vagina oder Anus eingeführt und mit der Hand bewegt werden. Da dieses Buch Ihnen ja eher Mühe ersparen will und da die meisten Frauen Vibros bevorzugen, verzichte ich auf eine ausführliche Beschreibung. Man kann ja auch einen Vibrator ausgeschaltet lassen und wie einen Dildo nutzen, hat dann two in one. Auch im Haushalt finden sich etliche geeignete Formen. Ob das etwas bringt und was man da nehmen soll, ist Geschmackssache, aber probieren kann man ja einiges: Gemüse (zu große Teile kleiner schneiden; Eckiges abrunden!), Kerzen, Stiele usw. Völlig ungeeignet sind Sachen mit scharfen Kanten oder Spitzen, Gefrorenes, Gezuckertes, Heißes, Unhygienisches (im Zweifelsfall ein Kondom drüberziehen!) und alles, was im Körper kaputtgehen könnte oder hinterher vielleicht nicht mehr rauszukriegen ist. In Notambulanzen hat man schon alles Mögliche aus Scheiden und Pos gefischt.
Ich höre bereits den entsetzten Aufschrei der kleinen Dildo-Fraktion und -Hersteller. Nun, meinetwegen: Es gibt auch sehr schicke Teile aus Marmor, Granit, Plexiglas, Aluminium, Silber, Gold, Edelholz - wer sich´s leisten kann... Von den vielen Tausend Leuten, die sich bereits an meine Online-Sexberatung gewandt haben, hat noch nie jemand berichtet, dass er/ sie sich mit sowas vergnügt.
Erwähnenswert ist allerdings der „**Aneros**", ein Toy vor allem für Männer: Analdildo, PC-Muskel-Trainer und Prostata-Masseur in einem.
Sobald der Mann seinen Schließmuskel bewegt, geht der Aneros auf und ab

und stimuliert dabei Damm und Prostata - zwei meiner Leser berichteten sogar, sie könnten damit nach einigem Training sehr intensive „innere" Orgasmen erleben, ohne den Penis überhaupt anzufassen. Und durch die Festigung des PC-Muskels verstärken sich die Höhepunkte ohnehin.
Wer sich traut, das Teil beim Paar-Sex drinzulassen, kann damit seine Erektion verstärken und verlängern - wie auch das Kommen.
- **Onahole**: Auch „Taschenmuschi" genannt. Teils kommen sie ganz schlicht daher als Etui oder Hülle mit einem weichen, etwas formbaren Innenleben, das sich wie eine Vagina anfühlen soll; teils haben sie die Form eines weiblichen Mundes oder Genitals, mehr oder weniger kunstvoll gestaltet. Ohne Vibration sind sie meist klein im Preis, viele sogar für den einmaligen Gebrauch gedacht, es sei denn, man nimmt ein Kondom.
- **Liebeskugeln:** Direkt führen sie nicht unbedingt zu Lust und Orgasmus, aber indirekt, weil sie die Scheidenmuskeln kräftigen. Es gibt grob gesagt zwei Sorten: Leichtere Kugeln, meist außen aus Kunststoff, die innen einen kleineren Ball enthalten, der bei Bewegung Schwingungen erzeugt und so die Muskeln anregt. Ferner solche aus schweren Materialien (Edelmetall, Stein, Marmor o.ä.); die Trägerin muss ihre Muskeln anspannen, um die Kugeln in sich zu behalten.
Tipp: Bitte kaufen Sie keine billigen Kugeln (oft auch erkennbar an der fies designten Verpackung), denn die sind meist aus scheidenunfreundlichen Materialien (z.B. metallfarbene Legierungen, die sich ablösen) und haben Schnüre, in denen sich Keime sammeln.

Anwendungstipps für Vibratoren

Klar kann man sie an die Klitoris halten, aber auch an jeden anderen Körperbereich - vor allem wenn es nicht ums Kommen, sondern erst mal um Lustvariationen geht. Oftmals reizend: an Fußsohle, Brust, Po-Spalte, Schenkelinnenseite. Manchmal orgasmusförderlich: Scheideneingang, -inneres, oder das Gerät fest auf den Venushügel pressen.

Spezieller Einsatz von Vibrator oder Dildo im Liebesspiel:
- Während des Hand- oder Oralverkehrs an der Frau schiebt er das Toy in ihrer Scheide hin und her.
- Beim Vaginalsex hat sie oder er das Teil im Anus - oder auch er, während sie seinen Penis verwöhnt.
- Er stößt sie anal und füllt ihre Scheide mit dem Vibrator (bitte nie vom Po direkt in die Scheide wechseln - Infektionen drohen!).

Wie bereits angemerkt, bringt der Kaltstart den meisten Frauen nichts - d.h., ein Toy törnt erst dann an, wenn die Besitzerin insgesamt angewärmt ist.

Flutsch-Tipp
Fast alle Sexspielzeuge fühlen sich besser an, wenn Sie Gleithilfe hinzufügen. Zwar können Sie Vaseline oder Öl nehmen, aber dann lässt sich das Teil schwer reinigen. Und silikonhaltige Gleitgels vertragen sich nicht mit Silikontoys. Besser sind wasserlösliche, z.B. Aquaglide, Bioglide, Durex play (in Sexshops und Apotheken).

Toys beim Zweiersex integrieren
Laura Meritt, Inhaberin von „Sexclusivitäten" in Berlin (Sexshop und -versand für Frauen) bemerkt:
Frauen werden zwar immer offener gegenüber Sextoys, aber es gibt immer noch ziemlich viele, die sagen: Das hab ich nicht nötig. Oder: Paare brauchen sowas nicht. Oder der Mann lehnt es ab, weil er Vibratoren & Co als Konkurrenz betrachtet. Aber die können ja nie einen Menschen ersetzen!
Spielzeuge sind, wie der Name schon sagt, zum Spielen da - und eine wunderbare Ergänzung. Zum Beispiel erreicht man die G-Zone viel besser mit einem G-Punkt-Vibrator oder -Dildo. Oder für viele Frauen, die etwas im Anus mögen, ist ein Penis zu groß. Oder wenn Sie während des Verkehrs eine klitorale Stimulation brauchen, um zu kommen, kann man auch etwas Vibrierendes anhalten - denn vielen Männern geht ja beim Stoßen das Fingerspitzengefühl verloren.
Falls Ihr Partner noch nicht offen für Toys ist, sollten Sie ihm sagen, was Sie da gern hätten und dass Sie ihn dran teilhaben lassen möchten. Und dann können Sie mit ihm zusammen erst mal im Internet, Shop oder Katalog schauen, was es überhaupt gibt und was Ihnen beiden sympatisch wäre.

TEIL 3

FÜR FRAUEN:
MINI-EINSATZ, MAXI-WIRKUNG

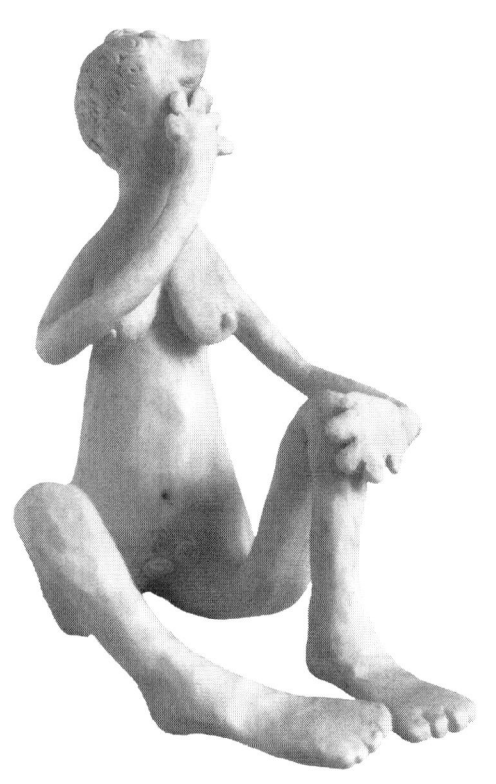

Oh süßes Nichtstun!

Eigentlich ist die Gleichberechtigung, die wir erreicht haben, ein Segen. Frauen wird heute das Selbe zugestanden wie Männern - in manchen Bereichen noch nicht ganz, jedoch so weit, dass wir zufrieden sein können, auch beim Sex: Wir haben ebenso ein Recht auf Erfüllung unserer Bedürfnisse und Befriedigung wie die Männer, und wir werden nicht mehr so oft schief angeguckt, wenn wir mehr haben wollen. Aber im Zuge der Gleichberechtigung erwartet auch so mancher Romeo, dass seine Julia sexuell gleichviel tut wie er: den Anfang macht, ihn verführt, verwöhnt, das selbe Maß an Körpereinsatz leistet...
Bloß: Viele von uns hätten noch lieber, dass sich unser Beischläfer durchaus „Sex Beine ausreißt", während wir uns einfach bedienen lassen. Das ist keineswegs nur Trägheit, sondern vielmehr unsere Natur: Erstens, bei uns stellen sich Erregung und Orgasmus nicht so leicht ein wie beim Mann - wir brauchen also mehr Zuwendung. Zweitens können die meisten den Akt intensiver genießen, wenn sie selbst nicht allzu viel machen müssen. Es wird zwar oft behauptet, dass Frauen multitaskingmäßig mehrere Dinge gleichzeitig können, aber beim Paaren gilt das nicht: „Jede halbwegs erfahrene Frau hat schon erlebt, dass kalkuliert eingesetzte Aktionen den Erregungsaufbau unterbrechen", sagt die berühmte Wiener Sexualforscherin und -therapeutin Prof. Dr. Gerti Senger. „Sehr oft verhindert gezieltes sexuelles Handeln das sexuelle Fühlen."
Beispiel: Selbst Frauen, für die der Cunnilingus normalerweise ihr Gipfel-Express ist, haben Probleme, beim 69er zu kommen, weil sie vor lauter eigener Oraltätigkeit nur noch halb mitkriegen, was ihr Liebhaber da unten macht...
Kurzum, wir Mädels haben gewissermaßen ein angeborenes Recht, horizontal viel weniger zu tun als der Mann. Und trotzdem, verehrte Freundinnen der Passivität, kann sich fast keine von uns vorbehaltlos dem süßen Nichtstun hingeben: Fordern Männer nicht dauernd mehr sexuelle Aktivität und Initiative von den Frauen? Schneidet so eine heiße Hexe nicht viel besser ab als die träge Transuse? Und wird der Liebste nicht auf Dauer unwirsch, wenn er „die ganze Arbeit" machen muss? Oder stellt gar irgendwann seine Bemühungen ein?
All dies kann passieren. Aber garantiert nicht mit den Tricks, die ich Ihnen hier verrate...

Zutaten-Liste für Lazy Ladies:
1) Ein Partner, der Sie wirklich liebt oder sehr begehrt - am besten beides.
2) Sie vertreten selbstbewusst Ihren eigenen sexuellen Stil, aber Ihrem Liebsten gestehen Sie auch viel zu, denn Sie sind offener und „unverschämter" als manch andere Frau.
3) Sexy Dessous, sexy Bekleidung.
4) Ein großer Spiegel fürs Schlafzimmer.
5) Vibrierendes (siehe S. 125ff) und Gleitmittel (siehe S. 77).
6) Ein Massagegerät (siehe S. 129).
7) Leckereien, die Sie auf Ihrem Körper verteilen können.
8) Gesunde Lebensmittel für IHN, z.B. exotische Früchte.
9) Erotika (Sexfilme, -literatur, -bilder etc.).
10) Fesselmaterial (weiches Seil, Schals, Tücher, Strumpfhosen etc.).
Falls es bei Punkt 1 oder 2 holpert und/oder Sie die anderen Zutaten vehement ablehnen: Bitte zurück zu Teil 1!

Konditionierung: Gut erzogen ist halb gewonnen

Konditionieren bedeutet: einen Reflex oder eine Reaktion bewirken - länger oder anhaltend. Unser Gehirn wird ja unter anderem nach schlichten Wenn-Dann-Strukturen geprägt: Wenn ich dies tue, passiert jenes. Jeder kennt´s aus eigener Erfahrung: Folgt auf mein Handeln nichts oder etwas Negatives, lasse ich es - spätestens nach einigen Wiederholungen. Folgt etwas Positives oder erwarte ich selbiges, mach ich es nochmal, beziehungsweise öfter.
Es gibt viele Strategien, wie Sie Ihren Mausebär dazu kriegen können, im Bett mehr zu geben. Aber vorab sollten Sie ein paar Basics verstehen und beachten:
• **Nichts anmerken lassen.** Denn Männer hassen es, gegängelt oder manipuliert zu werden (es sei denn, es ist eine offene, spielerische Manipulation, aus der er auch selber Nutzen zieht). Behalten Sie das immer im Auge.
• **Nach vorn schauen.** Verschwenden Sie keine weitere Zeit damit, nach den Ursachen zu forschen, warum er so faul/ egozentrisch / blabla ... ist. Die Erkenntnis „Seine Erziehung/ seine Ex/ unsere Machogesellschaft hat ihn verdorben" nützt Ihnen ebensowenig wie Schuldzuweisungen. *Tun Sie das, was Erfolg verspricht, und nicht das, was Sie sonst oft tun, aber was bisher zu wenig gebracht hat.* Und: Formulieren Sie´s auch für sich selbst positiv! Also statt zum Beispiel „wäre er nur nicht so verkehrsfixiert" lieber „ich möchte, dass er sich mit meinem ganzen Körper beschäftigt."

Wenn Sie Ihren Kerl von vornherein in eine Schublade stecken und negative Erwartungen haben, programmieren Sie den Misserfolg vor. Haben Sie hingegen eine lockere, optimistische Grundhaltung, tritt auch eher etwas Gutes ein - nicht zuletzt, weil Sie eine ganz andere Ausstrahlung haben.

• **Machbare und konkrete Ziele setzen.** Wünsche wie „nähme er sich nur mehr Zeit für unsere Zweisamkeit" sind zu pauschal. Sie müssen konkretisieren, etwa: „Ich möchte, dass er jeden zweiten Tag eine Stunde mit mir gestaltet, ohne dabei zu fernsehen." Teilen Sie die Ziele in kleine Schritte auf („heute abend zusammen baden") und realisieren Sie einen nach dem anderen. Wenn Sie zuviel auf einmal wollen, besteht Schiffbruchgefahr. Er kommt Ihnen eher entgegen, wenn er genau weiß, was Sie von ihm wollen - und wenn Sie nicht gleich zuviel verlangen.

Und jetzt geht´s los:

Die 10 Zauberstrategien, um das Beste aus Ihrem Schatz zu holen

Nicht jede Taktik passt zu jeder Problematik. Wählen Sie die jeweils passende aus dem Bauch heraus. Und falls sie nicht gleich fruchtet: Warten Sie ein bisschen ab und wiederholen Sie sie. Droht jedoch dicke Luft oder anderweitiger Ärger, sollten Sie eine andere testen.

1. Quengel- und Totquatsch-Stop

Männer haben eine Allergie gegen alles, was nach Bevormundung riecht, vor allem wenn es mit (unterschwelligen) Vorwürfen verbunden ist. Dann empfinden sie´s als Nörgeln und haben damit auch gleich einen guten Grund, sich zu widersetzen. Geben Sie Ihrem Partner diese Chance erst gar nicht. Wenn Sie wiederum nichts sagen, kommt er vermutlich gar nicht auf die Idee, dass Ihnen was fehlt oder nicht passt. Und wenn Sie zuviel labern oder vorsichtig-indirekt reden, geht´s bei ihm zum einen Ohr rein und zum andern wieder raus. Von daher:

2. Formulieren Sie Ihr Anliegen knapp, einfach, freundlich

Und hüten Sie sich vor negativen Erwartungen und Zynismus à la „du hast ja sowieso keinen Bock, auf mich einzugehen" - das erzeugt sofort Abwehr! *Konzentrieren Sie sich auf das, was Sie wollen, nicht auf das, was Sie nicht wollen.* Überlegen Sie nicht, *WIE* er sein sollte, sondern *WAS* konkret er tun soll. Das ist seine Sprache.

Falls Ihre klare nette Bitte nicht fruchtet oder er´s bald wieder vergessen hat: ein-, zweimal sagen reicht nicht. Haben Sie Geduld und bleiben Sie freundlich, selbst wenn Sie sich schon vorkommen wie eine CD mit einem Sprung.

Sollte es nach der siebten Wiederholung immer noch keinen Einlass in sein System gefunden haben, probieren Sie eine der folgenden Methoden.

3. Handeln statt quatschen

Hat er´s beispielsweise beim Sex immer eilig, bremsen Sie ihn deutlich, aber liebevoll, platzieren sein Patschehändchen auf dem zu behandelnden Körperteil und deuten eine Streichelbewegung an. Oder: Fesseln Sie ihn und zeigen Sie ihm, wie sich ein echt langer, echt guter Akt anfühlt.
Falls er auf begriffstutzig macht: bitte nicht die *Große Unverstandene* markieren! Männer sind keine Hellseher und in vielem eben anders gedeichselt als wir. Wenn Sie sich schon die Mühe machen, an ihm auszuführen, was Sie selbst gern hätten, dann *sagen* Sie´s auch dazu! „Guck mal, Hase, wenn du das an mir machst, komm ich besser in Fahrt..."
Übrigens: Manche Männer kürzen das Vorspiel ihrer Gefährtin ab, weil sie die Erektion verlieren, wenn es länger dauert. Gegenmittel: Statt bloß empfangend herumzuliegen, können Sie gleichzeitig bei ihm Hand anlegen.

4. Tun Sie nichts

Dies betrifft vor allem Frauen, die zu viel tun.
Vor 15 Jahren hatte ich einen Freund, Joe. Bei uns gab´s Zärtlichkeit nur oneway: von mir zu ihm. Stundenlang streichelte ich ihn, küsste hier, knabberte da, genau so, wie ich´s selbst gern gehabt hätte. Aber solange sich bei ihm nix regte (phallustechnisch), bekam ich als Gegenleistung höchstens eine klamme schlappe Dümpelpfote, die sich im Zeitlupentempo über meinen Rücken schleppte; und sobald sich was regte, marschierte er zielstrebig Richtung Koitus. Dies bewirkte eine gewisse Trockenlegung meines Intimbereichs, zumal er sich bei meinen Hinweisen auf andere reizempfängliche Zonen absichtlich blöd anstellte und sie beim nächsten Mal schon vergessen hatte.
Gut, Joe ist ein Extremfall: er war ein Nehmer, und ich wurde automatisch zur Geberin - typisch Frau eben. Das zeigen auch Studien: Frauen teilen von jung bis alt fast doppelt so viele Berührungen aus wie Männer, und mindestens zwei von drei hätten gern auch selbst mehr davon - sowohl in sexuellen wie in unsexuellen Situationen.
Deswegen sollten wir aber keineswegs unsere Bedürfnisse unterdrücken - Zärtlichkeit in Wort und Tat hält eine Beziehung lebendig. Nur, zwingen können wir eben auch keinen! Was wir beeinflussen können und auch sollten, ist das Maß, was wir unserem Kerl zukommen lassen. Sobald wir ihn nämlich damit überschütten, sieht er seinerseits kaum Anlass, selbst öfter anzufangen und zu geben. Mich damals zwei Tage zu zügeln, war das längste, was ich

schaffte. Das ist zu wenig. Heute würde ich Frauen in so einer Lage raten: Üben Sie sich in Geduld und lassen Sie ihn mal kommen. Zeigen Sie ihm weiterhin, dass Sie ihn schätzen und lieben (durch Blicke, Anerkennung, usw.), aber halten Sie sich zurück mit Kosen. Geben Sie ihm Gelegenheit, den Anfang zu machen, vertrauen Sie darauf, dass irgendwann etwas von ihm kommen wird. Werden Sie nicht ungeduldig oder böse, falls das eine Woche dauert. Und sobald etwas kommt, reagieren Sie 100 % positiv (!!!).

Ziehen Sie das 6 - 8 Wochen lang durch. Zeichnet sich dann immer noch keine Besserung ab, schlagen Sie ihm in aller Güte (nicht mit Groll!) eine Paarberatung vor.

5. Keinen Druck machen

Sabine (39) schimpfte sich bei mir aus, dass ihr Mann jetzt, ein halbes Jahr nach der Hochzeit, kaum noch Lust hätte und immer sagen würde, er sei müde. Tatsächlich hatte sich seine Arbeitsbelastung erhöht, doch sie war der Meinung, *„Männer sind doch immer spitz, und grade wenn sie Stress haben, brauchen sie es, um abzuschalten."*

Quatsch. Das wäre genauso wie wenn ich sage: „Alle Frauen finden Shoppen geiler als Sex". Jedenfalls taten´s die beiden früher täglich und jetzt *„nur noch zweimal die Woche".* Sabine hatte ihn schon gefragt, ob er sie nicht mehr attraktiv fände (was er verneinte), aber sie glaubte ihm nicht und war sauer auf ihn, weil: *„Ich beobachte, dass er jede Nacht im Schlaf an seinem Penis spielt und dass er dann hart ist. Ich sprach ihn an. Antwort: das ist so, weil er mal auf Toilette muss. Sobald ich nachts dranfasse, schubst er meine Hand weg und dreht sich um. Er sagt, ich bilde mir alles ein. Tue ich das oder was steckt dahinter???"*

Ich erklärte ihr, dass fast alle Menschen nachts Phasen haben, wo sie erregt werden; bei Männern wird der Penis härter, bei Frauen die Scheide feuchter, und sehr viele fassen sich dann im Schlaf an ihre Geschlechtsteile (bereits kleine Kinder machen das!). Da es im Schlaf geschieht, können sie nichts dafür. Ferner ist es ja völlig normal, dass man am Anfang der Beziehung sehr viel Sex hat und das dann zurückgeht, vor allem wenn Stress hinzukommt. Sabine fing dann aber an zu mosern und zu drängeln. Und wie das bei Menschen, die sich unter Druck fühlen, eben so ist, ging seine Lust noch mehr zurück. Daraufhin kommentierte und drängelte sie noch mehr, fing an, ihn zu kontrollieren. Beobachtete ihn im Schlaf, machte Probegriffe an seinen Penis. Wie sie das wohl fände, wenn sie selbst mal keine Lust hat und er prüft im Schlaf ihre Sexbereitschaft, indem er ihr in die Scheide fasst, und sagt: „Wieso schläfst du nicht mit mir, du bist doch feucht?"?

Und leider hatte sie diese Tendenz zu Kontrolle, Druck machen, Unterstellen

und Mosern auch im Eheleben. Was dann passiert, erklärt mein Kumpel Carsten:
„*In einer bestimmten Phase der Beziehung werden sehr viele Frauen unzufrieden, zupfen und zerren an ihren Männern herum und wollen sie dauernd ‚zu etwas bringen'. Dann fangen wir an, unsere Liebe zu verlieren und damit auch das Bedürfnis, ihr schönen Sex zu bereiten.*"
Kurzum: Lassen Sie ihn in Frieden und sein, wie er ist, erlauben Sie ihm auch mal, anders zu sein - er selbst eben.

6. Ignorieren Sie unerwünschtes Verhalten

Wenn Sie es nämlich rigoros bestrafen und Ihr Süßer ein Hitzkopf oder ein Sensibelchen ist, kann zweierlei passieren: entweder er tut es erst recht, um Sie zu provozieren und seinerseits zu bestrafen, oder er zieht sich sexuell zurück und macht gar nichts mehr. Und grundsätzlich wird ein Mann, den Sie anblöken oder vor den Kopf stoßen, es weniger mit seinem eigenen Verhalten verbinden als mit Ihnen! Sie sind dann nur die Böse und nicht das geliebte Weibchen, auf das er durchaus eingehen würde.
Betonen Sie seine Stärken, übersehen Sie seine Schwächen. Müssen Sie ihn wirklich einmal korrigieren, dann tun Sie es klar, schnell und versöhnlich. Sobald Sie es überziehen, sieht er nur Sie kritisch statt sich selber. Also: Nicht etwas über sich ergehen lassen und ihm irgendwann im Streit hinknallen, „du hat ja NULL Feeling für mich", sondern gleich in der konkreten Situation auf nette Art sagen, „festes Reiben am Kitzler ist für mich etwas unangenehm - es fühlt sich viel schöner an, wenn du es ganz leicht machst." Oder falls er gern in den Karniggel-Style verfällt, können Sie seine Hüften packen, festsetzen und lächelnd so führen, wie Sie es mögen.
Falls Ignorieren und sanftes Korrigieren nicht fruchtet, sollten Sie das hier testen:

7. Kopieren Sie seine Untugenden

Yvonne, 25, klagt zum Beispiel: *Beim Sex, vor allem beim Vorspiel, ist mein Freund oft zu grob. Ich habe ihm schon einige Hinweise gegeben („nicht so fest", „sanfter bitte"), und in dem Moment beachtet er´s dann auch, aber beim nächsten Mal ist es wieder das Gleiche. Was tun?*
Wer nicht hören will, muss fühlen. Jedesmal, wenn er zu grob wird, verpassen Sie ihm Püffe, Kniffe und Klapse. Sollte derlei martialisches Vorgehen Ihnen jedoch völlig widerstreben, so erwidern Sie seine Grobheiten mit lautem Wehklagen („Aua, du tust mir weh!"). Übertreiben Sie ruhig, das macht anschaulich. Lassen Sie seinen empfindlichsten Stellen ähnliche Grobheiten

angedeihen (Eichel, Schenkelinnenseiten, usw.), um ihm zu demonstrieren, was er bei Ihnen anstellt. Und falls das alles nicht hilft, sollten Sie ihn entsorgen, etwa an ein SM-Studio verkaufen.

8. Tun Sie etwas Unerwartetes
Statt immer auf dieselbe (erfolglose) Art zu reagieren, wenn er Ihnen gegen den Strich geht, tun Sie etwas, was Sie noch nie getan haben. Es kann auch was völlig Abgedrehtes oder Absurdes sein, etwa, ihm den nackten Hintern zeigen. Oder der komplette Gegensatz zu dem, was Sie sonst immer getan haben. Beispiel: Sie haben einen Kuschelmuffel, der seine Haustiere öfter knuddelt als Sie? Dann können Sie a) einfach aufhören, sich zu rasieren, und gelegentlich bellen. Aber zweckmäßiger ist vielleicht b) etwas, was Matthias vorschlägt: „Meine Freundin streckt mir beispielsweise ein Bein hin, sagt auf süße kindliche Art ‚magst du bitte streicheln?' und macht dabei so große fragende Augen. Das wirkt immer." Damit appellieren Sie nämlich an seine männlichen Instinkte, wie auch hiermit:

9. Seinen Ehrgeiz wecken
Falls Ihr Süßer wie ein normaler „echter" Mann tickt, ist er leistungsorientierter als eine Frau - also zeigen Sie ihm, dass er Großartiges leistet. Vergleichen Sie ihn nie mit seinen Vorgängern oder überhaupt mit anderen Kerlen - jedenfalls nicht zu seinen Ungunsten. Dass er besser ist, können Sie ihm gern stecken. Kleine Lügen sind erlaubt: „Du bist so zärtlich und einfühlsam wie keiner" oder „Genau das macht einen guten Liebhaber aus!" spornt ihn an, es tatsächlich zu werden. Geben Sie ihm Selbstbestätigung und das Gefühl, der tollste, unwiderstehlichste, männlichste Superlover der Welt zu sein - und er wird zu Höchstleistungen auflaufen, ohne dass Sie sich verbiegen müssen. Ein guter Weg ist auch, über andere oder sich selbst zu sprechen:
„Meine Freundin sagt, diese eine Oral-Technik bringt ihr die stärksten Orgasmen - was meinst du, kriegen wir das auch hin?"
„Ich glaube, es gibt nur ganz wenige Männer, die experimentierfreudig sind."
„Ich weiß nicht, ob ich noch komme - und ob ich dir so viel Geduld abverlangen kann..."
Oder Wetten: „Wenn du verlierst, musst du meine Füße oral befriedigen". Oder so.
Noch eine Idee ist, einen großen Spiegel im Schlafzimmer aufzuhängen: Viele Männer sehen sich selbst gern „performen" - das stachelt nicht nur ihren Ehrgeiz an, sondern auch ihre Schaulust.

10. Positive Verstärkung.

Wenn er etwas in Ihrem Sinne tut, reagieren Sie positiv. Durch Freude, Gut-Drauf-Sein, Lob, Komplimente, Zärtlichkeit... Selbst wenn Sie seine Aktion für selbstverständlich halten (etwa weil Sie finden, dass sein Beitrag längst fällig war) oder sie geringer ausfällt als erhofft oder noch nicht perfekt ausgeführt ist: bitte weder eine Schnute ziehen noch kritisieren!!! Sondern jedes Schrittchen in Ihre Richtung honorieren - und zwar sofort, damit sein Unterbewusstsein es mit etwas Gutem verbindet.

Das kann ein anerkennender Satz sein: „Das hat mir sehr gefallen, wie du vorhin ......", „Wo hast du so gut Massieren gelernt?" u.a. Ausdrückliches Lob ist jedoch oft gar nicht nötig: Tätscheln Sie ihn mit Schmeicheleien, kleinen süßen Kommentaren - oder nur Tönen. Will ich damit sagen, Sie sollen absichtlich stöhnen? Falls Sie sonst eher der leise Typ sind: Ja! Geben Sie lauttechnisch ruhig etwas mehr Gas, als Sie das normalerweise tun würden. Erstaunlicherweise vermag das nicht nur Ihren Beischläfer anzufeuern, sondern auch Sie selbst, sofern es in etwa mit dem Liebesspiel korrespondiert (z.B. im Takt seiner Stoß- oder Leckbewegungen).

Lass mal hören!
Zeigen Sie Ihre Lust akustisch - Seufzen, Stöhnen, kehlige Laute, wohliges Ah, Oh, Hmm, wie auch Lachen, Schreien, Ächzen usw. - und verbal: schon einzelne Worte („schön", „gut", „geil" u.a.) oder Mini-Sätze vermögen das Männerherz zu erfreuen:
- Das ist (ja so) schön!
- Das fühlt sich toll an / Du fühlst dich sooo gut an
- Du machst mich an / Ich hab so eine Lust auf dich
- Ich will dich spüren / Ich will dich!
- .... (Ihre eigenen Ideen?)

Schauen Sie ihm in die Augen, strahlen Sie ihn an, sehen Sie einfach glücklich und zufrieden aus, lächeln Sie!

Falls Sie befürchten, ihr Liebster könnte Ihre Inaktivität „langweilig" finden, lassen Sie mich versichern: Ein guter Mann kann sehr wohl zwischen Hingabe und Passivität unterscheiden! (siehe Kasten unten.) Er mag die Art von Passivität nicht, die Desinteresse oder Nicht-Mitgehen bedeutet. Wenn er hingegen merkt, dass das, was er tut, Ihnen höchste Wohlgefühle bereitet, wird er nichts dagegen haben, dass Sie einfach herumliegen und im Genuss schwelgen. Lassen Sie ihn daran teilhaben und sich selbst gehen! Bieten Sie sich ihm dar, umfangen Sie ihn mit Ihrem Körper, werden Sie ganz weich und empfänglich. Winden und verbiegen Sie sich unter seinen Liebkosungen, schmiegen und recken Sie sich ihm entgegen wie eine Katze... **Tipp**: Falls solche Bewegungen bei Ihnen nicht von selbst kommen, dann versuchen Sie erst einmal Andeutungen davon.

Auch ein ausufernder Orgasmus kann ein wunderbarer Lohn für einen fleißigen Liebhaber sein.

Hingabe macht den Sex erst gut
Weil die exzessivste Nummer eine Turnübung bleibt, wenn sie fehlt. Hingabe bedeutet,
- Sie gehen völlig auf im Hier und Jetzt,
- Sie vergessen den ganzen Akt lang jegliche Hemmungen, Sorgen und Alltagskram
- Sie scheren sich nicht um Ihr „Ansehen" vor dem Partner, um Ihre Nachbarn, um Bindegewebsschächen oder andere Schönheitsfehlerchen.
- Sie richten Ihre Sinne auf die eigene Lust und deren Steigerung...
- sowie auf die Körpersprache und Laute Ihres Liebsten, so dass Sie vieles erspüren, was er möchte und was nicht. So wird ein wechselseitiges wahrhaftes „Liebes-Spiel" daraus.

Leider ist Ihr Parter nicht zur selben Hingabe fähig? Leiten Sie ihn liebevoll dazu an.

Und was, wenn eine der Methoden gefruchtet hat? Zurücklegen und auf den Lobeeren ausruhen? Bloß nicht! Denn dann tut auch er das. Bleiben Sie dran. Das selbe gilt für Rückschläge - begegnen Sie ihnen mit Kreativität und Optimismus.

„Er ist so wenig experimentierfreudig!"
Sehen wir uns an einem Beispiel an, wie man ein paar der Strategien einsetzen könnte...

Laura (30) berichtete mir: *Mein Freund und ich, wir verstehen uns wirklich gut. Und ich finde ihn sexy. Könnte also bestens sein. Mein Problem: Sexuell ist er ziemlich schlaftablettig, hat wenig Motivation. Zu 90 Prozent muss ich anfangen und dann läuft es meistens nach demselben Schema ab, weil er nicht sehr offen für Neues ist, und er selbst bringt nichts ein. Wenn ich nicht immer anfangen würde, hätten wir vielleicht einmal im Monat Sex (jetzt ca. 1x die Woche). Ich verstehe das nicht. Er ist in so vielen Bereichen kreativ. Im Sexuellen leider nicht! Ich bin da komplett anders. Auf guten Sex hab ich immer Lust, auf Experimentieren und Abwechslung (Sex im Freien, oral, anal usw.). Oft habe ich versucht, ihm meine Ideen schmackhaft zu machen. Wenn ich z.B. vor ihm strippe, findet er das höchstens niedlich, naja und da fühle ich mich nicht gerade erotisch anziehend, obwohl ich ganz passabel aussehe. Ich würde ihn am liebsten in eine „Liebesschule" schicken, aber selbst für erotische TV-Sendungen oder Zeitschriften interessiert er sich nicht. Er besteht auf seinem Kuschelsex... das macht mich sehr unglücklich.*

Ich fragte sie: „Ist dein Freund sehr gläubig oder sehr moralisch?"
Nein.
„Was ist mit ‚Handeln statt Reden', also dass du deine Sonderwünsche einfach in die Tat umsetzt?"
Das tu ich zum Teil ja schon. Wenn, dann wird es meist sehr aufregend und macht uns beiden richtig Spaß.
„Das klingt doch gut - warum belässt du´s nicht einfach dabei? Du bringst halt die Ideen ein, aber er zieht ja mit."
Mir fehlt der Antrieb, weil die Lust fehlt - erstens weil mich eben dieser immergleiche Sex nicht so motiviert. Zweitens, ich will auch mal von ihm verführt oder „genommen" werden! Ich fühle mich nicht begehrt von ihm, und das nimmt mir die Lust - und noch mehr, weil ich gern hätte, dass ER auch mal ein paar Ideen mit einbringt. Das habe ich ihm auch schon gesagt. Er meint ja selber, dass es ihm manchmal zu eintönig ist, aber andere Vorschläge macht er auch nicht. Er mag eben lieber Kuschelsex und das reicht ihm.
„Was wäre, wenn dein Freund jetzt öfter experimentieren wollte oder mit Sonderwünschen käme - wärst du für alles offen?"
Ich denke, ich bin für fast alles offen, wenn er´s vorher mit mir abspricht.
„Wie wär´s mit der Strategie ‚Nichts tun und abwarten'?"
Hab ich gemacht. Dann fängt ER immer wieder an: „Wir könnten ja, ich würde gern, wir haben schon lange nicht..." Und was macht er? NICHTS!!! Er wartet, dass ich die Initiative ergreife!!
„Naja, aber ich meine auch: Klar ansagen, dass er beim nächsten Mal dran ist, was Neues einzubringen, und dann in Ruhe abwarten, was kommt."
Da kann ich mich schwarz warten.
„Wie wär´s, wenn du dein großes Ziel - er soll mehr sexuelle Motivation aufbringen - in kleine Unterziele aufteilst? Zum Beispiel habt ihr ja nicht mal Oralsex. Du könntest ihm knapp, einfach und freundlich sagen, was er tun soll."

Ich hab ihm mal gesagt, wie ich´s gerne hätte, aber irgendwie stellt er sich ungeschickt an; ich habe manchmal das Gefühl, als hätte ich eher einen 18- als einen 31-jährigen vor mir. Zusätzlich törnt es mich sehr ab, ihm ständig sagen zu müssen, was und wie ich es gern hätte.
„Aha! Es könnte sein, dass er so ‚unmotiviert' ist, weil er von dir öfter negative, genervte, kritische Reaktionen kriegt! Ich vermute, du machst keinen Hehl draus, dass er ungeschickt ist. Wie´s scheint, wünscht ja auch er sich mehr Abwechslung, aber irgendwas bremst ihn. Hat er Angst, dass seine Vorstöße dir missfallen könnten - weil du so anspruchsvoll bist oder öfter mal unwirsch reagierst?"
Weiß nicht. Vielleicht. Aber soll ich mich etwa verstellen?
„Wenn du endlich was ändern willst, musst du deine Einstellung und deinen Umgang mit ihm ändern. Du solltest ungeschicktes Verhalten ignorieren und jegliche Eigeninitiative von ihm belohnen. Auch wenn sie nicht nach deinem Geschmack ist!"
Kannst du mir das genauer erklären?
„Mein Exfreund ließ sich auch nie was einfallen, wie er unser Liebesleben abwechslungsreicher gestalten könnte - er beschritt lieber bewährte Wege und überließ alles Neue mir. Als ich ihm irgendwann sagte, dass ich mir mehr Ideen von ihm wünsche, brachte er einige Tage später ein Rosenöl und massierte mich damit. Sein Pech war nun, dass dieser Rosengeruch für mich ‚stank' und mir die Lust eher verdarb; also ging ich danach duschen, kuschelte noch ein wenig mit ihm und das war´s. Was er daraus lernte, war, dass seine Neuerungen bei mir nicht ankamen, und daraufhin ließ er´s wieder. Ich hätte ihm eine Belohnung in SEINEM Sinne geben sollen, etwa einen ausgedehnten Blowjob. Und ihm hinterher sagen sollen, dass das Rosenöl zwar nicht so mein Ding war, aber ich es toll fand, dass er mal was Neues einbrachte. Ähnliches gilt für den Punkt ‚den Anfang machen': Dein Freund hat auch dabei ‚gelernt', dass seine Initiative allzuoft von dir nicht gewürdigt wird. Dazu kommt, dass auch du aufgehört hast, ihn als ‚Sexobjekt' zu betrachten. Welche Ansätze gibt es, das zu ändern? Unter anderem mit der Taktik ‚So tun als ob': Etwa dich verhalten wie am Anfang, als ihr beide frisch verliebt wart und du ihn sehr begehrt hast. Und du solltest einfach davon ausgehen, dass er dich begehrt (aber durch deine erfahrene und forsche Art verunsichert ist). Ferner solltest du ihm haarklein beibringen, was er tun soll, damit du dich begehrt fühlst. Und deine Lust und Sexaktivität nicht allzu sehr von ihm abhängig machen, also auch nicht immer erwarten, dass er in deinem Sinne reagiert."
Ich empfahl Laura auch einen kleinen Ansatz aus Teil 2: Sie könnte erst mal

rausfinden, worin genau *seine* Sexualität und *seine* Vorlieben bestehen! Er soll seine Wünsche frei äußern sowie eine Liste schreiben mit seinen Ideen. Und wenn er etwas davon mit ihr umsetzt, muss sie ihm dafür ganz viel positives Feedback geben.
Jedoch reicht das auf Dauer nicht, um einen Mann sexuell gebefreudiger zu machen. Superwichtig ist auch: eine konkrete greifbare Belohnung!

Retourkutsche: Belohnung ist die halbe Miete
Sie mögen langes Streicheln, Massagen, ausgedehnte Finger- oder Zungenspiele, aber haben ein schlechtes Gewissen, wenn Sie nicht so viel zurückgeben? Keine Sorge! 1) Denken Sie an unser angeborenes Vorrecht. 2) Nutzen Sie ab und zu einen kleinen Gehilfen mit Stromkabel: ein Massagegerät. 3) „Einen Mann stören körperliche Anspannung und Aktivität nicht. Im Gegenteil, sie können sogar seine Lust erhöhen", sagt Prof. Gerti Senger. Sprich, für die meisten ist es durchaus okay, im Bett der aktivere Part zu sein - es sei denn, es kommt kaum was zurück. Aber wer sagt denn, dass er genau das Gleiche in Retour erwartet? Im Gegensatz zu uns Frauen, die wir Umwege mögen, bevorzugt der gemeine Mann beim Sex eher den direkten Weg. So jemandem bringt viertelstündiges Rückenstreicheln oder Nackenknabbern eventuell gar nicht so viel, sondern dass Sie sich unverzüglich seinen anderthalb bis drei erogenen Zonen zuwenden. Anders gesagt: Geben Sie ihm nicht das, was SIE gern hätten oder was ihm Ihrer Meinung nach gefallen sollte, sondern was ER mag! Was bedeutet, dass Sie sicherheitshalber erst mal nachfragen sollten, was das ist.
Der Blowjob steht, wie wir alle wissen, ganz oben auf der männlichen Wunschliste. Fast genauso schön kann sich für Männer gut gemachte Handarbeit anfühlen (mehr dazu später). Selbstverständlich geht auch ein Quickie (siehe S.156ff). Wie - Sie finden das auch mühsam? Aber was sind schon fünf Minuten, nachdem er sich eine Stunde lang Ihrem Körper gewidmet hat! Und es sind meist nur fünf Minuten, wenn Sie seine Vorlieben genau kennen.
Sie können natürlich auch ganz offen Deals anbieten à la „Wenn du mich eine Stunde streichelst, geb ich dir xy."

Gönnen Sie ihm ein bisschen Sex!
„Was könnte Ihre persönliche sexuelle Zufriedenheit steigern?" wurde in einer großen Studie des Kondomherstellers Durex gefragt. Mit Abstand am häufigsten genannt wurden: 1) Mehr Zärtlichkeit und Romantik, 2) weniger Stress/ Müdigkeit, 3) mehr ungestörte Zweisamkeit mit dem Partner. Das

heißt, hier gibt es einen ganz deutlichen Trend: In unseren hektischen, stressigen Zeiten brauchen wir für „guten Sex" weniger den ultimativen Kick oder exotische Praktiken, sondern mehr Ruhe und mehr Zeit für Innigkeit! Wenn man vom Mittelwert ausgeht (Sex 2x die Woche, Dauer des Aktes 17,6 min), verbringt der deutsche Durchschnitt nur 35 Minuten *pro Woche* mit Beischlaf, aber ein Vielfaches davon mit Hobbies, Haushalt, Shoppen, Essen und dem Spitzenreiter Fernsehen. Da müsste - trotz Berufs- und Alltagswahnsinn - doch mehr drin sein!

Frauen verwenden *pro Tag* insgesamt mindestens drei Stunden für ihr *Äußeres* (Klamotten, Kosmetik, Frisur u.a.), *Wohnung* (sauberhalten, gestalten) und *Nahrungsversorgung* (Einkauf, Zubereitung, Rezepte usw.), wobei der unterbewusste Glaube mitspielt, sie würden sonst nicht geliebt werden. Für ihr Sexualleben jedoch verwenden sie umgerechnet im Durchschnitt nur ein paar Minuten. Und wundern sich, dass der Partner ihnen immer weniger Zuwendung entgegenbringt. Aber haben Sie je einen Mann sagen hören: „Ich bin verrückt nach meiner Freundin, weil sie für Essen und Ordnung sorgt und schick ist"? Wohl kaum! Männer sind verrückt nach Frauen, von denen sie viel & guten Sex bekommen und das Gefühl, ein toller Kerl zu sein. Selbst wenn diese Frauen etwas schlampig sind und nicht kochen mögen.

Deshalb mein **Tipp**: Sparen Sie sich mal das Shoppen, Kochen, Stylen und Aufräumen! Bestellen Sie was vom Lieferservice, lassen Sie die Klamotten auf dem Stuhl, verwenden Sie die gesparte Zeit und Energie für Ihren Liebsten und das, was ihm am liebsten ist! Manche von uns könnten z.B. einen Teil dessen, was sie für Klamotten oder Kosmetik ausgeben, für eine Putzfrau investieren, die ihnen mehrere Stunden Muße verschaffen könnte.

Erwähnen möchte ich auch die Frauen, die der Intimität nicht mal ein paar Minuten „opfern", aber sich viele Stunden pro Woche beim Sport abmühen. Wie Jessica, die sich an mich wandte, weil ihr Mann ihren Sexboykott nicht mehr mitmachen wollte. Ein starker Grund für ihre Unlust war ihr großer Zeitmangel und ständige Müdigkeit, vor allem weil sie ca. 16 Stunden pro Woche mit Fitness-Studio und Joggen verbrachte. Ich fragte sie: „Macht das Joggen wirklich Spaß?" Antwort: *Naja, manchmal.* „Macht das Training im Studio Spaß?" *Nicht wirklich.* „Warum tun Sie´s dann?" *Weil ich nur so meine gute Figur bewahre.* „Und wofür brauchen Sie diese gute Figur?" (Anm.: Ich persönlich fand sie viel zu dünn!) *Um sexy zu sein. Um meinem Mann zu gefallen.*

Ist das nicht paradox? Sie schlief doch ohnehin nicht mit ihm, zeigte sich ihm ja nicht mal nackt, weil er sonst auf falsche (sexuelle) Gedanken kommen konnte. Ihm wäre es lieber gewesen, sie hätte ein paar mehr Kilos auf den

Rippen und Sex mit ihm gehabt, statt ständig keine Zeit für ihn und diese Müdigkeit. Dabei wäre er, wie die meisten Männer, schon mit fünf oder zehn Minuten Verkehr zufrieden gewesen („besser als gar nix").
Aus der Sicht des Mannes kann ein derartiges Missverhältnis so aussehen, wie ein Klient von mir es beschrieb:
Mir wäre lieber, wenn der Abwasch mal nicht gemacht würde, die Farbe des Teppichs nicht mit den Gardinen harmoniert und wir stattdessen spontan mal den Teppich mit Körperflüssigkeiten versauen oder uns nicht nur 10 Sekunden küssen. Doch meine Frau limitiert den Sex und alle erotischen Zärtlichkeiten, als wäre es etwas ganz Schreckliches und Unzumutbares, was ich da von ihr will. Und sie schiebt mir den Schwarzen Peter zu. Ich bin das Problem, der Sexbesessene, der ihr dauernd an die Wäsche will. Dabei liebe ich sie doch! Deswegen will ich sie ja berühren und mit ihr schlafen! Ich halte mich ja schon total zurück, ein bis zweimal im Monat Sex und mehr Schmusen würden mich ja schon glücklich machen. Und ich fühle mich durch ihre Abwehr ungeliebt.
Liebe Leserin, machen Sie´s anders! Sie sind ja keine 16jährige mehr, die sich überrumpeln und nötigen lässt. Sie können sich frei dagegen entscheiden - oder eben auch dafür. Also: Warum nicht ab und zu mal ihm zu Liebe Beischlaf haben (beim Essen kommt ja oft der Appetit!) oder ihn anderweitig beglücken? Was ist schon dabei? Wobei ich weiß, dass manche Frauen sich teils vor Hand- und Blowjobs drücken, weil sie unsicher sind, was genau sie tun sollen. Der einfachste **Tipp**: Bitten Sie ihn, dass er an Ihrem Daumen demonstriert, welchen Oralsex er mag, und an seinem eigenen Schniedel, wie Sie ihn reiben sollen.
Und wenn Sie ihn nicht fragen mögen, weil es ihm peinlich sein könnte, können Sie auch einiges von den folgenden Anleitungen kupfern...

Handjob leicht gemacht

Begeben Sie sich dazu in eine bequeme Position. Am bequemsten scheint ja, einfach neben Männe liegen zu bleiben und eine Hand an seinen Stab zu führen - aber dies ist selten die optimale Lage, um ihn ins Feuer und ins Ziel zu bringen, weder vom Winkel her noch von der Hebelkraft Ihrer Arme/ Hände. Viel gezielter, konzentrierter und mit *beiden* Händen (zwei sind besser als eine!) können Sie schalten und walten, wenn Sie sich exakt so hinsetzen oder -knien, dass Sie a) auch nach einigen Minuten keine Krämpfe oder steifen Körperteile kriegen, b) volle Handhabe über den zu behandelnden Bereich haben. Zum Beispiel zwischen oder neben seine Beine knien - oder sich auf seine Oberschenkel setzen, etwa um seinen Po oder sein „Gehänge" zu bearbeiten.

In einer Umfrage unter Männern, die ich zum Thema Penis machte, fragte ich unter anderem:
Wie soll frau ihn anfassen?
„Mit den Lippen", schlug einer kurz und bündig vor. Vielen Dank für den Hinweis. Hingegen ein anderer: *„Das ist etwas aus der Mode gekommen, weil frau denkt, er mag Blasen eh viel mehr. Schön wäre, wenn sie manuell mehr spielen würde."*
Jemand lieferte eine genauere Anweisung: *„Viele Frauen gehen von sich aus und machen zu lange herum, um ein langes Vorspiel zu erzielen. Dabei haben wir es lieber, wenn sie zügig zur Sache bzw. zum Schwanz kommt. Das beweist Zielstrebigkeit und Verständnis für das männliche Bedürfnis. Dabei wichtig sind 1. die Auf- und Abwärtsbewegung, 2. der richtige Rhythmus zur richtigen Zeit (Tendenz: erst langsamer, dann schneller), 3. das Gefühlszentrum in der Eichel (Penisschaft und -wurzel sind robuster). Sie sollte das Glied mit der ganzen Hand oder beiden umfassen (wie eine Vagina) und mit sanftem Druck auf- und abgleiten (wie beim Vögeln), wobei die Eichel durch die Bewegung der Vorhaut massiert wird."*
Falls keine Vorhaut mehr da ist, sollten Sie unbedingt eine Gleithilfe integrieren (was auch bei Unbeschnittenen immer eine willkommene Zutat ist). Oder Sie setzen Ihre Hand etwas tiefer an - auch dort lässt sich bei vielen Männern die Haut verschieben.
Manche wollen mechanisches Hin und Her, manche gerade das nicht, sondern Einfühlsamkeit: *„Auf keinen Fall zu heftig, da kann man ja gleich selber onanieren"*, *„Mischung aus hartem und weichem Griff"*. Ich schätze, es kommt auch drauf an, ob er kommen oder nur angeheizt werden soll.
Die Eichel ist in der Regel das Empfindlichste am Penis, aber gerade darum sehr empfänglich für Ihre Berührungen, wenn Sie sie nicht grade zwicken, erwürgen oder sonstwie misshandeln (obwohl es ja Typen geben soll, die grade darauf stehen...). Und die allersensibelste Stelle ist das Bändchen („Frenulum"). Was und wo ist das? Nehmen wir an, Ihr Freund steht mit erigiertem Penis vor Ihnen: das Bändchen ist an der Unterseite seines Penis, und zwar dort, wo der Penisschaft in die Eichel übergeht und wo die Vorhaut ansetzt. Es sieht aus wie ein kleiner Strang. Falls er beschnitten ist, wird er davon bestenfalls noch Reste haben - trotzdem ist dieser Bereich dankbar für zarte Zärtlichkeiten. Stimulieren Sie ihn indirekt durch kleine Bewegungen der Vorhaut, oder gleiten Sie mit einem eingeölten Daumen darüber.
Etliche der Befragten wiesen darauf hin, dass frau an der bloßgelegten Spitze vorsichtiger und am besten mit Gleitmittel oder Spucke vorgehen sollte. Aber in der Erregung sondern sowieso viele Männer aus der Harnröhrenöffnung

ein bisschen Flüssigkeit ab. Also: Zielstrebigkeit ist prima, aber bitte nicht grade direkt auf die Eichel stürzen! Besser erst mal kurz Schamgegend, Hoden und Penisschaft liebkosen. Denn genau wie eine Klitoris kann auch die Eichel überreizt werden - dann wird jede weitere Stimulation unangenehm.

In punkto Intensität des Griffes bemängelte etwa die Hälfte weibliche Grobheit (*„fassen ihn an wie 'nen Besenstiel, Wurzelgemüse oder Tennisschläger!"*), die andere Hälfte Zaghaftigkeit: *„zu lasch"* - *„so mit zwei Fingerchen, als wäre er zerbrechlich."*

Am besten, Sie probieren ein bisschen und sperren Ihre Sinne auf. Manche Männer stehen auf eine herzhafte Talfahrt: die eine Hand gleitet am Stängel kräftig nach unten Richtung Wurzel, die freie Hand setzt wieder oben an, und wenn sie unten ist, setzt die andere wieder oben an usw. Andere fahren auf eine drehende Bewegung ab, entweder am Schaft oder nur auf der Kuppe o.ä. Auch diese Varianten fühlen sich mit Flutschi-Hilfe viel besser an als ohne. Ist das Glied noch schlaff, können Sie es auch sanft kneten und mit Vorhaut und Eiern spielen. Oder Sie legen es Richtung Bauchnabel und streichen mit beiden Händen im gleitenden Wechsel vom Damm aus über die Hoden bis zur Eichel.

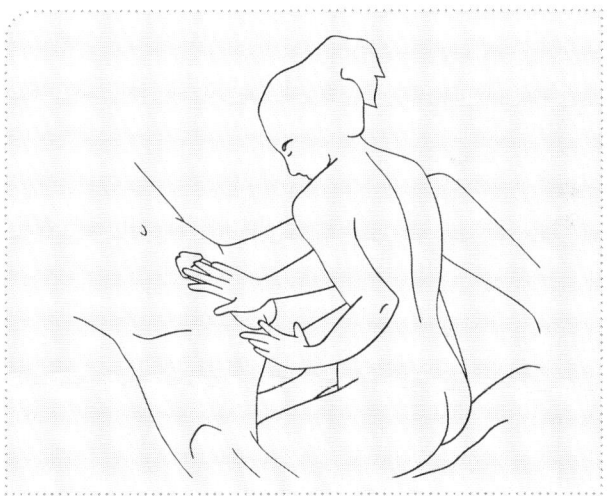

Falls er zum Kommen eine sehr schnelle Bewegung braucht und Sie normalerweise die Muskulatur des ganzen Armes einsetzen würden (also schnell ermüden), testen Sie mal folgende Technik: Stellen Sie sich vor, Sie haben eine dieser kleinen Yoghurtflaschen in der Hand und müssen den dicken Inhalt richtig aufmischen - dazu benutzt man normalerweise eine energische Schüttelbewegung, die vom Handgelenk ausgeht.

Spezialauftrag Hoden
In meiner Penisumfrage wollte ich auch wissen: „Wie empfindlich sind die Hoden?" Die meisten antworteten: „sehr" - Quetschen, Kneifen, kräftiges Drücken und Packen tun weh und können die schönste Erektion versauen. Aber zartes Streicheln oder Ziehen, sanftes Massieren und Kraulen, Küssen und Ablecken sind stimulierend und fast immer willkommen - solo oder in Begleitung zum Hand-, Oral-, Vaginalverkehr oder als kleiner Abstecher zwischendurch. Das gilt auch für speziellere Varianten, zum Beispiel die Hoden mit Zeigefinger und Daumen an der Wurzel zu umfassen und das Säcklein in der hohlen Hand baumeln zu lassen, oder rhythmisch nach unten zu ziehen, während sich die andere Hand um den Penis kümmert.
Knapp ein Fünftel meiner Studienteilnehmer schrieben allerdings, die Partnerin sollte die Eier besser ganz aus dem Spiel lassen, und ein paar, sie solle beherzt zugreifen, weil zu leichte Berührung kitzle.

Der männliche G-Punkt, oder: Wonne per Prostata
Angeblich haben Männer auch einen G-Punkt; so bezeichnen manche die Stelle, wo sich die Prostata an die Darmwand schmiegt. Die ist eine etwa kastanien- oder walnussgroße Drüse unterhalb der Blase des Mannes; sie fügt dem Sperma einen ordentlichen Schuss Flüssigkeit hinzu.
Natürlich sitzt sie nicht im Darm, sondern daneben, ist aber von hier aus tastbar (macht der Arzt bei einer Prostata-Untersuchung), und zwar etwa 5 bis 6 cm vom Anus nach innen auf der Seite, die dem Penis zugewandt ist. Bei vielen Männern löst das Reizen per Finger, Penis oder Dildo Lustgefühle oder sogar einen Orgasmus aus, beziehungsweise kann es den „normalen" Orgasmus verstärken (sowie die Sperma-Menge).
Welche Stimulation am besten funktioniert, ist unterschiedlich; die meisten brauchen einen gewissen Druck und stoßende oder streichende Bewegungen.
Tipps: Der Anus ist sehr empfindlich - vorher mit Gleitmittel präparieren! Manche ziehen sich ein Kondom über Zeige- oder Mittelfinger und reiben dann rhythmisch über die Prostata - hin und her oder auf und ab. Was auch funktionieren kann: ein G-Punkt-Vibrator, denn der ist gekrümmt und kommt gezielter ran.
Extrem wichtig ist, dass alle „Gerätschaften", mit denen man in den Po geht, nicht reinrutschen können - bitte beachten Sie unbedingt die Hinweise zu Anal-Vibratoren (S. 128) und Dildos (S. 130 und 132).

Fellatio-Basics

Carlotta (19) fragte mich: *Warum fahren manche Frauen auf Oralverkehr ab, man hat ja im Mund keine sexuellen Gefühle, oder?*
Doch, ich glaube schon. Kennen Sie das? Ein sexy Typ küsst Sie toll, und Ihr Unterleib geht schon ein wenig in Startposition für mehr... Lippen, Zunge und Mundhöhle besitzen massenhaft empfängliche Nerven. Viele Frauen mögen auch das Gefühl, wenn der Penis zwischen ihren Lippen hart und groß wird. Ich denke, was es erregend macht, passiert vor allem in unserer Zentrale für Erotik, im Kopf: zu spüren, wie sehr wir unseren Helden damit aufwühlen, Vorfreude auf das, was nach dem Oralen kommt, ein kleines Machtgefühl - wir haben seine Lust in der Hand (beziehungsweise im Mund), und es liegt an uns, sie ihm zu schenken oder ihn noch etwas zappeln zu lassen. Aber zuerst einmal:

Wie geht gutes Fellatio?

Hier eine Anleitung aus meiner Penisumfrage: *„Sie sollte die Scheide imitieren (= die Eichel permanent umschlossen halten) und dabei die Vorteile des Mundes ausnutzen, z.B. mehr Beweglichkeit, Zunge, Enge. Das Beste ist, wenn sie es bis zum Ende macht!!! Sie muss aber nicht unbedingt schlucken".* Danke, sehr großzügig. Und einer hält es für einen miesen Blowjob, wenn frau *„den Eindruck vermittelt, dass sie´s nur aus Gefälligkeit tut bzw. es sogar eklig findet."* Kurzum: es soll uns „schmecken", und dazu sollen wir uns vorstellen, einen großen Lolli im Mund zu haben.
Ganz schön anspruchsvoll, diese Jungs. Denn viele andere sind schon hocherfreut, wenn wir ihn überhaupt zwischen die Zähne nehmen - Hauptsache, wir benutzen sie nicht (!). Und, klar, „Blasen" sollte nicht wörtlich genommen werden.
Sie sind unsicher, was Sie tun sollen? Probieren Sie einfach herum: saugen, lecken, züngeln, mit den Lippen umfassen oder mit der Zunge dran langfahren... Ihr Hase wird Ihnen sicherlich durch Laute und tiefe Atmer zu verstehen geben, was ihm gefällt. Und Sie selbst bestimmen, wann Ende ist. Sehr viele Frauen verwöhnen ihre Männer gern oral, mögen aber kein Sperma im Mund oder Gesicht. Gehören Sie auch dazu, sollten Sie ihm das sagen (gute Männer haben dafür Verständnis) und mit ihm vereinbaren, dass er Sie unterbricht, sobald er kurz davor ist.
Falls Ihnen längeres Fellatio zu anstrengend wird oder Sie den Erguss nicht auf der Zunge haben wollen: Geben Sie flugs einen Klacks Gleitgel, Vaseline oder Öl in beide Hände, wärmen Sie´s einen Moment an, umfassen und stimulieren Sie seinen Penis, als seien Ihre Hände ein großer Mund.

Premium-Blowjob
Sollte Spatzl mal besonders lieb zu Ihnen gewesen sein, kommt eine Belohnung durch gehobenen Oraldienst gut. Wie ich bereits andeutete: Fast alle Kerls lieben es, wenn man den oberen Teil des Penis ganz mit dem Mund umschließt (bei möglichst wenig Zahnberührung!) und dann saugt - oder großflächig ableckt oder kreisend umzüngelt. Den meisten reicht es, dass dies auf die Eichel begrenzt ist. Man kann auch mit der Zungenspitze an andere Stellen wandern, etwa in die kleine Öffnung vorne oder ans „Bändchen" (siehe „Handjob") oder unter die Vorhaut.
Könnerinnen spannen die Mundmuskulatur an - sie erzeugen durch leichtes, beständiges Saugen eine Art Unterdruck im Mund. Aus diesem Grund haben Pornodarstellerinnen oft so eingefallene Wangen. Zwischendurch kann frau ihr Gesicht auch mal entspannen, indem sie am Pimmel herumleckt - sie sollte dazu nur wissen, dass sich das für die meisten Männer zwar hübsch anfühlt, aber den Gipfelsturm eher unterbricht als fördert.
Ob Sie leichter oder fester saugen und die Hoden miteinbeziehen sollen? Die Vorlieben sind sehr verschieden. **Tipp**: Sachte anfangen, dann allmählich die Intensität steigern und immer darauf achten, wie er reagiert.
Aber was auch immer - besonders erregend und orgasmusträchtig ist die Auf- und Abbewegung, und wenn möglich, Tiefe. Ein Studienteilnehmer betonte: *„Jeder Zentimeter zählt, der noch weiter rein- und gleich wieder rausgeht."* Nur bis zum Brechreiz oder Erstickungsanfall muss man´s nicht grade treiben. Wer das fürchtet, sollte eine Hand (oder beide) um den Schaft legen und diese als „Stoßdämpfer" benutzen - damit kann man gleichzeitig sein Kommen beschleunigen: feste zulangen, hoch-runter bewegen und vielleicht mit einer Hand noch die Eier streicheln / kraulen / zart drücken oder den Po kneten.
Extra-Kick für viele Männer: wenn Sie ihnen beim Blow Job in die Augen schauen und am besten noch eine gewisse Begeisterung an den Tag legen. Tja, und die Krönung ist für die männliche Mehrzahl, ihn in den Mund kommen zu lassen. Ob man´s dann schluckt oder dezent entsorgt oder auf den Körper des Spenders laufen lässt, ist Geschmackssache - im wahrsten Sinne des Wortes (siehe S. 73). Allerdings gibt es auch etliche Männer, die sich nicht auf der weiblichen Zunge ergießen wollen. Ein Freund von mir zum Beispiel sagt, er fände es viel schöner, das „Finale" in der Scheide seiner Liebsten und sie dabei ganz nah bei sich zu haben. Fragen Sie Ihren Partner!

Stinkeschniedel
Der Ihre liebt es, oral verwöhnt zu werden, nur leider... riecht er am Penis meist nicht gut. Hat er die falsche Waschtechnik? Doch statt ihn gleich ins

Bad zu schicken: Holen Sie eine Schüssel mit warmem Wasser, tauchen Sie einen weichen Frotteewaschlappen ein, säubern Sie seinen Anhang liebevoll. Alternative: zusammen baden oder duschen.

Sofern er den Wink noch nicht mitnimmt, auch beim zweiten Mal nicht, geben Sie ihm einen Hinweis: „Könntest du kurz ins Bad gehen und ihn knutschfrisch machen?" Hauptsache, Sie sind dabei taktvoll und nett, denn Sie würden sicher auch nicht gern hören, dass Sie im Schritt miefen.

Wenn Ihnen allerdings die Lust so nachhaltig vergangen ist, dass trotz Waschaktion nix mehr geht, sollten Sie den Akt abbrechen. Das verdirbt vielleicht die Stimmung, aber dann merkt er sich´s fürs nächste Mal garantiert.

Faule Stellungen für sie

Falls Ihr Partner auch zur Faulheit neigt und Sie zum „Reiten" beschwatzen will („da kannst du dir doch alles nach Bedarf einrichten!"), erwidern Sie natürlich nicht, dass Ihnen das zu viel Ackerei ist. Sondern Sie sagen etwas wie: „Da fehlt doch der Reiz des Unerwarteten, weil mein Gehirn schon weiß, was kommt. Wenn du mich streichelst, fühlt sich das ja auch x-mal schöner an als wenn ich mich selbst streichle. Außerdem rockst du viel besser als ich, mein King of Popp".

Sollte er trotzdem meutern, animieren Sie ihn zu Stellungen, die beiden viel Reizung und Ihnen „Low Impact" ermöglichen (siehe auch ab S. 109). Das sind vor allem solche, in denen Sie die Beine zusammen haben: Nehmen Sie im Missionar einen oder beide Schenkel nach innen. Das klappt auch in der Hunde-Stellung - die ihm zugleich eine optische Entschädigung bietet... Falls Sie dabei sogar zu schlaff sind, sich mit den Armen abzustützen, dann legen Sie sich flach auf den Bauch und packen ein Polster oder zwei Kissen unter Ihre Hüfte: da ist die Vagina hoch genug, dass Sie nicht den Rücken durchbiegen müssen. Oder Sie begeben sich so an die Bettkante, dass Ihre Knie auf dem Boden und der Oberkörper auf der Matratze sind. Werfen Sie zuvor rasch die Bettdecke auf den Boden, damit Sie beide weich knien.

Fiona (36) liebt die Missionarsstellung, ihr Freund eigentlich nicht so. Sie erzählt, wie sie es ihm trotzdem schmackhaft macht:

Er stützt sich dabei so ab, dass sein Becken nicht direkt auf der meinen aufliegt, sondern ein wenig Spielraum dazwischen ist. Nun hat er aber nicht besonders Lust, im „anstrengenden" Missionar auch noch herumzuturnen, mit mir zu spielen oder so. Also geht er den einfachsten Weg: immer nur grade raus und rein. Für die Spielereien sorge ich dann: ich habe die Beine in der Luft und bewege sie im Wechsel nach vorn/ hinten, was dafür sorgt, dass meine Scheidenöffnung sich verändert; das fühlt sich für beide gut an. Oder ich drehe ein wenig in der Hüfte, mal nach hier, mal nach da, sodass seine Stöße teils etwas seitlicher kommen. Oder ich streiche mit den Beinen an seinen Seiten lang - oder umklammere ihn damit, ziehe ihn ganz nah an mich heran und in mich hinein. Gestern hat er das direkt aufgegriffen und rieb sein Schambein rhythmisch an meinem Venushügel. Dabei bin ich sogar gekommen, was nicht alltäglich ist.

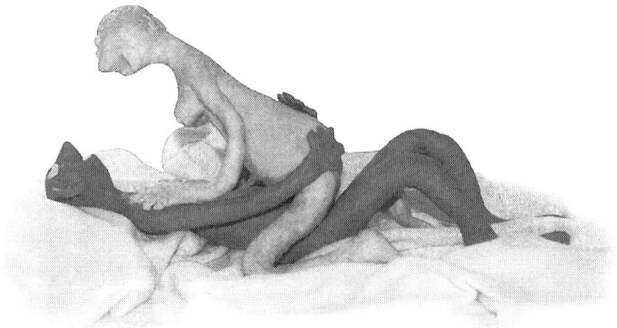

Auch „Löffeln" ist fein für faule Frauen, vor allem morgens, weil sie da nicht mal aufstehen müssen, um die Zähne zu putzen. Und wenn er Sie doch einmal in die Reiterstellung hievt, weil er den Ausblick auf Ihre Brüste liebt: Weisen Sie Ihrem Panda-Pascha an, dass er seine Hände an Ihre Lenden legt und Sie hin und her rüttelt. Oder er soll die Beine angewinkelt aufstellen und sie zu Hilfe nehmen, um sein Cowgirl lässig vor- und zurückwippen zu lassen (siehe Bild).
Oder Sie setzen statt Ihren Bein- und Rücken- Ihre Scheidenmuskeln ein, um interne Turbulenzen zu erzeugen...

Kleine Muskeln, große Wirkung
Schweißtreibendes Geturne und peinvolle Verrenkungen beim Akt können Sie sich sparen, wenn Sie eine gute Vaginalmuskulatur besitzen und diese einzusetzen wissen - denn damit können Sie Ihrem Beau genauso eine Abreibung verpassen. Bitten Sie ihn zum Beispiel, beim Verkehr stillzuhalten (das geht in allen möglichen Stellungen), oder setzen Sie mit Händen und Beinen seine Hüften fest, sodass er sie nicht mehr bewegen kann. Und dann stimulieren Sie seinen Penis mit rhythmischen Bewegungen Ihrer „Melkmaschine" (mehr Anregungen unter „Slow Sex" ab S. 104).
Leider ist für viele Frauen die Scheide nur eine Art „Ding da unten, wo der Mann was reintut". Dabei ist sie ein lebendiger Körperteil, der sich bewegen und verändern lässt, weil er von Muskeln umgeben ist - mehr oder weniger. Wenn Sie einen Finger in den Eingang legen und versuchen, ihn damit zu

umfassen: Spürt Ihr Finger deutlich den Druck der Scheide und diese den Finger? Und können Sie das An- und Entspannen sowie das Kneifen auch eine Minute durchhalten? Falls nein, dann machen Sie bitte das „Unterleibs-Workout" (S. 70ff). Das hat noch einen großen Vorteil: je besser Ihre Beckenbodenmuskeln, desto leichter kommt Ihr Orgasmus!

„Ich spüre zu wenig von meinen Partnern - kann ich das mit Training ändern?"

Ich habe zwar unter „Beckenboden" (S. 69ff) schon das Wichtigste gesagt, aber da dies ein Thema für etliche Frauen ist, gehe ich auf ein paar speziellere Fragen ein. Liza (28), Single, hat seit der Geburt ihres Kindes vor vier Jahren das Gefühl, ihre Scheide ist zu weit und sie spürt zu wenig von ihren Partnern und diese von ihr. Ihre Scheidenfeuchtigkeit ist normal. Doch leider hat sie damals versäumt, Rückbildungsgymnastik zu machen - denn eine Geburt weitet die Vagina nun mal und dehnt auch die Muskeln dort sehr, sodass sie schlapp werden können. Auch sonst treibt sie keinerlei Sport wie auch keine Selbstbefriedigung - beides hilft ja, den Beckenboden zu straffen.

Nun hat sie einen Mann kennengelernt, der der Richtige zu sein scheint... *Aber ich zögere, mit ihm intim zu werden, wegen der weiten Scheide. Ich habe mir Liebeskugeln geholt (Durchmesser 3,5 cm) und eine Anleitung zur Kräftigung des Beckenbodens. Ich mache das Training im Sitzen, seit 5 Tagen. Keine Ahnung, ob es schon hilft. Ich habe aber kein Problem bei der Harnstrahlunterbrechung.*
Dafür braucht´s nicht viel Muskeln - für eine größere Öffnung wie die Scheide schon! Nur Training im Sitzen und fünf Tage sind viel zu wenig. Liza braucht verschiedene Übungen und mehrere Wochen, um einen Effekt zu merken. Pro Tag insgesamt mindestens 15 min Training.

Die Liebeskugeln habe ich seit 2 Tagen. Ich hatte kein Problem beim Einführen. Ehrlich gesagt, merke ich diese kaum und hören kann ich sie auch nicht.
Das ist relativ normal. Je länger und je intensiver sie das Training macht, desto mehr wird sie auch die Kugeln spüren - sie kann dann auch innervaginal damit spielen (rauf-runter).

Wie oft und lange muss ich sie tragen, damit sich was ändert?
Falls es ihr nicht unangenehm ist, gern den halben Tag. Wichtig: abends rausholen, gut reinigen, nachts eher nicht tragen.

Aber es kommt auch drauf an, welche Kugeln sie hat. Die Sorte, bei der innen noch ein kleinerer Ball schwingt, stimuliert die Vaginalmuskeln eigentlich nur, wenn Liza sich bewegt (oder mit ihren Muskeln die Teile bewegt). Sind es sehr schwere Kugeln, muss frau fast immer ein bisschen Muskelspannung halten, damit sie nicht rausfallen. Und wenn sie drinbleiben, wird auch der

Penis drinbleiben.
Was wirkt besser: Liebeskugeln oder das Training?
Vermutlich das Training. Aber die Kombination ist noch besser.
Ich habe jetzt schon Panik vor unserem ersten Verkehr...!
Liza sollte sich nicht so viele Sorgen machen. Ihre Partner kommen ja zum Orgasmus! Und dass sie selber da wenig spürt, ist leider gar nicht so unnormal. Wir Frauen haben nun mal in der Scheide wenig Nerven - die meisten verlaufen in unsere Klitoris. Aber es ist völlig okay, den Mann zu bitten, eine Stellung einzunehmen, in der einer von beiden die Perle stimulieren kann. Bei vielen Paaren gehört das ganz selbstverständlich zum Akt.
Wichtig: Re-Sensibilisierung der Scheide versuchen! (S. 104)
Kann sich in zwei, drei Wochen was ändern?
Aber ja. Sie kann auch testen, ob ein Finger in der Vagina das Anspannen der Muskeln spürt. Wenn ja: prima! Dann spürt sie auch der Mann.
Kann ich auch während des Verkehrs etwas machen?
Bewusst mit der Scheidenmuskulatur spielen und den Penis damit umfassen - aber auch lockerlassen, denn sonst verkrampft sie.

Quickies

Ein Quickie ist nicht das gleiche wie eine Schnellschuss-Nummer, die daraus besteht, dass der Mann gleich nach dem Start sein Pulver verschießt. Ein echter und guter Quickie beruht auf einer (oft stillschweigenden) Übereinkunft: Wir wollen´s jetzt, aber schnell muss es gehen. Den klassischen Quickie gebiert die Not, Zeitnot nämlich, entweder weil beide weder länger können noch wollen oder weil einen die nackte Gier an einem unorthodoxen Ort überkommt, der zur Eile treibt.

Alle anderen Fünf-Minuten-Terrinen ohne nennenswerte Vor- und Nachbereitung sind eher... zum Abgewöhnen, aber die sind ja Gottseidank nicht mehr die Regel. Grade für bequeme oder überlastete Paare ist ein Quickie eigentlich eine feine Sache: Sex ohne viel Aufhebens, Vorspiel entfällt oder beschränkt sich auf ein bis drei Minuten, dann ein schneller Koitus. Das kann man ganz normal im Bett praktizieren, etwa frühmorgens vor dem Aufstehen oder abends vor dem Einschlafen, oder zwischendurch, wenn das Baby schläft, oder in der Küche, weil´s grade passt, oder huschhusch im Büro in der Mittagspause oder Besenkammer.....

Die meisten Männer sind gern dabei, Frauen sind da etwas zurückhaltender: In unseren Sexphantasien wimmelt es zwar nur so von Quickies; überall geht es da ruckzuck zur Sache, am Strand, auf der Erde im Dreck, in Verliesen,

Flugzeugen, Fahrstühlen, Büros, in der Öffentlichkeit... (Reihenfolge laut Umfrage). Aber in der Realität haben wir oft alle möglichen Widerstände im Kopf: „ich geb mich zu billig her", „ich wirke notgeil, wenn ich da mitmache und auch noch Lust zeige", „falls ich ihm das durchgehen lasse, will er das immer so haben". Sollten Sie - oder gar Ihr Partner - sowas denken: bitte zurück zu Teil 1!

Okay - Sie wischen solche Hindernisse im Hirn beiseite und sagen sich: Kurz ist besser als gar nix. Aber für die meisten Frauen ist das größte Quickie-Problem: Wie soll der *Körper* so schnell auf ein ausreichendes Erregungslevel kommen? Nur bei denen, die frischverliebt sind oder eine leidenschaftliche Affäre haben, ist das anders: da ist man schon mal dauererregt und dauerfeucht. Bisweilen sorgt auch Vorfreude für Lubrikation, oder weil das letzte Liebesspiel noch nicht so lang zurückliegt. Aber sonst? Was tun???

Wie wird frau schnell startbereit?
Nun, es kommt auf mehrere Faktoren an:
- Ist Ihre Intimzone sehr sensibel oder neigt sie zur Trockenheit? Scheuen Sie sich nicht, Gleitgel parat zu halten und einzusetzen! (siehe S. 77f)
- Ist sein Glied sehr groß oder hat es eine Krümmung? Dies ist besonders dann ein Problem, wenn er gar nicht so schnell kommen kann bzw. dafür sehr hart stoßen muss, was mangels Vorspiel den meisten Frauen weh tut. Denn dann ist die Scheide nicht bereit - da hilft auch Gleitgel nur begrenzt. Das heißt, der Mann sollte **a.** es versuchen mit Re-Sensibilisierung (siehe S. 103), **b.** sehr vorsichtig stoßen, am besten den Penis nur halb einführen (nimmt sie im Stehen die Beine zusammen, kommt er auch nicht so weit rein), **c.** eventuell auf seinen Höhepunkt verzichten, **d.** die Partnerin in irgendeiner Form körperlich vorbereiten (Tipp: „Zärtlichkeit", S. 96ff).
- Wie ist die Situation? Hat man schon im Vorfeld Gelegenheit zu einer Art Vorspiel? Etwa Streicheln beim Fernsehen, unauffälliges Fummeln im Restaurant, im Kino, bei einer Autofahrt o.ä.
Außerdem: Wer sagt denn, dass immer ER das machen muss?
- Bei vielen Frauen macht´s, wie erwähnt, schon die Vorfreude - etwa wenn Sie als eingespieltes Team ein Intermezzo an einem spannenden Ort verabredet haben. Und wir können uns ja auch selber in Wallung bringen. Zum Beispiel, indem wir uns erotische Texte oder Bilder zu Gemüte führen - oder einfach die Augen schließen und scharfe Szenen aushecken. Siehe auch „Die eigene Lust wach halten" (S. 40f).

Hier höre ich oft die selben Einwände wie o.g. Aber Sie wirken dann nicht billig oder notgeil - sondern wie eine sinnliche und selbstbestimmte Frau!

Und sollte er dieses Programm dann wirklich *immer* haben wollen, können Sie ihm ja einfach klar machen, dass es eher die Ausnahme ist.
Der letzte weibliche Einwand lautet:

„Beim Quickie kommen? Geht doch gar nicht!"
Nun: Erstens können Sie sich auch das ab und zu selbermachen, zweitens, um einen Orgasmus geht´s zumindest beim klassischen Quickie nicht - sondern, wie meine Freundin Fiona sagt: „um das unvermittelte, ungehemmte Ausleben von purer Geilheit. Beide haben gleichzeitig das Verlangen: Ich will dich - sofort!" Dazu kommt meist noch der Reiz des Verbotenen, Anrüchigen - ein bisschen wie die Kirschen aus Nachbars Garten, die doppelt so gut schmecken, weil sie geklaut sind.
Nach einer heißen Knutscherei im Hausflur oder heimlichen Fingereien im Restaurant kann ein Quickie bisweilen sogar doch kleine Höhepunkte bieten - zumindest in Ihrer Paar-Vita. Diese kleinen pikanten Events sind es besonders, an die man sich später als Highlights seiner sexuellen Vergangenheit erinnert. Zugegeben: der Gedanke daran oft erregender ist als der eigentliche Akt. Denn in der Praxis können sich viele störende Gedanken vor die Lust drängen: Angst, erwischt zu werden, unbequeme Lage, piekende Ästchen oder die Gangschaltung in den Weichteilen, Krabbel- und Stechtiere, fiese Gerüche...
Auch ich entsinne mich vornehmlich des Aromas von Hundehäufchen und des Krampfs im Bein, wenn ich an eine gewisse Steh-Nummer im Stadtpark denke, mitten im hohen Rhododendron am hellichten Tage. Und Fiona warnt: „Frauen träumen zwar immer von Sex am Strand - aber in der Praxis: oh je. Der Sand wirkt wie Schleifpapier zwischen ihm und dir..." Nichtsdestotrotz schweißen sie zusammen, diese süßen Geheimnisse, die nur Sie beide teilen: „Weißt du noch, wie wir nachts auf dem Fußballfeld...?"
Vorschlag: Betrachten Sie Quickies als Lohn für bereits berscherte oder als Vorschuss für kommende Orgasmen. Und die kleinen heißen Abenteuer können Sie später in ihre Gipfelsturm-Phantasien einbauen, dann ist´s doch wieder befriedigend.

Öfter mal ein Appetithäppchen
Leider sackt die Spontansex-Rate mit der Dauer der Partnerschaft ab - das wissen Sie so gut wie ich. Dabei gibt es fast nichts Besseres, um ein etwas fad gewordenes Liebesleben aufzupeppen. Selbst heimisches Fastfood hat viel für sich, insofern es nicht zur Regel wird, sondern das gewohnte 3-Gänge-Menü ergänzt. Ein Kurzer zwischen Rasieren und Zähneputzen, bevor man zur

Arbeit muss, kann etwas wunderbar Befreiendes haben. Das Ringen um den Orgasmus der Frau entfällt, weil sie mit gar keinem rechnet, und sie hat keine großen Erwartungen in Bezug auf Vor- und Nachspiel - von daher ist der Quickie enttäuschungsfrei und entbehrt des Bierernstes, der sich in deutschen Betten so oft breitmacht. Im Gegenteil: Die besten und erinnerungswertesten Mini-Nummern haben Leute mit Humor.

Mein Vorschlag: Inszenieren Sie bewusst ein paar Quickies!
- Überrumpeln Sie Ihren Schatz während der Werbepause, oder schlüpfen Sie morgens zu ihm unter die Dusche. Sollte er zunächst etwas unwillig reagieren, machen Sie ihm klar, dass Sie nicht das „große Programm" erwarten. Viele Frauen trauen sich nicht, weil sie einen Korb als persönliche Ablehnung empfänden. Aber das ist ja Unsinn. Man bedenke, wie oft Männer versuchen, uns rumzukriegen, und abblitzen... Wenn die das immer persönlich nähmen, wäre die Menschheit längst ausgestorben.
- Tatort Kaufhaus: Für Ihren Schatz ist „Shopping" ein Hasswort und er begleitet Sie nur unter höchstem Widerstreben? Ändern Sie das ein für allemale, indem Sie Shoppen und Sex verbinden! Und zwar in einer Umkleidekabine - falls der Vorhang lang genug und das Licht gnädig genug ist. Dort probieren Sie so lange scharfe Dessous an, bis es bei ihm zündet (wetten, dass solche Wäsche auch Sie selber heiß macht?).
- Besichtigen Sie mit ihm den Keller oder Dachboden Ihres Miethauses.
- Bestellen Sie ihn nach Feierabend in Ihr Büro und machen Sie die Tür hinter sich zu: „Komm, lass uns den Schreibtisch von Frau Müller-Greve entweihen".
- Tun Sie´s im Solarium: Man ist ohnehin nackt und angenehm durchwärmt, UV-Strahlen sollen die Lust ja anheizen (keine Sorge - er hat jetzt was anderes im Kopf, als nach Zellulite-Dellen zu suchen!), reinkommen kann keiner, aber es sind potentielle Mithörer drumherum, und das erhöht das Prickeln. Danach einfach die Folie in den Mülleimer geknüllt, fertig. Und der rote Kopf fällt auch nicht weiter auf.

Tipp: Die Sperma-Entsorgung wirft bei Quickie-Anhängerinnen bisweilen ein kleines Problem auf, vor allem wenn es keine Toilette gibt. Die sauberste Lösung ist natürlich ein Kondom, aber wer hat das bei Spontanaktionen schon immer zur Hand? Halten Sie für den Fall der Fälle Taschentücher oder auch eine Damenbinde bereit.

Sein Orgasmus, ihr Orgasmus

Wenn ein Mann viel oder langwierige Action braucht, um ins Ziel zu gelangen: Kann es an der Frau liegen? Ja - etwa dass sie im Bett liegt wie ein Stück Brot, ihm obendrein etliche Begrenzungen auferlegt: dies darf er nicht tun, das ist nicht recht und jenes wäre doch eklig... Aber das ist bei Ihnen bestimmt nicht der Fall, oder?

Nun kann es auch sein, dass Sie wenig Antrieb haben, ihn zu befriedigen, weil Sie selbst unbefriedigt geblieben sind. Dauert es bei Ihnen zu lang, ist es Ihnen sogar selbst zu mühevoll? Alles, was Ihre Lust behindert, behindert auch Ihren Orgasmus. Denn der entsteht ja, wenn die Erregung eine bestimmte Schwelle überschreitet. Aber falls Sie gar nicht so weit kommen, weil etwas Sie stört oder der Reiz nicht stark / schön / gleichmäßig genug ist... ist Essig mit Orgasmus.

Hier ist natürlich auch Ihr Lover gefragt - und dass Sie ihm deutlich verklickern, was Sie brauchen.

Abkürzungen zu seinem Abgang

Abkürzung Nr. 1 ist die einfachste: *Erhöhen Sie die Reibung.* Entweder durch „reizvolle" Stellungen (siehe S. 109). Oder indem Sie mittels Scheidenmuskeln den Eingang verengen. Oder beim Hand- bzw. Oralverkehr beide Hände einsetzen und ordentlich Druck machen. Oder durch Analsex.

Abkürzung Nr. 2: *Tempo steigern.* Geben Sie richtig Gas, was auch immer Sie grade mit ihm machen. Ist Ihnen auch zu anstrengend? Lassen Sie IHN Gas geben, und zwar indem Sie ihn anfeuern: „Jaa! Mehr! Fester! Gib´s mir!" o.ä.

Nr. 3: Er soll es *mit eigener Hand zu Ende* bringen, während Sie ihn lüstern küssen oder beobachten.

Nr. 4: *Zusatzstimulation.* Ihre Zunge an seinen Brustwarzen beim Verkehr, Ihre Hand an seinen Hoden beim Handjob, ein Finger in seinem Po beim Blowjob oder Damm-Massage in der „Klemme"-Stellung (S. 109) hat oft Turbo-Effekt. Die Brust ist bei etwa der Hälfte der Männer erogen, der Anus bei zwei Dritteln, Damm und Hoden bei ca. 80 Prozent. Wie finden Sie´s raus? Einfach fragen; oder im Akt ausprobieren und auf seine Reaktionen achten. Oder: Sie reizen seine Sinne, sein Lustzentrum im Gehirn. Was törnt ihn an? Er mag Dirty Talk, verbalisierte Phantasien, Accessoires aus dem Sexshop, Rollenspiele o.ä., Sie zucken zusammen? Wenn solche Dinge helfen, den Sex und somit auch die Atmosphäre zwischen Ihnen zu verbessern, dann sind sie nicht obszön, ordinär oder fies, denn der Zweck heiligt die Mittel!

Nr. 5: Vielleicht ist auch der *erotische Reiz insgesamt* zu schwach: Zum Beispiel er ist vor dem Verkehr nicht heiß genug, weil er kein Vorspiel kriegt;

oder er braucht optische Anheizer, aber Sie tun´s immer nur im Dunkeln; oder er steht auf bestimmte Praktiken / Zutaten, die er noch nicht gewagt hat einzubringen...
Mein Rat: Fragen Sie ihn frei heraus, wie er denn leichter kommen könnte - und zwar ohne seine Antwort persönlich zu nehmen!
Nr. 6: Falls er *häufig onaniert, viel Alkohol oder Drogen* zu sich nimmt: Bitten Sie ihn um Reduzierung. Denn das sind die klassischen Orgasmus-Verzögerer.
Nr. 7: Sollte er nur *Probleme* haben, *in Ihnen zu kommen*, hat es meist mentale Hintergründe. Zum Beispiel die Angst, Sie zu schwängern, oder so großer Ehrgeiz, gleichzeitig oder erst nach Ihnen zu kommen, dass er sich nicht fallen lassen kann. Manche Männer tun sich auch echt schwer, im Bett egoistisch zu sein, oder sind beim Gipfelanstieg genauso störanfällig wie wir Frauen, dürfen also nicht aus dem Konzept gebracht werden. Gestehen Sie ihm das zu, und sei es nur für die kurze Phase bis zu seinem Höhepunkt.
Allerdings falls Ihr Gefährte sich beim Sex nur exakt so viel Mühe gibt, dass und bis er kommt, und Sie bleiben auf der Strecke: Dann geben Sie ihm nicht so schnell das, was ihn ins Finale führt, sondern warten Sie damit, bis Sie auch zufrieden sind - aber gewähren Sie´s ihm irgendwann auf jeden Fall.

Die häufigsten weiblichen Gipfelhindernisse
1) **Anatomie**. Orgasmustechnisch ist das Pendant zum Penis nicht die Scheide, sondern die Klitoris - und die liegt nun mal nicht in der „Hauptverkehrsstraße", sondern ein Stück weiter vorn. Die Natur hat die Fähigkeit zum Kommen eigentlich den Männern zugedacht. Denn er befördert das Sperma nach draußen und verknüpft es mit Wohlgefühl, so dass sie ihren Samen möglichst oft verbreiten. Dass auch die Frauen - eingeschränkt - dazu in der Lage sind, ist Zufall bzw. ein körperlicher Rest, ähnlich wie die Brustwarzen beim Mann. Deshalb haben die meisten Mädels da größere „Schwachstellen" und Stockungen als die Jungs; obendrein ist die Orgasmusfähigkeit auch noch ungleichmäßig verteilt. Nur ein Drittel der Frauen kann durch puren Verkehr kommen (was noch nicht mal bedeutet, dass es jedesmal klappt); die anderen brauchen eine Extra-Stimulation des Kitzlers, und auch die führt alles andere als zuverlässig zum Erfolg.
Tipp: Sie müssen beide anerkennen, dass Frauen hierin eben benachteiligt sind und dementsprechend mehr Zuwendung brauchen. Bitten Sie ihn darum - und um Geduld. Und wenn Sie koital nicht gipfeln - dann soll er´s eben per Finger, Zunge oder Vibration tun. Vielleicht sogar während des Verkehrs, etwa in der Stellung „Brücke" (siehe S. 111). Oder Sie legen selbst Hand an.
2) **Kitzliger Kitzler**. Leider ist der weibliche Hotspot auch noch so sensibel

oder launisch, dass er teils rasch überreizt ist, teils garnicht reagiert. Sprich, er ist so diffizil zu handhaben, dass mann da viiiiel falsch machen kann. **Tipp**: Sehr oft verträgt die Perle keine direkte oder feste Reizung. Feuchtigkeit wirkt angenehm dämpfend. Die kann man - nach ausreichend Vorspiel - aus der Scheide holen, oder ein Gleitmittel auftragen. Und man kann indirekt reizen, indem man den Finger *neben* dem Kitzler anlegt oder die Schamlippen darüberschiebt.

3) Zu wenig Vorspiel oder das falsche. Ist es für Sie in etwa so antörnend wie Wäschewaschen, haben Sie wenig Chancen, dass das Lustlevel hoch genug wird. **Tipp**: Ich hab´s in Teil 2 schon ausgelatscht: Sich schnurstracks den Genitalien zuzuwenden, funktioniert für Männer, aber für die weibliche Mehrheit nicht. Busen und Intimzone werden oft erst empfänglich für Reizung, wenn die Frau vorbereitet wurde - an anderen Bereichen ihres Körpers. Sagen Sie ihm das, sofern er ein Direkt&Zügig-Typ ist.

4) Zu wenig sexuelle Kommunikation. Die Hälfte der Frauen traut sich nicht, ihrem Partner mitzuteilen, wie sie beim Sex ticken und was sie brauchen! Und er tappt natürlich vorspiel- und stimulationstechnisch im Dunkeln. **Tipp**: Die Hintergründe sowie viele Vorschläge, wie frau es ihm leichter stecken kann, finden Sie unter „Sex-Kommunikation", S. 35f.

Oft hakt´s aber auch hieran:

5) Zu wenig Wissen über den eigenen Körper und was ihn in Erregung versetzt (z.B.: Welche Stellen sind ansprechbar? und wann? und wie genau? usw.). Tipp: Befassen Sie sich intensiv mit allen Punkten des Kastens „Für Frauen: Wie gut kennen Sie sich?" (S. 66f) Das schließt auch dies mit ein:

6) Medizinische Gründe, wie Schmerzen, Trockenheit, hormonelle Schieflage, Depressionen, Erkrankungen: Wer sich in seinem Körper nicht wohl fühlt, krank ist oder Schmerzen hat, vielleicht sogar beim Verkehr, hat´s schwer, überhaupt Lust zu entwickeln. Tipp ist klar: Arzt konsultieren!

Ist Ihr Beckenboden ein schlapper Lappen, fehlt das Sprungbrett für den Höhenflug.

Manchmal ist auch schlichtweg die körperliche Reizempfänglichkeit herabgesetzt, z.B. durch Müdigkeit, Alkohol, Antidepressiva oder die Zyklusphase, und Ihr Körper reagiert zäh wie alte Zuckerwatte. **Tipp**: Entweder die Dosis erhöhen - Schatzi soll sich doppelt anstrengen, Sie werfen Ihr erotisches Kopfkino an u.ä. - oder das Ziel „Orgasmus" einfach vergessen und genießen, was Sie haben: eine innige zärtliche Stunde mit Ihrem Liebsten.

7) Der falsche Partner. Vielleicht stimmt die sexuelle Chemie nicht, oder er lässt sich zu sehr gehen. Oder er wendet nur Kniffe an, die er bei anderen Frauen und in Pornos gelernt hat. Oder er stellt sich ungeschickt an, weil er zu wenig Erfahrung hat. **Tipp**: Wenn er etwas tun kann, um für Sie sexy zu bleiben oder zu werden, dann sagen Sie es ihm! Zum Thema „Chemie" liefert Ihnen der Punkt „Nase" wertvolle Hinweise (S. 84). Und der wahre Hintergrund von plumpem Vorgehen kann darin liegen, dass er seine Wissenslücken nicht offenlegen mag.

8) Störenfriede im Kopf, wie Beziehungskonflikte, Stress, Komplexe u.a.: Teil 1 bietet hierzu viele Hintergrundinfos und Lösungswege.

Auch Emotionen, die konkret mit dem Orgasmus zusammenhängen, können im Weg stehen. Hier zwei Beispiele...

Frederike (28): *Wenn mir mein Freund keinen Höhepunkt macht, werde ich irgendwie wütend auf ihn. Ich schaff's nur durch Oralverkehr, und da auch nicht jedes Mal. Vor allem wenn er's nicht richtig macht - also zu kurz oder er setzt immer wieder ab oder schlabbert so ziellos rum. Statt es sich mal zu merken, wird er da immer fauler.*

Kann ich verstehen, dass ihr Freund immer weniger Lust drauf hat, jedesmal lang und gut genug seine orale Pflicht zu erfüllen! **Tipp**: Statt wütend auf ihren Partner zu werden und ihn zurechtzuweisen, sollte Frederike lieber offener und spielerischer mit Sex umgehen. Das heißt, freimütig und frech vermitteln, was sie gern hätte, und zusammen mit ihm herumexperimentieren, ob sie nicht doch auch auf andere Art(en) reüssieren könnte. Zum Beispiel wenn sie Gleitmittel aufträgt und ihn einen Finger oder Vibrator anlegen lässt, kann sich das ähnlich anfühlen wie das Zungenspiel - nur dass er weniger schnell ermüdet.

Elisa (19): *Weil ich nicht komme, kommt mein Freund auch nicht, er sagt, ihm fehlt der richtige Ansporn! Ich versteh nicht ganz, was er meint und was sein Orgasmus mit meinem zu tun haben könnte?? Und meinen blockiert das, glaube ich, noch mehr. Er glaubt mir ja nicht mal, dass es mich nicht stört, keinen zu bekommen!*

Für sehr viele Männer ist es gleichermaßen erregend und befriedigend, den Orgasmus ihrer Partnerin mitzuerleben. Vor allem unter „Gentlemen-Lovern" ist es sehr verbreitet, der Frau den Vortritt zu lassen; erst dann erlauben sie es sich auch selbst. Eigentlich nett - aber wenn die Frau generell nur schwer den Höhepunkt erreicht, kann es passieren, dass er sie durch diese Höflichkeit zusätzlich unter Druck setzt. Beziehungsweise sie setzt sich dann selber unter Druck, endlich zu kommen. Resultat: Verkrampfung.

Da hilft zunächst vor allem eines: nochmal deutlich mit ihm reden! Elisa muss ihm klarmachen, dass der Sex für beide entspannter wird, wenn er nicht auf ihren Orgasmus fixiert ist, und dass er bitteschön egoistischer sein soll. Und den Tipp für Frederike würde ich auch ihr erteilen.

Orgasmus-Booster Selbstbefriedigung
Mehr Männer als Frauen masturbieren, und sie tun es viiiiiel öfter. Das ist im Prinzip nicht verwerflich (es sei denn, sie gucken dabei „Bauer poppt Esel"), sondern natürlich: es hält das Sperma frisch, die Fortpflanzungsorgane gesund und den Sexapparat geschmeidig: alles flutscht.
Das können wir uns von den Jungs ruhig abgucken! Der Hauptgrund, warum Frauen es viel seltener tun, ist weniger Scham oder Verklemmtheit (das ist doch überholt!), sondern Faulheit sowie Mangel an Drang und Gelegenheit. Irgendwie ist immer grade etwas anderes wichtiger, zum Beispiel Schlafen, die Wäsche, die Kinder... Dabei verhilft es beim Zweiersex so effektiv zu schnelleren und intensiveren Höhepunkten! Am besten, indem wir solo „trainieren", in allen möglichen Positionen und mit allen möglichen Techniken zu kommen. Und es stärkt die Beckenbodenmuskeln, die wiederum die Orgasmusfähigkeit stärken.

Noch mehr Tipps zum Orgasmus der Frau finden Sie in Teil 4. Und falls Sie sich mal beide nicht bewegen wollen: Kennen Sie die faulste Art, Sex zu haben, und zugleich den Transrapid zum weiblichen Gipfel? Vibrationen. (Infos und Empfehlungen ab S. 125)

Begehren ist sein Motor

Je mehr er Sie begehrt, desto mehr wird er sich ins Zeug legen, um auch Ihre Lust zu steigern. Und falls Ihr Süßer nicht scheintot ist (oder seine Liebe zu Ihnen), brauchen Sie weder wilde Striptänze noch Kopfstände, um seinen Funken zu entfachen. Was in meinen Interviews von gebundenen Männern am häufigsten als „Zünder" genannt wurde, war: Er kann sehen, hören, fühlen, dass sie Sex mag - den Sex mit ihm.
„Es törnt mich total an, wenn sie mir sagt oder zeigt, dass sie genau jetzt mit mir schlafen will."
„...wenn ich merke, sie findet mich sexy und meine Küsse machen sie an."
„Beim Schmusen fängt sie irgendwann an, so kleine wollüstige Töne von sich zu geben. Die gehen mir vom Ohr direkt in den Unterleib."

Kurzum: *Machen Sie aus Ihrem Verlangen und Ihrer Erregung bloß kein Geheimnis!* Sollte er nicht jedesmal drauf anspringen - na und? Die eine oder andere befürchtet auch, dass er dann denkt, sie wäre schon völlig bereit und er könnte ohne Umstände zur Sache kommen. Manche wenden auch ein: „Es fällt mir schwer, ihn anzuschärfen, wenn ich selber noch nicht scharf bin." Nun: Machen Sie ihm Lust, damit er Ihnen Lust macht! Sie können ihm, sobald er willig und gefügig ist, ja jederzeit mitteilen, was Sie gerne zur Vorbereitung hätten.

Wieder andere haben die Erfahrung gemacht, dass manche Männer nicht gut auf eine allzu offensive Frau ansprechen. Warum? Je fordernder sie sich gibt, desto höher wähnt er die Gefahr, ihre Erwartungen nicht erfüllen zu können. Männer haben noch viel mehr sexuelle Versagensängste als wir (auch wenn sie´s nicht zeigen), wollen für ihre Liebste der „Highlander" sein: Es kann nur den einen geben, und er ist der Beste. Vermitteln Sie ihm dieses Gefühl, und alle sind entspannter!

Anheizer Augenfutter

Geben wir ihm was fürs Auge, gibt er uns lieber, was wir wollen. Daher: Stolzieren Sie in toller Unterwäsche oder nackt auf hohen Schuhen durch die Wohnung, „posen" Sie ein wenig, cremen Sie sich nach dem Duschen genüsslich vor ihm ein, werfen Sie ihm begehrliche Blicke zu (etwa während Sie etwas auf sinnliche Art essen), tragen Sie zum Schlafen nicht ein Schlabbershirt, sondern was kleines Zartes... Merkt er dann auch noch, dass es allein ihm gilt, verstärkt das fast immer die Wirkung.

Diese Dinge sind nicht so Ihr Ding, weil Sie weder der „Sexy-Hexy-Typ" sind noch die entsprechenden Attribute besitzen? Das ist wahrscheinlich Unsinn. Ich kenne eine Frau, die fast 50 und keineswegs gertenschlank oder püppchengesichtig ist. Sie kleidet, gibt und bewegt sich auf eine Art, die einfach ausstrahlt: Ich mag mich, meinen Körper, Sex, und verdammt, ich habe noch viel Sex!

Die meisten der Vorschläge in diesem Buch sind für sie selbstverständlich, und noch einige mehr... Als ich sie fragte, ob ihr dabei nie Gedanken einschießen wie „ich bin dafür eigentlich nicht jung/schlank/schön genug", lachte sie: „Wer schreibt das vor? Mir gefällt´s, meinem Freund gefällt´s, und die anderen können mir ja egal sein."

Seltsamerweise machen sich sehr viele Frauen die Schaulust der Männer nicht zunutze...!

Licht aus oder an?
Judith (18) bekümmert folgendes:
Mein Freund will immer, dass wir beim Sex das Licht anlassen, damit er mich sehen kann, da ihn das anmacht. Mir ist das aber peinlich, angestarrt zu werden, besonders wenn ich auf ihm sitze. Ich hab´s auch schon damit versucht, ihm die Augen zu verbinden. Letztendlich musste ich feststellen, dass man da durchgucken konnte -> dünner Stoff. Aber ich will´s ihm ja auch nicht vermiesen, indem ich das Licht lösche.
Ich fragte sie: „Warum genau stört es dich, wenn er dich beim Sex ansieht?"
Ich denke, weil... ich mich irgendwie unwohl in meiner Haut fühle. Ich habe Angst, nicht das zu sein, was er eigentlich gern hätte. Meine Figur ist ganz gut, die Komplexe beziehen sich mehr auf meinen Busen. Ich fand ihn schon immer zu klein. Ich kann mir nicht vorstellen, dass einen Mann auch ein kleiner Busen anmachen kann.
„Ich bin sicher, dass du dir da überhaupt keine Sorgen machen musst. Was meinst du, warum er dich beim Sex so gern anschaut? Du törnst ihn an, und zwar von Kopf bis Fuß! Und da nimmt er deinen Busen sicherlich nicht davon aus. Oder hat er dich etwa schon mal gebeten, im Bett einen Push-Up-BH zu tragen? Lass dich nicht irritieren von den Ausmaßen in gewissen Heftchen und Webseiten. Eine Frau braucht nicht Mords Melonen, um einen Mann heiß zu machen. Viel wichtiger ist, dass sie Spaß am Sex hat statt Hemmungen. Was ist mit schummerigem Licht? Etwa ein Tuch über der Nachttisch-Lampe oder nur eine Kerze anzünden oder den Vorhang etwas öffnen..."
Ja, damit haben wir´s schon probiert. Das hat mir besser gefallen. Aber ich merke, dass er gerne Festbeleuchtung hätte (damit er auch alles sehen kann). Und mich stört sein Extremglotzing.
„Du hättest´s am liebsten ganz dunkel, er Festbeleuchtung - also trifft man sich in der Mitte! Er kann ja schon froh sein, wenn du ein bisschen zulässt, statt auf komplette Finsternis zu bestehen. Ich persönlich finde gedämpftes Licht auch viel schöner. Zu hell ist irgendwie so ernüchternd. Erprobt zusammen ein paar Beleuchtungsvarianten und einigt euch auf die, mit der du dich noch wohl fühlst."

Auch Sie können ein erotisches Wesen sein!
Erinnern Sie sich an die Momente, wo Sie unbeschwert und frohgemut irgendwo langgingen und plötzlich bemerkten, dass andere Sie gefällig ansahen. Oder an Momente, wo Sie von einem Fremden einen elektrisierenden Blick auffingen. Da kam nicht nur etwas zurück, was Wohlgefallen spiegelte, sondern auch erotische Schwingungen: „Du bist sexy!" Und Sie fühlten sich

sexy - und wahnsinnig gut dabei! Wollen Sie solche Blicke nicht öfter auch von Ihrem Liebsten bekommen?
• Was müssen Sie dafür tun? Eigentlich kennen Sie die Knackpunkte selbst. Es hat sehr viel mit einem positiven Körpergefühl zu tun: dass Sie gesund sind, dass Sie sich wohl fühlen, körperlich wie auch seelisch - und mit Ihrem Körper im Einklang sind. Wenn dem nicht so ist: Versuchen Sie, es zu verbessern!
• Achten Sie öfter bewusst auf Ihre eigene Außenwirkung. Experimentieren Sie: Spielen Sie mit Ihren weiblichen Reizen, ziehen Sie sich figurbetont oder raffiniert an, machen Sie sich hübsch, üben Sie zuhause und auf der Straße einen wiegenden Hüftschwung...
Können Sie dieses Gefühl Ihrer erotischen Ausstrahlung (wieder) erzeugen und auch ins Liebesleben mit Ihrem Süßen transportieren, profitieren Sie beide davon.
• Wenn ich Männern sage, wie sie zum „Sexobjekt" werden können, haben die kein Problem damit, finden es sogar dufte. Frauen assoziieren damit eher etwas Negatives, Abwertendes, Bedrohliches, die Opferrolle. Das ist schade, denn eine Frau kann sich ja auch ganz bewusst in die Rolle des Sexobjekts oder „Luders" begeben, damit spielen und sogar eine indirekte Macht ausüben!
Vorschlag: Falls Sie sich unwohl damit fühlen, dann erlauben Sie sich, LASZIV zu sein. Lasziv ist ein schönes Wort für: sexy, erotisch, sinnlich, entspannt, selbstbewusst und „un-verschämt". Finden Sie eine Formulierung, die Sie sich immer wieder sagen können, um zu der sexuell anziehenden und mutigen Frau zu werden, die Sie sein könnten. „Ich bin eine laszive Venus", „ich bin ein sinnlicher Vamp" o.ä. (siehe auch „Sexuelles Selbstbild", S. 45).

Wie wichtig ist das Äußere für Lust und Liebe?
Philip, einer meiner Interviewpartner, sagte: *„Zu einer Frau, die sich gehen lässt, also ungepflegt ist, ihren Körper nicht in Form hält und fiese Unterwäsche trägt, bin ich definitiv weniger zärtlich. Warum soll ich mir Mühe geben, wenn sie sich keine gibt?"* Für die Motivation Ihres Partners ist es zumindest sehr nützlich, dass Sie ungefähr die Grundlagen bewahren, die Sie am Anfang der Beziehung hatten (Figur, Form, Gepflegtheit, hübsches Outfit) - denn das ist die Optik, die ihn anzog.
Wenn ich Frauen sage, dass das für männliche Begehren nun mal eine SEHR GEWICHTIGE Rolle spielt und dass sie sich da nicht gehen lassen dürfen, kriege ich vor allem von denen, die eher wenig für ihre Optik tun, Widerrede: „Aber wenn er mich wirklich liebt, dann sollten Äußerlichkeiten doch nicht so eine Rolle spielen". Tja, für seine Sympathie vielleicht nicht - aber für sein Begehren (und damit das Gesamtpaket „Liebe") schon!!!

habe keine Lust" oder auch: „Wenn deine Lust groß genug ist, dass du mich trotz dieser Erotikkiller willst, reicht sie ja vielleicht für uns beide. Aber dann musst du auch einiges tun." Dass es da gerade trägen Männern vollends vergeht, ist klar.

Zieht sie hingegen erotische Wäsche an, bedeutet das ja nicht: „Du kannst dir das Vorspiel sparen, ich bin bereits scharf", sondern „Ich will begehrt werden. Komm her und verführ mich."

Manche textilen Scharfmacher bringen der Trägerin sogar ganz direkt einen erotischen Kitzel: etwa ein Wonderbra, der den Busen hügelig hochdrückt, oder der Streifen Haut, der zwischen Seidenstrumpf und Halter fühlbar nackt bleibt.

Andererseits: Hätte sie *immer* scharfe Fümmelchen am Leibe, wäre das so öde wie jeden Tag Austern zu essen. Leckere Dessous können ruhig etwas Besonderes sein; die Frau tritt, damit angetan, ins Zimmer, und des Mannes Augen und Herz gehen auf.

Erotische Überraschungen

Tun Sie ab und zu etwas, was Sie sonst nicht tun - denn es ist das Ungewisse und Unberechenbare, was der Erotik den Kick verleiht und den Mann in einer fortwährenden Spannung hält. Zum Beispiel dass Sie außerplanmäßig Sex wollen - also nicht zu Ihren „üblichen" Zeiten in den üblichen Situationen. Dass Sie ihn überraschen mit einem ungewöhnlichen Outfit, das nur er und das Schlafzimmer zu sehen bekommen, oder mit gestyltem Schamhaar.

Beim Ausgehen den Slip wegzulassen, bewirkt bei den meisten Männern ein spontanes Aufkommen von Vorspiel-Handlungen. Sie können das Höschen auch auf der Toilette ausziehen und aus der Handtasche blinzeln lassen oder es ihm unauffällig in die Jackentasche schmuggeln und bemerken: „Mir scheint, du hast da was drin..." Mutige tunken auch den Finger in die eigenen Säfte und halten ihn dem Liebsten unter die Nase. Oder Sie fordern ihn im Bett auf, Sie zu fesseln und über Sie zu verfügen. Fesseln ist überhaupt die effektivste Methode für „Ich mach nix und er alles". Sie sollten nur sicher sein, dass er auf „stopp" und „losbinden!" reagiert.

Entscheidend ist, bei Überraschungen NICHT zu erwarten, dass er immer drauf anspringt, und gelassen zu bleiben, wenn er´s nicht tut. Betrachten Sie´s mehr als etwas, was Sie für sich, zum Spaß, ausprobieren. Selbst wenn er nicht sofort in Ihrem Sinne reagiert, wird er es sich merken und sein Begehren bleibt am Köcheln.

Einfallsreichtum und Improvisationstalent setzen gutem Sex noch das Sahnehäubchen auf. Beispiele: Die kleine Morgens-Aufwach-Nummer entfällt

meist wegen Mund- und Intimgeruch? Deponieren Sie Wasser, Waschlappen und Kaugummi am Bett.
Manchmal ist es nur ein kleiner Kniff, der den Unterschied macht zwischen Flop oder Top.
Übung: Stellen Sie Ihre eigene Flexibilität auf die Probe, indem Sie Sex zu ganz anderen Bedingungen haben (oder einleiten) als sonst: z.b. bei Tageslicht, im Wohnzimmer, im Stehen... Oder ein Quickie im Keller, im Auto, in einer Umkleide (siehe auch S. 158f).

Dirty Talk
Fast alle Männer lassen sich auch übers Hören anzünden. Egal ob ins Ohr geflüsterte Phantasien oder frivole Sprüche via SMS/ Email/ Telefon: Dirty Talk kostet weder Zeit noch Kraft - höchstens ein wenig Überwindung.
Sie sind generell eher leise? Dann beginnen Sie erst mal mit Lauten (siehe „Lass mal hören", S. 141) und kleinen schlichten Äußerungen. Manche Leute törnt es schon an, etwas wie „jaaa" oder „guuut!" zu hören - oder auch nur ihren Namen. Und dann bauen Sie immer öfter Kommentare ein. Es ist eigentlich nichts dabei, beim Sex einfach frei heraus zu sagen, was einem gefällt, was man gern möchte, was einem grade durch den Kopf geht (natürlich nur Akt-Bezogenes und nicht sowas wie „erinnere mich dran, dass ich den Videorecorder programmiere"). Versuchen Sie´s mal - es wird im Laufe der Zeit immer leichter und selbstverständlicher. Frau muss dabei keineswegs die Pornosprache herunterleiern. Es geht auch schlichter:
- Du machst mich scharf/ heiß / total wahnsinnig / ganz wild...
- Gib´s mir! oder: Gib ihn mir! / Tu ihn rein, ich will dich!
- Du bist so schön hart / Dein Großer fühlt sich so gut an
- Ich will jetzt von dir gevögelt werden / Besorg´s mir!
- Fester, mein Liebster! / Ich bin so geil auf dich... usw.
Tipp: Harmlos anfangen, in kleinen Schrittchen steigern und gut aufpassen, was von ihm zurückkommt. So finden Sie heraus, welchen Grad an Dirty Talk er verträgt und auf was genau er abfährt. Im Zweifelsfall sind Sie mit einem einfachen „Nimm mich!" eher auf der sicheren Seite als mit Gossenjargon. Und meiden Sie Baby- und Comic-Sprache - die ist super-unsexy, es sei denn, Ihr Süßer ist pädophil.

Die Verliebtheit neu entfachen
Wie wir alle wissen: der Reiz des Neuen lässt nach. Mein Kumpel Philip sagt: *„Eine Frau, die auch eigene Wege geht, nicht immer verfügbar ist, sich auch sonst nicht immer fügt, sondern einen eigenen Willen zeigt, betrachte ich als*

was Wertvolles - etwas, was weg sein könnte, wenn ich mich zu wenig darum bemühe. Vor allem wenn die Zeit, die wir zusammen verbringen, einfach schön und wohltuend ist und sie mir ihre Liebe auf vielerlei Weise zeigt, ohne sich selbst dabei klein zu machen."
Die Distanz-Taktik funktioniert auch bei Männern, die sich durch zuviel Zärtlichkeit erdrückt fühlen, weil sie das unbewusst mit Enge gleichsetzen. Grade nach einem überschwänglichen oder intensiven Beziehungsanfang kriegt so mancher einen Nähe-Koller. Wenn Sie ihm dann etwas Abstand gewähren, kann er sich Ihnen wieder ohne latente Angstzustände nähern. Sein *Bewusstsein* registriert nur, dass Sie wieder begehrenswerter geworden sind.

Seine Fitness - Ihr Vorteil

Der gefügigste Liebesdiener nützt Ihnen nicht viel, wenn seine Batterien so schnell alle sind wie bei einem billigen Vibrator. Vermutlich ist er oft zu ausgelaugt, nicht ganz gesund und/oder hat zu viele Energieräuber.
Gegen einen kräftezehrenden Job können Sie natürlich wenig machen (außer den Mann umtauschen), aber in den anderen Bereichen können Sie ansetzen. Macht er zu viel Sport? Oder das Gegenteil - bewegt er sich zu wenig? Beides kann dafür sorgen, dass Ihr Süßer schon vor Ihrer Rundum-Befriedigung schlapp macht. Eventuell läuft auch sein Motor suboptimal, weil er schlecht gewartet wird und der Kraftstoff nichts taugt. Zu fettreiches Essen, zu viele „schlechte" Kohlenhydrate, Fastfood und Alkohol kosten im Endeffekt mehr Energie als sie liefern und schmälern seine Vitalität. Das selbe gilt für jedes überflüssige Kilo, was er mit sich herumschleppt, und jede gerauchte Zigarette. Das effektivste Gegenmittel: Je weniger Sie selbst diesen Dingen frönen, je weniger Sie so etwas zu Hause haben, je weniger Sie solchen Verlockungen auswärts nachgeben, desto weniger Anlass auch für Ihren Low-Power-Prinzen. Und: Stellen Sie ihm für seinen Verzicht immer wieder Sex in Aussicht! Ausnahme: Dessert, etwa Vanillecreme, gibt´s durchaus mal. Das verteilen Sie nämlich auf Ihren erogenen Zonen und er soll es genüsslich-zärtlich wegschlabbern.
Wichtig ist, wie ich in Teil 1 bereits sagte, PC und TV aus dem Schlafzimmer zu verbannen. Die sind nämlich Energie abziehend: Nicht nur, dass der Mann nach Tatort und Tagesthemen zu müde ist, um auf Ihrem Körper Tango zu tanzen; sondern bei Computerspielen und Fernsehen verpuffen auch Glückshormone, die eigentlich beim Liebe-Machen entstehen sollten. Folge: kein Antrieb für Erotik-Aktivitäten. Also machen Sie das Ding aus und ihn an!

Wie pflege ich seine Potenz?
fragte mich Mathilde (69).
Ich bin geschieden, habe einen neuen Freund. Wir haben auch die Freuden der Sexualität wiederentdeckt. Obwohl er jetzt schon 72 ist, hat er kräftigere Erektionen als mein früherer Mann mit 60, so dass es „technisch" kein Problem ist. Ich hätte es nie für möglich gehalten, je noch einen Orgasmus zu bekommen, aber er bringt mich auf Höhen, die ich früher nie kannte. Allerdings kennt er auch mehr als nur den Missionar und stimuliert mich sehr geschickt und liebevoll. Bin ich unnormal, dass ich in meinem Alter noch so gern Sex habe, oder haben andere das auch?
Ach, wie freue ich mich immer, wenn ich solche Briefe bekomme - dass es in dem Alter längst noch nicht vorbei ist. Mathilde ist fürwahr nicht die einzige. Sehr viele Frauen und Männer über 60 genießen Sex, so sie denn körperlich noch können und einen passenden Partner haben.
Sie wollte außerdem wissen, *ob die Chance besteht, dass mein Freund noch einige Jahre potent bleibt? Kann ich etwas tun? Denn ehrlich: Ich würde gern noch OFT mit ihm schlafen.*
Die Chance besteht durchaus, doch das hängt sehr von seinem Gesundheitszustand und seiner Lebensführung ab. Und Sie können durchaus etwas tun, um seine Potenz zu „pflegen". Sie können ihn zu einem solchen Lebensstil animieren, indem Sie mit gutem Beispiel vorangehen:
- gesunde Ernährung mit viel frischem Obst, Gemüse, Salat, Vollkorn statt Weißmehl,
- möglichst wenig Fett, Zucker, Alkohol,
- Verzicht auf Fertiggerichte, Fastfood und aufs Rauchen,
- viel Bewegung an frischer Luft, z.B. täglich ein Spaziergang von wenigstens 40 Minuten (egal bei welchem Wetter), ferner Gymnastik, Schwimmen etc.

Ergänzend sollte er jeden Morgen eine dieser Kombi-Tabletten nehmen, die alle Vitamine, Mineralien und Spurenelemente enthalten, plus Q10.
Sehr wichtig für die Potenz ist auch regelmäßiger Sex, am besten mindestens zweimal pro Woche (dazu zählt auch Befriedigung von Hand, durch ihn oder Sie).
Sollte die Erektionskraft in den nächsten Jahren trotzdem nachlassen, kann er sich natürlich auch eines der modernen Potenzmittel verschreiben lassen.

TEIL 4

FÜR MÄNNER: EINFACH MEHR IM BETT

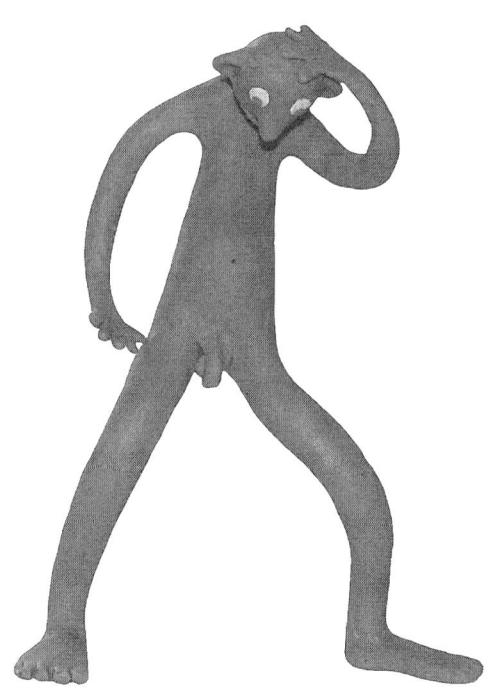

Weniger ist oft mehr

Vorbemerkung: In diesem Teil geht´s nicht so sehr darum, wie Sie als Single möglichst viele Frauen möglichst mühelos herumkriegen, sondern mehr darum, wie Sie Ihre Lebensgefährtin dazu bekommen, (wieder) aktiver zu werden. Viele Männer hätten gern ein Patentrezept wie „Geben Sie ihr zehn Tropfen XY ins Glas und schon ist sie nicht mehr zu bremsen". Abgesehen davon, dass grade die „Wundermittel" mit solch vollmundigen Ankündigungen wenig helfen, kenne ich auch keinen anderen Null-Aufwand-Frau-immergeil-Trick. Mein Kumpel Oli behauptet zwar, „Man braucht eine Braut doch bloß schlecht behandeln, und sie ist ständig spitz auf einen", aber das klappt höchstens bei Kurz-Affären, Masochistinnen und Ladenhüterinnen - eine Frau mit gesunder Selbstachtung macht bei schlechter Behandlung ziemlich bald dicht, und zwar alles.
Sie wenden vielleicht ein: „Immer sollen wir Männer einen Riesen Aufriss machen...!" Nun ja: Sie stehen auf Frauen - und die brauchen nun mal länger zum Lust-Kriegen und Ins-Ziel-Reiten. Das ist Biologie und nicht durch „sie könnte sich doch einfach mehr anstrengen" zu beseitigen. Männer funktionieren zum Beispiel oft nach dem Reiz-Reaktions-Schema (etwa: Reiz = entblößte Brüste, Reaktion = Verlangen). Frauen nicht. Aber eines kann ich Ihnen vorab versichern: Für relaxten Sex brauchen Sie keineswegs einen Riesen Aufriss.
Vermutlich gehören Sie zu denen, die sexuell keineswegs passiv sind. Und trotzdem kriegen Sie von Ihrer Partnerin den Vorwurf, Sie täten zu wenig, was dann auch mal als Argument dient, Ihnen kaum was zu geben. Oder von ihr kommt generell wenig zurück, aus unerfindlichen Gründen. Vielleicht machen Sie vom Aufwand her genug - aber das Falsche? Hier eine Reihe Beispiele:
- Manche Männer denken, beim Sex müsste immer wer-weiß-was losgehen, und die machen dann entweder zu viel oder fordern zu viel. Ergebnis: Mausi blockt. Oder die Betreffenden ziehen lieber gleich den Schwanz ein, weil sie dem selbstgesetzten Standard sowieso nicht genügen könnten. Dabei erwarten die wenigsten Frauen wer-weiß-was.
- Manche Männer verausgaben sich beim Verkehr mehr als nötig, zögern ihren Erguss lange hinaus und stoßen dabei bis zum Anschlag, bis Arme und Beine zittern; da hört der Spaß auf, auch für die Frau, vor allem falls sie zu der Mehrheit gehört, die vaginal garnicht kommt.
- Oder sie legen beim Koitus voll los, machen Tempo, schnaufen und schwitzen wie beim Hochleistungssport. Ich verstehe ja, dass das Gasgeben

viele mehr antörnt sowie die Erektion erhält - aber was bringt´s, wenn die Gegenseite nicht entsprechend reagiert? Langsam Reiten bringt meist mehr Fühlvergnügen für beide als atemloser Galopp. Lesen Sie unbedingt das Kapitel „Entschleunigung" (S. 98); mit meinen Tipps ab S. 211 müssen Sie sich auch nicht mehr um die Erektion sorgen.
- Viele lecken zu fest mit spitzer Zunge, als wollten sie eine zweite Scheide graben. Abgesehen davon, dass dies für die meisten Frauen eher Folter als Vorspiel darstellt und alle vorangegangene Mühe zunichte macht, erlahmt die Zunge bei dieser Vehemenz nach wenigen Minuten.
- Das gilt auch für Stimulation per Hand: kleine, leichte Berührungen erregen viele Kitzler mehr als festes Reiben.
- So mancher Mann beklagt sich, dass die Partnerin sich beim Sex zu wenig um ihn kümmert - und macht dabei so ein lückenloses Programm, dass sie fast keine Gelegenheit hat, sich zu revanchieren.
- Zehn Minuten aufmerksame, gefühlvolle Zärtlichkeit ist oft effektiver als eine Ewigkeit mechanisches Tätscheln.
- Fünf Minuten gezieltes Vorspiel an geeigneten Zonen ist oft antörnender als eine halbe Stunde zielloses Fummeln & Lecken (dazu später mehr).
- Einer Frau eine Massage anzubieten, ist eine unverfängliche Art, sie eventuell auf Touren zu bringen: man gibt vor, ihr einfach nur was Gutes tun zu wollen. „Du bist bestimmt ganz verspannt, komm, ich massier´ dich." Schöner Ansatz, der durchaus klappen kann, aber vielleicht schläft sie auch dabei ein und Sie haben sich umsonst abgemüht. Streicheln ist weniger anstrengend als Massieren, und es bewirkt oft mehr. Das betrifft auch den Energieaufwand beim Streicheln: Feines, zartes Vorgehen stimmt Frauen meist besser ein als festes.

Ich zeige Ihnen in diesem Teil des Buches, wie Sie mit weniger Einsatz mehr aus dem Sex (und der Lady) holen und welche Investition sich wann lohnt.

Mach schon, Mädel!

Mal ehrlich: Sind Sie hundertprozentig zufrieden mit Ihrer Horizontal-Lage? Wahrscheinlich hätten Sie da schon noch einige Wünsche - wenn bloß Ihre Partnerin mitspielen würde. Und am liebsten wäre Ihnen, Sie müssten nicht mal lang drüber reden. Ein Weg wäre: Frau umtauschen, Sexbesessene zulegen. Ein zweiter: Berühmt oder reich werden (am besten beides). Nun ja. Das Reden ist da doch erst mal realistischer. Und da das nicht grade die Lieblingsdomäne der Männer ist, hier ein paar Basics zur Erleichterung...

Rede-Basic 1: Liebevoll, respektvoll, positiv muss Ihr Wunsch formuliert sein. Auch für sich selbst! Also statt zum Beispiel „wäre sie nur nicht so lahm" lieber „ich möchte, dass sie sich sexuell mehr einbringt." Sarkasmus und spitze Bemerkungen wie „vielleicht bist du heute ja mal ausnahmsweise nicht zu müde..." erzeugen sofort negative Reaktionen! *Richten Sie Ihren Fokus auf Ihre Ziele, nicht auf das Unerwünschte.*

Rede-Basic 2: Lösungsorientiert. *Wenn Ihre übliche Art viel zu wenig fruchtet, dann treten Sie diese Art in die Tonne und legen sich eine zu, die vielversprechender ist.* Etwas weiter unten werde ich Ihnen verschiedene Wege vorschlagen; aber bleiben wir zunächst beim Einfachsten, dem Sagen. Gut ist, es mit einer Begründung zu verbinden: Frauen hören gern, *warum* sie etwas tun sollen. Etwa: „Häschen, ich bin heute so geplättet - kannst du mich ein bisschen aufbauen?" Und erst wenn sie´s Ihnen abschlägt oder zögert, werfen Sie Ihr Hirn an, ob Sie in Vorleistung gehen oder ein Angebot machen à la „heute ich, morgen du" oder „wenn du dies tust, kriegst du von mir jenes".

Rede-Basic 3: Nicht zu viel wollen. NIE! Denn Vorsicht: Viele Männer wollen sexuell weit mehr als die Partnerin. Und dann kann die Sache schnell kippen: sie fühlt sich überfordert, überrollt. Oder mann äußert´s auf die falsche Art, und sie empfindet es als Missachtung ihrer weiblichen Würde oder so. Wenn Sie zu plump und zu gierig sind, wirken Sie auf die Frau wie ein brünstiger Orang-Utan, den es abzuwehren gilt, und nicht wie ein ernstzunehmender Partner, dem man gern etwas Gutes tut.
Setzen Sie sich und ihr kleine Ziele, die sie nicht überstrapazieren. Also statt zum Beispiel gleich zu verlangen, dass sie „schlucken" soll, wenn sie nicht mal gern bläst, wäre eine sachte Steigerung erfolgsträchtiger, wie: a. ihr generell Fellatio schmackhafter machen (dazu später), b. Freude zeigen, wenn sie´s überhaupt tut, c. „eine Minute länger" wünschen und ihr versprechen, dass Sie dabei nicht kommen usw.

Rede-Basic 4: Niemals drängeln. Ein Lover von mir stand total auf hohe Hacken und erwähnte dies bei jeder Gelegenheit; also nicht nur, dass er es scharf fände, wenn ich sowas in der Wohnung und im Bett für ihn tragen würde, sondern sobald er irgendwo eine Frau mit High Heels sah (z.B. Fernsehen, Straße, Magazin), sagte er, wie sexy das sei, dass es ihn anmache usw. Hätte er´s nur ein-, zweimal erwähnt, hätte ich´s mit Sicherheit mal für ihn getan. Aber wegen seiner penetranten Art hab ich´s nie gebracht, sondern mich komplett zurückgezogen.

Die meisten Frauen - falls sie nicht grade eine devote Neigung haben - hassen es, zu sexuellen Dingen gedrängt oder genötigt zu werden. Sie mögen nicht mal indirekten Druck durch wiederholte Andeutungen. Sie können Ihrer Süßen zwar Ihre Vorlieben nennen, doch wenn sich daraufhin wenig tut, können Sie davon ausgehen, dass sie´s nicht geben mag (zumindest nicht oft). Sie weiß bereits, dass Sie es mögen, und sie wird es Ihnen auch geben, wenn ihr danach ist, aber das ist vermutlich weniger als Sie gern hätten. Falls Sie dann anfangen zu quengeln oder keine Ruhe zu geben, wissen Sie ja eigentlich genau, was passiert: entweder Totalblockade, oder sie gibt es Ihnen widerwillig, und genau so fühlt es sich auch an.

Das Beste wäre, es so hinzukriegen, dass sie denkt, sie wolle es selbst oder wäre selber auf die Idee gekommen. Das heißt, ich werde Ihnen jetzt ein paar Tipps und Tricks verraten, die auch Manipulation einschließen. **ABER**: Diese müssen Sie sehr klug und vorausschauend einsetzen!!! Frauen sind im Manipulieren viel gewiefter und erfahrener als Männer, durchschauen es daher früher als Sie vermuten. Wenn Sie eine Methode auch nur einen Tick zu oft benutzen, können Sie sie nie mehr benutzen. Manchmal reicht schon zweimal hintereinander, dass Ihre Süße den Braten riecht. Also mischen Sie bitte die Taktiken gut und verwenden Sie sie dosiert und variantenreich.

Die 9 Psychotaktiken, um mehr von ihr zu kriegen

Erst legen Sie Ihr genaues Ziel fest, dann die dazu passende Taktik. Möglicherweise funktioniert sie nicht sofort. Warten Sie mindestens einige Tage ab, versuchen Sie dann etwas anderes.

1. Wunschliste

Ein Freund von mir, der das Manuskript von Teil 2 gegenlas, sagte: „Ich wäre ja offen für die meisten deiner Vorschläge, aber meine Frau nicht so. Wie bringe ich es ihr näher?" Ich erwiderte: „Deine Frau ist sicher offen für ´ne Menge Neues, aber nicht unbedingt genau die Sachen, die dir so vorschweben!" Und dann riet ich ihm das Gleiche wie ich Ihnen rate: ihr zu sagen, „ich möchte gern ein paar Anregungen von dir, wie ich unser Sexualleben für dich noch spannender gestalten kann", und sie zu bitten, eine möglichst große Liste all ihrer erotischen Wünsche zu schreiben. Vermutlich werden Sie überrascht sein, was da alles draufsteht. Und dann picken Sie sich die Dinge raus, die auch Ihnen gefallen oder zumindest nicht widerstreben. Das hat drei Vorteile:
a. Ihr guter Wille färbt auch auf Ihre Gefährtin ab. b. Es kommt ein Wind der Erneuerung rein, in dessen Aufwind sie oft noch mehr Lust auf Neuerungen kriegt, vor allem wenn sie meint, es selber einzubringen und/oder drüber

Es gibt Männer, die stehen auf Frauen, die wenig für ihr Äußeres tun und/ oder aus der Form geraten, aber die männliche Mehrheit findet das weder attraktiv noch sexy. Das ist nun mal eine Tatsache, die wir Frauen akzeptieren müssen, auch wenn wir zu gern nur um unserer inneren Werte willen geliebt werden möchten. Aber wollen wir, dass er uns wie eine Mutter liebt - oder als Frau und Partnerin? Begehren entsteht nicht automatisch mit der Zuneigung. Und: Wir alle tun ja aktiv etwas dafür, dass wir von unseren Mitmenschen angenommen werden, Tag für Tag. Wenn ich mich so geben will, „wie ich von Natur aus bin": nun, dann brauche ich auch nicht die Beine zu rasieren, mich zu waschen, mich anzuziehen usw.

Und die meisten Männer sind, wenn sie eine Frau sehr begehrenswert finden, in Sachen Zärtlichkeit und Sex viel gebefreudiger. Das kennen Sie vielleicht auch aus eigener Erfahrung - dass Sie einmal einen Partner hatten, den Sie zwar als Mensch liebten, aber auf dessen Körper Sie nicht abfuhren, weshalb es Sie wenig reizte, sich diesem lange und ausgiebig zu widmen. Obwohl es Ihnen leid tat, konnten Sie es nicht ändern.

Kurzum: Eine kluge Frau setzt äußerliche Reize und feminines Verhalten ein, um ihren Liebsten zu faszinieren - auch in erotischer Hinsicht.

Venus in Dessous

Männliches Begehren konzentriert sich vor allem auf Genitalien und Optik, sagen Sexualforscher. Dessous vereinen beides: Sie heben das Wesentliche optisch heraus.

Sie sind nicht nur wirkungsvolle Mittel, um Männer zu sabbernden Liebessklaven zu machen - sondern auch, um sich selbst sexy zu fühlen und sich in Stimmung zu bringen! Und arm muss man auch nicht mehr dabei werden. Fast alle Bekleidungsketten bieten heute Sachen, die zumindest toll aussehen.

Warum ist das Verhüllte oft reizvoller als das Nackte? Weil ein Geheimnis mehr prickelt als das Offenliegende. Weil es noch alle Möglichkeiten in sich birgt, weil es unsere Sinne und unsere Phantasie beflügelt. Und warum wirkt der Körper in halb Durchsichtigem aufreizender als völlig entblößt? Es gibt den Anschein von Bedeckung und enthüllt doch so viel, dass sich die Vorstellungskraft daran entzünden kann.

Doch nicht nur aus den genannten Gründen steht ein Mann drauf. Sexy Dessous zeigen, dass die Frau verstanden hat, wie sehr sein Auge mitliebt. Sie zeigen, dass sie sich um ihn bemüht. Dass sie ein sinnliches Verhältnis zu ihrem Körper hat, dass sie Sex mag, dass sie es genießt, den Mann zu locken und zu reizen. Dementsprechend sagt Hautfarbenes oder Ausgeleiertes: „Ich

bestimmen zu können. c. Sie können bald auch eigene Wünsche anmelden.

2. So tun als ob
Das ist unter anderem eine gute Taktik für kritische Themen, von denen Sie ahnen, dass sie bei Ihrer Partnerin nicht gut ankommen werden. Nehmen wir an, Sie wollen xy, wissen aber, dass sie Ihnen mit entsetzter Miene „Genüge ich dir nicht mehr??!" entgegenschleudern wird. Also bringen Sie das Thema neutral ins Gespräch, tun aber, als ob es Sie nicht interessiert. „Mein Kollege hat heute in der Kantine rumgetönt, dass er und seine Freundin xy hatten und dass es ein voller Erfolg war. Seine Freundin hat es sogar noch mehr genossen als er, sagt er. Also ich glaub das ja nicht so. Und ich weiß nicht, ob ich das wollen würde. Eher nicht. Oder nur wenn du es wolltest."
Wetten, dass Ihre Partnerin denkt: Komisch, ich dachte immer, er würde das wollen. Und grade weil Sie es nicht mehr so wollen, reizt es sie. Sprich: Sie behaupten das Gegenteil von dem, was Sie eigentlich wollen. Oder Sie leben es sogar:

3. Tun Sie das Gegenteil
Ihre Freundin bemängelt, dass Sie immer zu grob vorgehen, zu wenig küssen, gleich an die Geschlechtsmerkmale greifen? Dann sollten Sie das mal ganz radikal abstellen und es genau andersrum machen! Fassen Sie sie so leicht an, dass sie es kaum noch spürt, knutschen Sie sie, bis sie um Hilfe ruft, meiden Sie Brust und Intimzone wie eine heiße Herdplatte - und schauen Sie, was passiert!
Die Gegenteil-Strategie können Sie in sehr vielen Bereichen anwenden. Ihr bisheriges Verhalten hat Sie zu wenig ans Ziel gebracht? Dann müssen Sie in der konkreten Situation genau drauf achten, was Ihr üblicher Impuls ist. Diesen müssen Sie unterdrücken (das geht am besten, wenn Sie sich kurz der Situation entziehen, etwa rausgehen), durchatmen und etwas Entgegengesetztes von dem tun, was Sie sonst tun. Das gilt umso mehr für die Dinge, die Ihre Partnerin kritisiert oder anmerkt. Also schalten Sie nicht auf Durchzug - es kann der Schlüssel zu besserem Sex für Sie beide sein.

4. Tun Sie weniger
Vielleicht gehören Sie zu den Männern, die beim Akt immer so viel tun, dass die Frau kaum dazu kommt, selbst aktiv zu werden. Logische Konsequenz: Tun Sie weniger! Manche befürchten, dass dann sexuell nichts (mehr) passiert. Aber in der Liebe sowie beim Sex ist es oft wie eine Wippe: Je mehr sich der eine reinhängt, desto mehr Oberwasser kriegt der andere. Das gilt

fürs Handeln als auch fürs Wollen: Je mehr Sie nach Sex lechzen, desto mehr Macht geben Sie Ihrer Partnerin in die Hand: Was gemacht wird, in welchem Ausmaß, wie oft.

Der US-Sextherapeut David Schnarch erklärte einmal einem Patienten: „Weil Sie so häufig bei ihr ‚anklopfen', kann sie passiv bleiben. Sie kann Sex bekommen, soviel sie will und wann sie will - ohne dass sie je den ersten Schritt tun muss. ... Sie können sie zwar hin und wieder unter Druck setzen, damit sie öfter mit Ihnen schläft oder länger dabei mitmacht, aber Sie können sie niemals dazu zwingen, Sie zu *begehren*. Je mehr Sie auf Sex bestehen, desto weniger Verlangen hat sie danach - oder nach Ihnen."

Und schon garnicht dürfen Sie darum betteln und sich dafür klein machen - Frauen finden solche Männer nicht erotisch, folglich auch den Sex mit ihnen nicht erstrebenswert! Zügeln Sie Ihren Drang, Ihre Gelüste. Das klingt erst mal nicht sehr attraktiv, aber es lohnt sich.

Allerdings gilt „tun Sie weniger" nicht für den Fall, dass Sie Ihnen sexuell entgegengekommen ist - das wäre kontraproduktiv...

5. Was Gutes in Aussicht stellen
Das beinhaltet, dass Ihre Frau bereits weiß: es erwartet sie immer etwas Gutes, wenn sie sich um Sie bemüht (oder wenn sie überhaupt Sex mit Ihnen haben will). Das heißt: durch lieblosen, hastigen Beischlaf oder eine Abfuhr können Sie sich alles verderben! Weil sich dann im Kopf der Frau festsetzt: Wenn ich ihn verführe, kann es zwar sein, dass wir dann tollen Sex haben, aber es kann auch sein, dass es dann diese gefühllose Karnickelnummer von neulich gibt - oder sogar garnix. Hm, ich lass es lieber.

Jeder Sex, den sie mit ihr haben, sollte von guter Qualität sein. Und damit meine ich wirklich nicht Hochleistungsakte. Ein kleiner Handjob, mit Liebe verabreicht, kann für eine Frau weit besser sein als ein einstündiger Verkehr, den Sie mit glasigen Augen absolvieren. Sprich: es kommt aufs Gefühl an und dass Sie ganz bei Ihrer Partnerin sind; bitte studieren Sie dazu „Gehen Sie vom Gas" (S. 99ff). Und dies gehört dazu:

6. Belohnen
Diesen Punkt können Sie zwar aus dem Frauenteil kupfern (siehe S. 145ff), aber Sie müssen sich teils noch mehr ins Zeug legen als die Frauen. Warum? Weil für Männer Sex oft Belohnung genug ist, für Frauen nicht unbedingt. Würdigen Sie jegliches Entgegenkommen, unter anderem: dickes Lob und fette Schmeicheleien austeilen (packen Sie das Doppelte von dem drauf, was Sie als angemessen empfinden, dann passt es). Strahlen Sie sie an, drücken Sie

Ihre Dankbarkeit in Worten, Gesten, Mimik aus.
Honorieren Sie sogar winzige Schritte in Ihre Richtung, selbst wenn sie noch arg lasch ausfallen. Und für größere Aktionen (bzw. solche, zu denen sich frau stärker überwinden muss) reichen nette Worte oftmals nicht. Dann braucht´s konkrete Belohnungen. Zum Beispiel: Richtig guter Sex (im Sinne Ihrer Partnerin), abwechslungsreicher Sex, ein Spitzen-Orgasmus (dazu später mehr) u.a.
Sexuelle Belohnungen geben Sie sofort (vorab oder danach). *Nichtsexuelle* können Sie zwar auch vorab geben, aber das ist manchmal taktisch unklug. Die Frau könnte dann denken: „Hm, nun hat er das Essen im Lokal bezahlt, nun muss ich Sex mit ihm haben." Drehen Sie es andersrum, ist der Anreiz für sie höher. Sagen Sie beispielsweise nach einer klasse Nummer zu ihr, „Schnecklein, wir könnten morgen diesen Italiener testen, zu dem du schon länger willst", dann merkt sie sich: „Gebe ich ihm besonders guten Sex, folgt für mich etwas besonders Gutes."
Aber natürlich müssen Sie das keineswegs IMMER machen! Sonst tut sie am Ende im Bett garnix mehr umsonst. Besser, Sie verteilen Ihre Belohnungen strategisch und sporadisch (wobei Ihr Aufwand ihrer Aktion in etwa angemessen sein sollte). Am besten mischen Sie kleinere und größere.
- *Kleinere Belohnungen* können sein: Lob, Komplimente, Zuneigungsbekundungen, Aufmerksamkeiten, Bedanken.
- *Mittlere*: Zärtlichkeiten, Massage, ihr was zu essen bringen, sie füttern u.ä. Seltsam, aber wahr: Was den Männern der Sex, ist vielen Frauen das Essen: Etwas, woran sie den ganzen Tag denken und wovon sie irgendwie nie genug kriegen können.
- *Größere*: Einladungen, Geschenke, Ikea-Schrank aufbauen, Heiratsantrag etc.
Auch hier müssen Sie abwechseln! Die Frau bekommt sofort Wind, wenn Sie nach jedem Blow Job „Du bist mein Leben" sagen.

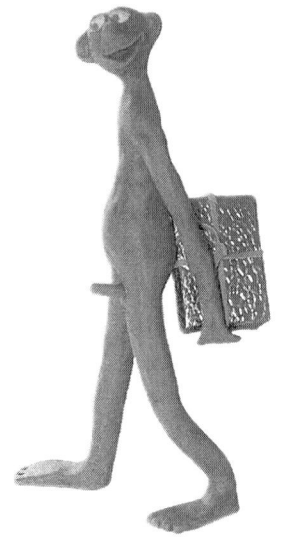

7. Anpirschen statt Ankündigen
Manchmal finden´s sogar die kommunikationswütigsten Mädels aufregend, wenn ein Mann nicht alles vorankündigt oder sie gar um Erlaubnis fragt, sondern einfach macht. Hauptsache, er hört sofort auf, sobald sie

es signalisiert, und ist dann nicht eingeschnappt! Und - klar - dass er eher vorsichtig vorgeht, speziell in sensibleren Bereichen, sich also buchstäblich vortastet. Beispiel Analsex: die Dame hinterrücks überfallen ist ein No-Go. Damit vergällt man sich diese Praktik für alle Zeiten. Besser: Erst mal zart die Fingerkuppe außen an die Rosette legen. Sie zuckt zusammen und entzieht sich? Oh je, ist Sperrgebiet. Sie hat nix dagegen? Dann können Sie den Finger auch ein, zwei Zentimeter eintauchen, am besten mit Gleithilfe (z.B. aus der Scheide). Dies während einer lustvollen Aktivität zu tun, etwa während Sie sie stoßen oder lecken, erhöht die Wahrscheinlichkeit, dass sie den vorwitzigen Gast nicht abschüttelt, sondern mit verstärktem Stöhnen begrüßt. Lassen Sie´s für den Tag vielleicht gut sein, dringen Sie bei nächster Gelegenheit noch etwas tiefer. Ist immer noch erwünscht? Dann können Sie beim dritten Vorstoß auch einen zweiten Finger oder einen schmalen Dildo hinzunehmen (spätestens hier muss reichlich Gleitmittel im Spiel sein!). Und so weiter.

8. Ehrgeiz wecken und motivieren
Frauen haben zwar weit weniger sexuellen Ehrgeiz als Männer, aber sie haben auch welchen. Allerdings müssen Sie hier extrem umsichtig formulieren. Sie dürfen sie NIEMALS vergleichen mit Mädels, mit denen Sie mal intim waren oder die überhaupt zu Ihrem Bekanntenkreis gehören! Am besten Sie stellen gar keine Vergleiche an, bei denen Ihre Partnerin schlechter abschneiden könnte. Viele Kerle, die unbedingt etwas Bestimmtes von ihrer Partnerin wollen, machen den großen Fehler, etwas zu sagen wie: „Alle tun das" oder „Meine Ex mochte das". Das ist der beste Weg, dass diese spezielle Sache von ihr auf ewig den Stempel „ich nicht" kriegt.
Nein, Sie müssen eher vermitteln: „Du bist so wundervoll, der Sex mit dir ist der Hammer, und du bist ja auch viel offener als andere Frauen... also was man da so mitkriegt von Kumpels und so."
Sie können auch einzelne Sachen anregen, etwa „Ich hab heut nacht geträumt, du würdest mich mit den Füßen befriedigen. Das war irgendwie witzig. Aber ich frage mich, ob das in der Realität überhaupt machbar wäre..."
Beim Motivieren ist das Wichtigste, sich in sein Gegenüber hineinzuversetzen. Wer sich verstanden fühlt, ist viel offener dafür, auf den anderen einzugehen. Erfassen Sie die Gedankenwelt Ihrer Partnerin und machen Sie sich diese zunutze - das ist das Geheimnis des Verführers. Dazu gehört unter anderem, nicht mit der Tür auf die Frau zu fallen, wenn Sie eine neue Praktik antesten wollen: „Hier, ich hab dir ein Hundehalsband gekauft..." Besser: Erkunden Sie erst mal das Terrain, etwa: „Stehst du im Bett eigentlich mehr aufs Dominieren oder aufs Dominiert-Werden?"

Und: Nehmen Sie Ihr eigenes sexuelles Empfinden nie als Maß oder Norm, sondern interessieren Sie sich dafür, wie sie da tickt - lassen Sie es sich von ihr detailliert erklären, haken Sie öfter mal nach. Apropos...

Fragen und Nachhaken
Wie funktioniert die Partnerin? Was genau will sie? Viele Männer fragen oder haken kaum nach, weil sie sich nicht als „sexuell unwissend" outen wollen. Aber gerade dadurch finden sie oft nicht den richtigen Zugang zu deren Erotik und wirken unerfahren oder ungeschickt! Es ist stets besser, zu seinen Lücken zu stehen und den anderen um Hilfestellung oder Anleitung zu bitten, als aus Angst vor einer Blöße beiden den Spaß zu verderben. Aber erschütternd viele Leute riskieren eher Liebe, Sex, Beziehung. Wie traurig! und - sorry - auch kurzsichtig. Als ob es wichtiger wäre, möglichst toll dazustehen. Obwohl es dem anderen meist gar nicht drauf ankommt, dass man fehlerfrei dasteht. Wer will schon einen Partner, der perfekt ist - oder nie unsicher. Das ist nur anstrengend, weil wir dann das Gefühl haben, man erwartet von uns, dass wir auch so sind.
Jedenfalls: Wir können entweder unseren Befürchtungen erlauben, Oberhand zu gewinnen, und der Sex leidet darunter. Oder wir versuchen, ihnen Einhalt zu gebieten und ein Wagnis einzugehen. Was hilft, ist: sie der Partnerin mitzuteilen. „Ich habe Angst, sexuell aus mir rauszugehen, weil du dann denken könntest, dass......", „Ich trau mich nicht so recht, mir xy von dir zu wünschen, weil...". Damit sie versteht und auf Sie eingehen kann; damit sie sich genauso offenbart. Damit Sie darüber reden können, welche Form von Sex für Sie beide in Ordnung geht, ohne dass negative Gefühle aufkommen.

9. Übersehen Sie kleine Schwächen
Ihre Kleine küsst wie ein Cockerspaniel (nass und schlabberig), zwickt oder kratzt Sie zu oft, fasst Sie total lasch an, kichert beim Sex an den unpassendsten Stellen, liegt herum wie ein toter Fisch, usw.? Knallen Sie´s ihr lieber nicht vor den Latz, selbst wenn es Sie nervt. Nirgends verunsichert Kritik so sehr wie im Bereich der Intimität. Schon ein paar falsche Worte oder eine zu abwehrende Geste können für immer im inneren Mülleimer der Frau gespeichert werden; die holt sie dann in allen ähnlichen Situationen wieder raus und führt sie sich zumindest vor´s eigene innere Auge, was dann

nicht grade lust- oder aktionsförderlich wirkt. Eine beleidigte Frau ist eine blockierte Frau. Übergehen Sie es besser wie ein Gentleman und bringen Sie ihr auf sanfte Art bei, was Sie lieber hätten.

Und nun zeige ich Ihnen anhand der häufigsten Männerwünsche, wie Sie die Taktiken beispielsweise umsetzen können...

Eine höhere Sexquote und mehr Initiative von ihr

• **Stützen Sie ihre Sex-Courage.** Viele Frauen lassen sich schnell verunsichern durch anerzogene Klischees und blöde Sprüche. So nach dem Motto: eine Frau, die Sex fordert, ist eine Schlampe oder zumindest unnormal. Frauen vertragen Körbe schlechter als Männer, weil wir's gewohnt sind, dass WIR begehrt werden. Und weil wir allgemein weniger selbstbewusst sind als Männer („Hab ich Hüttenkäse-Schenkel? Sind ihm meine Brüste zu dick? Liebt er mich nicht mehr?"). Das heißt: Sehen Sie zu, dass Sie sie weder abweisen noch etwas Unkluges äußern, wenn sie den Anfang macht.

Und: Sagen Sie ihr, dass Sie es klasse fänden, wenn sie Sie verführt oder überhaupt ihre Lust zeigt, und geben Sie ihr Bestätigung, sobald sie die leisesten Ansätze dazu bringt. Sie lutscht nur an Ihrem Ohrläppchen statt am Prinzen? Nölen Sie nicht, stöhnen Sie lieber erfreut und flüstern Sie ihr zu, dass Sie, wenn sie das ein paar Etagen tiefer machen würde, im Paradies wären.

• **Schaffen Sie Anreize.** Wann bemüht sich jemand nicht um etwas? Entweder wenn ein Überangebot besteht (man kriegt auch ohne Eigeneinsatz genug), oder wenn das Ganze nicht so erstrebenswert ist. Ergo müssen Sie, je nachdem, welcher Typus Sie bisher waren, entweder das Überangebot reduzieren oder die Belohnung beziehungsweise den Reiz erhöhen. Erwähnte ich ja schon. Überhaupt macht frau oft die Erfahrung: Wenn sie einem Lover offensiv an die Wäsche geht, denkt er, sie wäre schon voll bereit, und legt einfach los. Bestenfalls kriegt sie noch ein wenig Zunge zwischen die Beine. Nun ja. Wir haben seinen Mund und seine Hände gern erst noch woanders, bevor's muschiwärts geht. Kurzum, wir ergreifen eher bei den Männern die Initiative, bei denen wir trotz Offensive voll auf unsere Kosten kommen.

• **Zügeln Sie sich.** Fragt man Frauen, wieso sie seltener den Anfang machen als ihr Partner, ist die häufigste Antwort: „Weil er öfter will als ich." Auch wenn Sie gern glauben möchten, dass die Mädels ein genau gleich hohes Triebniveau hätten wie Männer: Nein, wir denken nicht dauernd an Sex; wir haben eben oft was Wichtigeres im Kopf, zum Beispiel: Was soll ich Samstag auf die Party anziehen? Wie nehme ich bis dahin noch zwei Kilo ab? Wieviel Kalorien hat Tiramisu?

Dieser erste Funke „Ich will jetzt Sex", der überfällt Männer wesentlich häufiger als Frauen. Wir müssen oft erst drauf gebracht werden – durch Streicheln, Küssen, romantische Dinners...

Und: Wenn einer es immer so eilig hat, läuft es oft in eine ungute Richtung: Sie kommt nicht hinterher, hat also seltener Lust; daher kommt er öfter an; sie fühlt sich bedrängt, will noch weniger, worauf er ihr noch mehr zusetzt und so weiter, bis sie irgendwann das Gefühl hat, er liegt ständig auf der Lauer, wann er sie bespringen kann. Dass sie dann von sich aus garnix mehr macht, ist wohl klar.

Ergo muss er sich zügeln und abwarten, bis sie ankommt. Beim ersten Versuch kann das Wochen dauern, je nachdem, wie groß ihre innere Abwehr ist. Sie muss sich erst dran gewöhnen, dass er ihr nicht ständig zuvorkommt, dass sie jetzt die Verkehrsleitung inne hat. Und dass er durchaus mit ihr schmusen kann, ohne es gleich mit Verkehr zu verbinden. Das ist mental so entspannend, dass der unterschwellige Sexdruck allmählich weicht und sie wieder eigene Lust entwickeln kann. Seien Sie nach wie vor lieb und zärtlich zu ihr, aber tun Sie nichts (absolut NICHTS!), was sie in irgendeiner Weise als Vorspiel deuten könnte.

Meine langjährige Erfahrung ist: sehr viele Frauen, die bei einem sexuell sehr aktiven Partner eher lustlos und passiv sind, entwickeln sich bei einem trägen Bettgefährten genau zum Gegenteil. Manchmal passiert das sogar beim selben Partner! Zum Beispiel wenn dieser eine stressreiche Phase hat.

Weit schwieriger wird´s, wenn Ihre Gefährtin kaum noch was von sich gibt außer „Jetzt nicht, Schatz, ich hab grad eine Gesichtsmaske drauf". Für Dauer-Unlust gibt´s massenweise Ursachen: Hormone, Überlastung, Depressionen, sexfeindliche Erziehung, Beziehungskonflikte... Vielleicht setzen Sie Ihren Schwerpunkt auch zu sehr auf Sex und Ihre Gelüste, und sie hat allmählich das Gefühl, es geht Ihnen in der Beziehung vor allem darum. Da kann es helfen, ihr zu sagen, dass Sie ihre Liebe und Nähe am besten bei der körperlichen Intimität spüren. Oder möglicherweise ist sie nicht mehr so scharf auf Sie. Hierfür finden Sie ab S. 188 eine Menge Hinweise.

Mehr von ihr verwöhnt werden

60 Prozent der Männer wünschen sich zum Beispiel ein intensiveres Vorspiel. Und viele bemängeln, dass anscheinend jede zweite Frau weder manuell noch oral richtig mit einem Schwanz umgehen kann. Nur: kaum einer erklärt uns genau, wie´s geht, oder dass er mehr Stimulation möchte. Wir sind keine Hellseher! Es interessiert uns durchaus – gesetzt den Fall, er bringt´s angemessen rüber.

Generell: Nette Bitten um simplere Dinge wie Eier- oder Brustwarzenkraulen kann kaum eine Frau abschlagen. Und wenn Sie merken, dass sie sich selbst dabei ziert, können Sie sie fragen, was Sie tun könnten, damit sie mehr Spaß dran hat. Oft gehen auch Tauschgeschäfte, etwa mit Sachen, die beide mögen, wie erotische Massagen: „Erst massier' ich dich, dann du mich".

Fast 8 von 10 Männern sähen ihren besten Freund gern öfter zwischen weiblichen Lippen. Der beste Tipp lautet: Was du willst, das sie dir tu, das füg ihr erst mal selber zu. Oder was anderes, was sie eben mag. Frauen führen Sexdienste lieber aus, wenn sie bereits in Fahrt sind. Zumal für die meisten von uns Blow-Job-Geben nicht wirklich erregend ist! Das heißt auch: Selbst wenn wir zu Beginn heiß sind, geht es zurück, je länger das Blasen dauert und/oder je anstrengender es ist. Dann kann es sein, dass wir nochmal neu angeheizt werden müssen. Das ist ungünstig, etwa wenn die Frau in der Erregung eigentlich gevögelt werden will, aber Sie erst durch Orales zum Stehen bringen muss.

Tipps: • Standfähigkeit verbessern (ab S. 211) oder Erektion halten durch Penisring, • Frau stimulieren, während sie bläst, • 69er.

Ferner sollten Sie folgendes unterlassen: a) Ihre Gespielin auf Höhe Ihres Unterleibs schieben und dann mit Ihrem Zaunpfahl winken, b) ihr mit der Hand auf dem Haupt den Blasrhythmus vorgeben, c) mit wachsender Erregung die Kapazität ihres Mundes austesten, d) Erguss ohne Erlaubnis. Ich sagte es bereits: Frauen wollen nie das Gefühl haben, zu etwas genötigt zu werden. Das macht uns unwohl, da wir uns ohnehin schon in der schwächeren Position wähnen - aus der heraus man auch ungern vor dem andern in die Knie geht. Wenn schon Blow-"Job", dann ist es den meisten lieber, sie sind mindestens auf einer Höhe mit dem Mann - etwa beide liegend. Und während die weibliche Mehrzahl gelegentlichen Oraldiensten nicht abgeneigt ist, mögen's nur vier bis fünf Prozent bis zum bitteren Ende. Wie weit Sie gehen dürfen, sollten Sie schon vorher absprechen. Und wenn sie dann immer noch skeptisch ist, ob Sie sich unter Kontrolle haben, können Sie zweierlei tun: a) sie anweisen, den Lümmel am Schaft festzuhalten, damit er nicht zu weit vorprescht, b) die ersten paar Male ein Kondom überziehen (geruchs- und geschmacksneutral, z.B. „Avanti").

Was Weiber außerdem willig macht: Liebe. Meine Freundin Fiona merkt an: *Mein Ex gab mir tagsüber null Unterstützung und behandelte mich respektlos, und nachts war ich ihm grade recht. Da gab ich mir natürlich nach einer Weile überhaupt keine Mühe mehr.*

Sprich: „Ich will Sex" = nicht gut, „Ich will dich" = gut. Sagen Sie es und vor allem *zeigen* Sie es auch!

...mehr Hemmungslosigkeit
Dieser Punkt ist so umfassend und wichtig, dass er ein eigenes Kapitel kriegt. Bitte:

So lässt sie die Sau raus

Je mehr sich eine Frau beim Sex gehen lassen und ihn genießen kann, also je weniger sie sich einschränken lässt durch Hemmungen, Bedenken usw., desto mehr wird sie tun, um ihn zu kriegen, desto offener ist sie für versautes Zeug und desto besser kann sie befriedigt werden. Hier meine gesammelten Erkenntnisse, welche Sorte Mann und welche Voraussetzungen das fördern:
Er stärkt ihr Vertrauen. Jede Frau, die ich gefragt habe, wann sie hemmungslos ist, sagte: „Wenn ich Vertrauen zu dem Mann habe". Und wie entsteht das? Durch die Gewissheit, dass er ihre Grenzen kennt und anerkennt, dass er Rücksicht auf ihre Gefühle nimmt. Denn lässt sie im Bett die Sau raus, wird sie verletzlich - ihr Liebster könnte sich lustig machen, befremdet sein und reagieren à la „Herrje, was machst du denn da?!" Dann ist bei uns schnell der Ofen aus.
Etliche Frauen sind auch in Bezug auf ihren Körper verwundbar. Nur eine Bemerkung („deine Glocken schaukeln abartig, wenn du mich reitest"), und sie wird Probleme damit haben, vor ihm nackt zu sein, geschweige denn zu agieren. Dagegen wenn der Mann von Anfang an zeigt, dass er sie von Kopf bis Fuß vorbehaltlos akzeptiert, ja klasse findet, wird sie selbst bei voller Beleuchtung viel freier mit Sex umgehen.
Sagen Sie ihr, wie schön und begehrenswert sie ist, loben Sie auch einzelne Körperstellen oder die Art, wie sie sich bewegt, wie sie bestimmte Dinge tut, dass sie lecker riecht, sich gut anfühlt usw. Und zwar unermüdlich (selbst wenn Sie es täglich tun, wird es der Frau nicht zu viel) und in dezenter Sprache. Komplimente wie „wow, du bist ja ne kleine Sau" oder „wenn du dich bückst, sieht dein Arsch geil aus" verfehlen ihren Zweck.
Und sagen Sie ihr, dass sie eine tolle Liebhaberin ist. Auch wenn´s nicht stimmt, schafft das die Basis dafür, dass sie´s wird, und treibt sie zu Höchstleistungen an.
Sie fühlt sich auch sonst wohl. Vergessen Sie nie, dass die weibliche Lust störanfälliger ist. Beziehungsstress hält einen Mann selten davon ab, das Vorspiel einzuleiten, ein kaltes ungemütliches Schlafzimmer stört nicht seinen Erregungsaufbau, ein laufender Fernseher nicht seinen Orgasmus. Bei Frauen aber sehr wohl. Wer solche Störfaktoren vermeidet, kommt leichter zum Ziel.
Er ist einfühlsam. „Puh", stöhnen Sie vielleicht, „die Weibsleute immer mit ihrem ‚einfühlsam'...!" Nun: Für 71 Prozent der Frauen ist das

Einfühlungsvermögen das A und O eines guten Liebhabers und Voraussetzung für echt heiße Nummern.
Sie können beim Sex komplett den Kopf ausschalten? Fein. Nur müssen Sie dann trotzdem noch in der Lage sein mitzukriegen, wie´s Ihrer Partnerin grade geht. Wenn Sie kein Gefühl dafür haben, wie weit sie ist und ob sie´s grade hart oder zart möchte, und der Gaul mit Ihnen durchgeht, kann es passieren, dass sie Ihnen mächtig die Zügel gibt statt die Sporen. Oder wenn Sie vor lauter Ekstase Dinge tun, die sie furchtbar findet, wird sie sich beim nächsten Mal nicht mehr gehen lassen können. Ein guter Lover erkennt intuitiv, was wann gefragt ist, und hat alles im Programm, den Blümchensex und die tierische Nummer. Je nach Stimmungslage.
Er ist sexuell selbstsicher. Eine zurückhaltende, unsichere Art steckt die Partnerin nämlich an - oder törnt sie nachgerade ab. Ist er mehr der Typ, der „Verkehr" statt „Vögeln" sagt, der selbst in höchster Ekstase keinen Laut von sich gibt und der´s noch nie auf einem Tisch oder Stuhl getrieben hat, setzt das auch der Frau Grenzen. Der Sexsichere dagegen „erlaubt" ihr, animalisch, lüstern, gierig zu sein - ohne blöde Kommentare, ohne Verwunderung. Je mutiger und facettenreicher er ist, desto eher ist es auch sie. Und Enthusiasmus reißt mit. Klar brauchen Sie auch dafür Einfühlungsvermögen. Sondieren Sie die Lage beziehungsweise Ihre Süße: Sieht sie mehr nach „ich hab dich ja so lieb" aus? Dann rufen Sie nicht, „Ich will dich jetzt so richtig durchnageln", holen Sie auch nicht die Handschellen aus dem Nachtkästchen. Sehen Sie sie lieber voller Wohlgefallen an, flüstern Sie ihr ins Ohr, sie bringe Sie um den Verstand, machen Sie schon beim Knutschen und Fummeln kleine lustvolle Töne...
Außerdem ist dieser Mann auch sonst selbstsicher. Wenn einer nämlich vor uns herumkriecht und immer nachgibt, wird der Sex allenfalls nett, aber nie leidenschaftlich und schmutzig. Er muss uns Kontra geben. Wir müssen uns an ihm reiben können, im einen und im anderen Sinn.
Sie ist erregt. Sehr erregt. Je mehr, desto eher vergisst sie Scham und andere Hindernisse und wird ganz Körper. Also wenn Sie noch nicht hundertprozentig wissen, was sie in Ekstase bringt: Fragen Sie öfter mal nach. Außerdem finden Sie in diesem Buch ja massenweise Tipps dazu.
Er ist aggressiv, aber kontrolliert. Sie dürfen keine Scheu haben, beim animalischen Sex auch aggressiv ranzugehen, denn das gehört unbedingt dazu. Zum Beispiel garnicht wenige Frauen mögen ab und zu Bisse, kleine Schläge auf den Po oder „es richtig besorgt" zu bekommen. Allerdings *erst, nachdem sie richtig im Feuer sind* - dann ist die Schmerzgrenze erhöht.
Viele haben auch Sexphantasien, in denen sie einfach genommen werden,

ohne viel Federlesens. Und in der Realität macht es die meisten an, wenn der Mann sie spüren lässt, dass er stärker ist als sie. Aber Vorsicht, in eine Vergewaltigung oder Körperverletzung darf es nicht ausarten! Sprich, Sie müssen sich und Ihre Triebe gleichzeitig unter Kontrolle haben. Das hat nebenbei noch den Vorteil, dass Sie sie ein wenig zappeln lassen können - also sie erregen bis zum Geht-Nicht-Mehr, aber (noch) nicht befriedigen. Wetten, dass sie zum Tier wird?

Er ist einfallsreich und risikobereit. Nicht jeder Mann kommt beim Shoppen auf die Idee, mal eben zur Freundin in die Umkleide zu schlüpfen und ihr den Rock hochzuschieben... Oder ist so dreist, ihr ohne Vorankündigung Arme und Beine an die Bettpfosten zu binden. Was viele Frauen daran geil finden: er übernimmt die Verantwortung für alles weitere und sie kann sich reinfallen lassen. Hier zählt wieder Selbstsicherheit, denn er muss es ohne weiteres wegstecken können, wenn sie dann ablehnt oder abbricht. No risk, no fun! Sobald sie einen Orgasmus hatte oder kurz davor ist, können Sie fast alles mit ihr machen - und es wird sie fast alles antörnen. Meiden Sie dann Kuschelsex und das übliche Programm, bringen Sie ohne Zögern ein paar Neuerungen oder Ausgefalleneres ins Spiel. Legen Sie sie zum Beispiel über den Tisch, halten Sie ihr die Hände hinterm Rücken zusammen und nehmen Sie sie von hinten. Machen Sie ruhig ein paar „tabulose" Sachen, lecken Sie ihre Füße oder ihr Po-Loch, beschmieren Sie sie mit Sahne, verbinden Sie ihr die Augen, fesseln Sie sie leicht, etc. Damit animieren Sie auch sie, tabulos zu werden.

Er ist potent. Denn was nützt ein sensibler Liebhaber, der genau dann, wenn die Frau „gib´s mir!" bettelt, nicht kann. Ab S. 211 finden Sie alles über Standvermögen.

Werden Sie zum Sexobjekt!

Was muss ein Mann haben, damit die Frau scharf auf ihn ist - und bleibt?

Bodycheck

Bitte stellen Sie sich als Erstes in Unterhosen vor einen Ganzkörper-Spiegel und werfen Sie einen kritischen Blick hinein: Ist dieser Kerl wirklich sexy? Würden Sie als Frau mit ihm unbedingt ins Bett gehen wollen? Will Ihre Liebste Sie dauernd anfallen und tut alles für ein bisschen Beischlaf? Vermutlich gäbe es da Optimierungspotential, sonst würden Sie das hier nicht lesen.

Kerle reagieren auf weibliche Rundungen, Mädels auf einen männlichen Körper. Je männlicher, desto besser, denn da spricht unser biologisches Erbe: ja, er gehört zum andern Geschlecht. Die Form sendet Schlüsselreize aus:

Frau = kurvig, weich, rund, Mann = eckig, kantig, muskulös; und sie weckt Urinstinkte: schlank, kräftig, fit = kann schnell laufen, wilde Tiere erlegen und die Familie verteidigen. Darum geben uns ein breites Kreuz und starke Arme so ein Gefühl der Geborgenheit.

Also: Schlaffe Milchbubis sind nicht sexy. Aber aufgeplusterte Michelin-Männchen auch wieder nicht, zumal man ja weiß, dass Anabolika Potenz und Penis schrumpfen lassen. Eine Mischung aus Ausdauer- und Kraftsport ergibt einen schön definierten Body - ist kein Muss, aber gewaltig von Vorteil.

Auch schmale Hüften und Knackarsch sind männliche Körpermerkmale; letzterer füllt die Jeans ansehnlich aus, verlockt zum Anfassen und greift sich gut beim Sex; bei seinem Anblick assoziieren wir kraftvolles und ausdauerndes Stoßen (Tipp: Ihr Fitnesstrainer zeigt Ihnen gerne ein paar Spezialübungen. Auch Inlineskaten, Squash, Radeln trainieren das Gesäß. Und kraftvolles, ausdauerndes Stoßen). ABER: Es kommt sehr drauf an, welcher Sport das ist und in welchem Ausmaß er betrieben wird. Einmal pro Woche nur ein bisschen Oberkörpertraining bringt´s kaum, und es so übertreiben, dass man ausgepumpt und ausgemergelt ist, genausowenig.

Nun sagen Sie: „Ich dachte, ich kriege hier Tipps, wie ich mit weniger Mühe...?" Ich sage: Dieser Einsatz zahlt sich wirklich aus:

Sportliche Männer haben mehr und besseren Sex als unsportliche - das zeigen nicht nur Studien. Auch aus Sicht der Frauen sind sie definitiv sexier und im Durchschnitt besser im Bett. Warum? Für sie ist es leichter, uns hochzuhieven und im Stehen zu nehmen, längere Zeit im Missionar auszuharren, ohne über uns zusammenzubrechen, oder andere nette Sachen zu machen, die Kraft, Ausdauer und Beweglichkeit verlangen. Und feste Körper laden mehr zum engen Kontakt und Anfassen ein.

Es lohnt sich auch in anderer Hinsicht. Die ganze Haltung und Aura verändert sich: aufrecht, stark, selbstsicher; man ist auch beim Sex selbstbewusster, klar, man geht mit einer ganz anderen Selbstverständlichkeit ran, wenn man sich in seiner Haut wohl und attraktiv fühlt.

Hingegen unsportliche Männer haben wesentlich häufiger Gesundheitsprobleme, die sich auch auf den Sex auswirken - vor allem auf Energie und Potenz. Und zu viel Körperfett ist tatsächlich hinderlich: der Bauch ist oftmals im Weg (der Mann kommt nicht so nah ran), das Fett verdrängt sogar ein Stück des Penis, macht ihn also kürzer, die breiten Hüften sind unbequem für die Frau, und tja, es macht einen sehr spürbaren Unterschied, ob sie unter einem 75-kg- oder einem 110-kg-Mann liegt. Ächz!

Appetitlichkeit
In einer großen Studie wünschten sich 71 % der Frauen, Männer würden sich mehr pflegen. Das wundert mich nicht, denn meine Freundinnen und ich haben da vielfältige Erfahrungen gemacht. Ich hoffe, Sie fassen das jetzt nicht als männerfeindlich auf, aber ich muss es einfach sagen. Es ist immer wieder erstaunlich für uns, wieviele unappetitliche Dinge Männern gar nicht auffallen oder sie nicht stören.
Wir kennen Männer in hoher beruflicher Position, die grausige Zähne haben und Mundgeruch. Mitesser im Gesicht, die als schwarze Punkte herauswachsen. Oder ranziges Haupthaar, Schuppen, lange Zotteln aus Nase und Ohren. Oder Achselmief (45 % aller deutschen Männer verwenden nie ein Deo!). Machen die sich keine Gedanken, wie sie auf ihre Geschäftspartner wirken - geschweige denn auf uns, die noch näher rankommen sollen?
Gehen wir in den privaten Bereich, sieht es oft noch elender aus. Wir haben zahlreiche Männer erlebt, die äußerlich gepflegt wirkten, aber regelmäßig Unterhosen mit sehr deutlichen Bremsstreifen und zu lange getragene Socken enthüllten. Oder die so lange nichts gegen ihren Fußpilz tun, bis er sich zum Nagelpilz entwickelt. Und uns wird allein vom Anblick übel. Oder von Gerüchen. Die weibliche Nase ist viel sensibler als die des Mannes - oft „stinkt" uns etwas, was er kaum bemerkt. Frischer Sportschweiß kann lecker riechen, doch häufiger umwehen uns Dinge, die unsere Nase beleidigen: Abgestandene Ausdünstungen, kalter Rauch, Fußkäse.
Was die Hände betrifft, die ja direkt im Liebesspiel involviert sind, machen Hornhaut, Schwielen, abgekaute oder schmutzige Nägel keinen Spaß.
Manche Männer lassen sich leider insgesamt gehen, sobald sie glauben, ihre Kleine im Kasten zu haben. Einer meiner Ex zeigte, sowie ich bei ihm einzog, sein „lässiges Ich". Er machte vor mir sein großes Geschäft, rülpste, furzte, pulte in seiner Nase und seinen Zehen, hing nur noch in schlunzigen Klamotten herum... Wie sollte ich auf so einen ungehobelten Schlappsack noch Lust haben?!
Tipp: Tägliches Duschen, Deobenutzung, frische Kleidung und frische Unterwäsche sind Pflicht, ebenso die zügige Behandlung körperlicher Baustellen. Bitte lesen Sie auch „Wieviel darf man dem anderen zeigen?" (S. 31)

Ausstrahlung
Die Basis ist - mal wieder - Selbstbewusstsein. Tipp: Bitten Sie Freunde, Ihre Ausstrahlung offen zu beurteilen. Beobachten Sie sich selbst. Sehen Sie sich um: Wer wirkt gelassen und selbstsicher? Gleichen Sie Ihre Körpersprache daran an. „Öffnen" Sie sich, und denken Sie immer dran: Relääx! Räumliche

Präsenz gewinnen Sie, indem Sie mit beiden Füßen fest auf dem Boden stehen oder breitbeinig sitzen, ausladende Gesten machen, die Arme in die Taille stemmen oder hinterm Kopf verschränken. Lassen Sie Schultern, Augen, Kopf nicht nach unten hängen, sondern richten Sie sich auf: stolz, gerade, Blick nach vorn, fest und durchdringend, Ihr Gang zielsicher, mit längeren Schritten (= ich weiß, wo´s langgeht). Solche Dinge bewusst zu tun und zu üben, hat einen positiven Rückkoppelungseffekt auf Ihr Selbstbewusstsein - weil Sie ja ständig Reaktionen von Mitmenschen kriegen (Sie werden mehr beachtet, geachtet usw.).

Wichtig: Haltungstraining! Sehr nützlich sind auch Übungen, die Rücken und Bauch kräftigen. Damit stärken Sie Ihr Rückgrat auch im übertragenen Sinne und strahlen Sicherheit aus.

Essentiell für eine gute Ausstrahlung ist auch eine entspannte Grundhaltung (seelisch und körperlich) zu allen Dingen des Lebens. Die verleiht Ihnen wiederum lässige Souveränität, bringt Sie in Einklang mit sich selbst. Das überträgt sich auch auf andere/s, zum Beispiel auf Frauen und Sex. Man kann sich das durchaus antrainieren: Indem man sich eigene Unsicherheiten, Verkrampfungen, Verbissenheiten u.ä. immer wieder bewusst macht, tief durchatmet, sich innerlich sagt: „Locker lassen!" und tatsächlich locker lässt.

Machen Geld und Erfolg sexy?
Es gibt einen bestimmten Typus Mann, der bei Frauen leichtes Spiel hat. Er kommt nicht nur leichter in deren Herz und Wäsche, sondern kriegt auch sexuell mehr von ihnen. Und zwar in jeder Hinsicht. Ich spreche vom Alphamann.

Das Gegenteil davon zeigt das Beispiel von Robert (S. 43ff): Wenn ein Mann zulässt, dass die Frau die Hosen anhat, hat er selbst keine mehr an. Dann ist er in ihrer gefühlten Wahrnehmung kein richtiger Mann mehr und daher nicht mehr Objekt ihrer Gelüste. Warum lässt einer seine Partnerin die Hosen anziehen? Bequemlichkeit und Konfliktscheu. Bequem ist es ja, dass sie das meiste entscheidet sowie sehr vieles selbst in die Hand nimmt. Und aus Konfliktscheu fügt er sich ihr in den meisten Dingen. Was er aber opfert, sind die Achtung und das Begehren der Frau.

Viele dieser Männer sind auch schrecklich bedürftig (nach Sex, nach Zuwendung) und für die Partnerin ständig verfügbar. Alle privaten Aktivitäten werden ihr untergeordnet. Wenn sie Zeit hat, steht er parat, wenn sie pfeift, kommt er. Dafür vernachlässigt er auch eigene Freunde, Interessen und Hobbies. Und was kriegt er dafür? Nichts mehr. Keinen Sex, keine Selbstbestätigung, oft nicht mal mehr sowas wie Liebe. Merke:

Bedürftigkeit und ständige Verfügbarkeit sind absolut unsexy.
Sexuelle Anziehung nährt sich aus dem Abstand, aus dem Fremden, und aus dem, was das andere Geschlecht ausmacht - will heißen: Ein Mann darf, ja muss seine Männlichkeit betonen, sich immer wieder aufladen mit männlicher Energie, indem er viel mit Kumpels unternimmt, zum Fussball geht, an den Stammtisch in der Kneipe... Oder was auch immer ihn spüren lässt, dass er ein Kerl ist.
Was allerdings einen Alphamann noch stärker von den anderen abhebt, ist: unerschütterliches Selbstvertrauen und Risikobereitschaft. Dies ermöglicht ihm, nicht nur sich selbst treu zu bleiben und demgemäß zu handeln, sondern auch Ablehnung, Misserfolge, Frustrationen und Konflikte mit der ihm eigenen Gelassenheit hinzunehmen, beziehungsweise zu meistern, falls er es für nötig erachtet.
Tipp: Denken Sie an einen Alphamann in Ihrer Umgebung, den Sie bewundern (auch für seine Menschenfreundlichkeit). Halten Sie öfter mal inne und fragen Sie sich: *Wie würde er sich verhalten? Was macht diesen Mann aus, den meine Traumfrau sexy fände?*
Männer glauben oft, mann bräuchte dazu Geld und Status. Nun, abgesehen davon, dass Champagner mehr prickelt als Billigbrause und es sich in Limousinen mit Ledersitzen besser treibt als auf dem Kunstleder eines Billigkleinwagens: Attraktiver als Geld und Status ist vielmehr das, was meist zu Geld, Ansehen, Erfolg führt, nämlich genau die Alphamann-Attribute: Neben Selbstbewusstsein, Wagemut, Gelassenheit auch Klugheit - diese Kombination finden Frauen so ungeheuer sexy! Und mit diesen Eigenschaften kann man auch beim Paaren einiges anfangen. Das ist der Hauptgrund, warum Softies, ewige Studenten, Schmarotzer und Nichtstuer sexuell seltener zum Zuge kommen. Außerdem gibt es einen Punkt, der nicht zwangsläufig, aber sehr oft mit gutem Einkommen einhergeht: *Großzügigkeit.*
Und damit meine ich nicht unbedingt großspurige Geschenke. Es ist schlichtweg so, dass das andere Extrem, Geiz und Pfennigfuchserei, absolut unerotisch ist; so etwas sollte man sich gleich abgewöhnen, wenn man im Bett mehr kriegen will. Abgesehen davon, kann ein Mann auf vielerlei Art großzügig sein. Die meisten Frauen finden es immer noch berauschend, wenn ein Mann sich als Gentleman erweist.
Wenn ein Mann sehr großzügig ist, wird es auch die Frau. Wenn sie nicht ganz doof oder verklemmt ist, weiß sie, dass sie sich auch horizontal revanchieren kann. Und das hat nichts mit „Sich-Verkaufen" zu tun, sondern wiederum mit Wertschätzung.

Charme
Charme ist eine Mischung aus Liebenswürdigkeit, echter Zuneigung zum anderen Geschlecht (inkl. Achtung) und intelligentem Humor. Ein charmanter Mann gibt uns das Gefühl, einmalig, spannend und anbetungswürdig zu sein, ohne dabei schleimig, kriecherisch oder penetrant zu wirken. Er ist verschmitzt und ein bisschen frech, doch hat einen feinen Radar dafür, wie weit er gehen kann. Sein Humor ist unterhaltsam (gemeinsames Lachen entspannt), aber nie verletzend. Er weiß, dass Frauen, was sie selber betrifft, oft herzlich wenig Spaß verstehen.
Tipp: Das weibliche Ego kitzeln mit interessierten Fragen, Aufmerksamkeit (ihr Glas auffüllen, die neuen Jeans bemerken, Zuhören, selbst wenn sie´s schon 20mal erzählt hat...) und nie von anderen Tussis schwärmen.

Machen Sie´s ihr so richtig schmackhaft
...und sie wird immer mehr wollen! Selbst wenn Sie mal nicht so viel tun mögen.
• Hierzu gehört erst mal, was ich eben ansprach, nämlich *sich selbst wortwörtlich schmackhaft zu machen*: ein blitzsauberer Penis, ein appetitlicher Körper, ein kussfrischer Mund... Viele Männer beklagen sich in meiner Beratung, dass die Partnerin zu wenig küsst, leckt, sich seinem Körper widmet, und wenn ich dann frage: „Würden Sie sich denn selbst küssen oder lecken wollen?", kommt oft „Wie meinen Sie das?" oder „Da hab ich noch nie drüber nachgedacht".
Tipp: Seien Sie so gepflegt, dass Sie jede Stelle Ihres eigenen Körpers ohne weiteres ablecken könnten - dann ist die Frau auch eher geneigt dazu. Aber: Eigengeruch nicht zu sehr zukleistern. Duftwässerchen sind meist nicht nötig, schlichte saubere Haut riecht erotischer, vor allem bei gesunden Männern. Denn wer ungesund lebt, riecht auch ungesund und sieht ungesund aus (z.B. fahl und teigig) - also unsexy.
• Ebenso wichtig ist die Fähigkeit, seine Partnerin sehr gezielt zu erregen, zumal das viel Zeit und Mühe spart. Okay, eine Frau ist launisch, ihr Körper auch. Er reagiert den einen Tag auf dies, aber jenes nicht, den anderen Tag ist es genau umgekehrt, und am dritten braucht sie etwas ganz anderes, was sie nicht mal selbst so genau weiß, sondern erwartet, dass Sie es rausfinden... Aber es gibt zwei tröstliche und hilfreiche Tatsachen: Erstens, jede Frau hat ein paar Lieblingskniffe, auf die sie fast immer positiv reagiert. Zweitens, je besser Sie ihre Körpersprache entschlüsseln können, desto weniger stochern Sie im Nebel, sondern landen immer mehr Treffer.

Orale Kunst kommt gut
Kaum etwas bringt Frauen so schnell in Wallung und zum Orgasmus. Aber nur, wenn Sie´s richtig machen!
Wohin mit der Zunge? „Zwischen ihre Beine" ist schon mal nicht falsch, findet sich dort ja allerhand Reizvolles und Reizbares: die großen äußeren und die kleinen Schamlippen, Anus, Damm, Scheiden- und Harnröhreneingang... An all diesen Kleinodien können sich mündliche Zuwendungen gut anfühlen. Können! Mancher Mann stößt seine Zunge eine Weile in die Scheide und wundert sich, dass die Frau nicht in Zuckungen ausbricht, aber das ist so, als würde sie erwarten, dass er durch Hoden-Lecken kommt. Es gibt immer noch Leute, die denken, dass die Vagina das Gegenstück zum Penis ist. Aber anatomisch entspricht sie dem Hodensack.
Also wenn man Ekstase und Höhepunkt anpeilt, kommt eigentlich nur ein Punkt und dessen unmittelbare Umgebung in Frage: der Kitzler, dieses unscheinbare Dingelchen am oberen Ende der kleinen Schamlippen. Blöderweise ist der weibliche Superspot nicht nur winzigklein, sondern sitzt ausgerechnet da, wo die Spalte zuende ist, versteckt unter einer Hautfalte („Haube") und störrischen Schamhaaren. Falls Ihre Bettgefährtin dort nicht rasiert ist, tun Sie gut daran, per Hand das Haar sachte nach oben zu schieben und die äußeren Lippen ein wenig auseinander. Nur ein wenig... Manche Frauen macht es zwar an, die Vulva weit gespreizt zu haben - der größere Teil fühlt sich dann eher unwohl wegen der tiefen Einblicksmöglichkeiten und weil bei sehr vielen der Kitzler keine allzu direkte Berührung verträgt. Das Selbe gilt für die Schenkel: Zwängen Sie sie nie auseinander (die meisten Frauen hassen das!) - die Besitzerin wird sie genau so viel öffnen, wie es sich für sie gut anfühlt.
Inspizieren Sie sie dort auch besser nicht ohne Genehmigung. Denn es entspricht in etwa dem, dass sie Ihre Pobacken spreizt und Ihren Anus begutachtet. Ferner sollten Sie Beobachtungen wie „die hat ja ´ne seltsame Farbe" für sich behalten, selbst schmeichelhafte. „So eine hübsche Muschi hab ich selten gesehen" vermittelt den Eindruck, dass Sie schon massenweise davon vor Augen hatten, und das will frau in diesem intimen Moment wirklich nicht wissen. Am besten, Sie sagen gar nichts über ihr Lustgärtchen.
Aller Anfang ist... Vorspiel. Einmal schrieb mir jemand: *„Hey Beatrice! Meine neue Freundin ist nicht so zufrieden, wenn ich es ihr mit der Zunge besorge. Meiner Ex hat´s immer gefallen. Wieso der Neuen nicht?"*
Tja, da geht´s schon mal los. Nicht jede steht auf das Gleiche. Man muss vorsichtig herumprobieren und auf ihre Signale achten - und zwar schon bevor Sie zwischen ihre Beine abtauchen. Wie beim Beischlaf schätzt fast jede

Frau auch beim Oralverkehr ein Vorspiel: Mit einer gewissen Grunderregung kann sie ihn besser genießen, und der Kitzler schwillt etwas an – so ist er nicht nur leichter zu erreichen, sondern auch reizempfänglicher. Außerdem können Sie so herausfinden, ob Ihre Partnerin überhaupt Cunnilingus will. Denn der ist ja nicht immer erwünscht.

Von daher ist es selten eine gute Idee, sofort nach dem Küssen ihres Mundes zum Küssen ihres Schrittes überzugehen. Dazwischen liegen ja noch jede Menge Körperteile, die nach Zärtlichkeiten lechzen. Gönnen Sie Hals, Nacken, Armen, Brust usw. ein bisschen Zeit. Wenn Sie jetzt die magische Spalte immer noch umfahren, stattdessen Unterleib und Schenkel-Innenseiten liebkosen, kann es sein, dass die Liebkoste etwas zurückweicht oder sogar andeutet, Sie nach oben zu ziehen. Dann will sie nichts Orales (und vermutlich auch nicht, falls sie die Beine fest zusammenpresst).

Falls sie aber mit dem Becken näher an Ihr Gesicht rutscht, ihre Beine lockert oder öffnet oder verlangend seufzt, können Sie vorrücken ins Zentrum des Geschehens...

Wollen Sie sie vollends verrückt vor Gier machen, stürzen Sie sich nicht gleich auf den Kitzer. Lassen Sie Ihren Mund auf und zwischen den großen Schamlippen walten. Lecken Sie diese ab, saugen Sie ein wenig daran, spielen Sie. Gut möglich, dass die Spielkameradin Ihren Kopf bald vehement zu ihrem Lustknopf bugsiert!

Die beste Mund-Art. Manche Männer orientieren sich an Pornos. Bloß: Die bieten kaum gute Anleitungen. Die Jungs da gehen oft zu grob vor, lecken oder saugen mit voller Kraft, setzen sogar teils die Zähne ein. Porno-Darstellerinnen scheinen da etwas robuster zu sein, aber für Normalfrauen ist das alles eher Pein als fein.

Der Kitzler ist oft so empfindlich, dass sich selbst eine Zunge rauh anfühlen kann – besonders wenn beides trocken ist. Denken Sie kurz an Zitronen...

Also: Die weibliche Mehrheit mag lieber eine sanftere Berührung mit einer weichen nassen Zunge als heftiges Lecken oder eine „harte" Zungenspitze. Probieren Sie das mal an Ihrer Hand aus! Wenn Sie zu weit weg vom „Leck-Objekt" sind, wird Ihre Zunge automatisch lang und spitz. Entspanntes, breitflächiges Lecken kommt meist besser an: hin und her oder auf und ab...

Die größten Unterschiede gibt's in punkto Intensität: die einen Frauen bevorzugen die Zartheit eines Schmetterlingsflügelschlags, bei anderen darf's ruhig deftiger sein – oft auch mit steigender Erregung. Gehört die Ihre zur ersten Sorte, wird sie sofort überreizt sein, falls Sie zu stürmisch loslegen. Zu leicht ist besser als zu kräftig, denn „mehr" kann sie gut signalisieren, etwa indem sie Ihnen das Becken entgegenhebt; hingegen wenn's zu doll ist, kann

sie ja schlecht in der Matratze verschwinden; sie kann sich dann höchstens ganz entziehen oder ein Stück nach oben rutschen, was jedoch oft bewirkt, dass Ihre Zunge dann an der falschen Stelle landet. Manche Oraltaucher halten die Frau ja sogar noch im Klammergriff - etwas, was die meisten von uns nicht besonders mögen, weil sie mit frei beweglichen Hüften und Beinen viel besser reagieren können, etwa eine Winzigkeit nach oben oder zur Seite rücken, um die Zungenposition zu optimieren.
Deshalb: *Fangen Sie sachte an mit minimalen Bewegungen.*
Orale Finessen. Umkreisen Sie den Kitzler mit der Zungenspitze, tupfen Sie damit rhythmisch an oder neben ihn. Saugen Sie ganz zart daran, zunächst durch den halbgeöffneten Mund, um den Reiz abzuschwächen. Setzen Sie sich auf einen Stuhl, fragen Sie Ihre Partnerin, ob sie sich davorstellen und einen Fuß auf der Stuhlfläche oder -lehne abstützen mag. Oder verwöhnen Sie sie, während sie mit geschlossenen Beinen daliegt, und schieben Sie, um an ihren Magic Spot zu gelangen, den Venushügel etwas nach oben/ außen. Steigern Sie Druck und Tempo der jeweiligen Oraltechnik, falls die Beglückte „mehr" signalisiert (etwa näher rückt, sich noch weiter öffnet, lauter stöhnt). Bei vielen Frauen müssen Sie jedoch keineswegs zulegen, wenn´s auf den Höhepunkt zugeht, sondern einfach nur Ihre momentane Methode schön beibehalten. Und zwar auch, nachdem sie schon ihre erste Orgasmuswoge hinter sich hat - vielleicht kommen noch mehr! Sobald sie genug hat, wird sie das schon kundtun.
Ungemach. Einge Frauen wehren den mündlichen Dienst des Mannes ab, weil sie befürchten: dass es ihm unbequem ist, zu lang dauert, ungut riecht oder zu haarig ist. In Sachen „unbequem" und Dauer finden Sie weiter unten einige Tipps, die Sie anwenden und damit Ihre Süße beruhigen können. Aber mit dem Geruch ist das so eine Sache. Eine Frau stellt einfach manchmal fest, dass diese Sprüche mit den Fischen nicht von ungefähr kommen, und die fallen ihr ausgerechnet dann ein, wenn der Akt heiß zu werden beginnt - vor allem wenn sie nicht frisch gewaschen ist. Beginnt sie also unruhig zu zappeln, sobald Ihr Kopf südwärts wandert, oder ergibt Ihre - unauffällige! - Riechprobe am Finger, dass es da tatsächlich nicht so lecker ist, können Sie a. mit gutem Beispiel vorangehen und kurz ins Bad gehen, b. zusammen baden/ duschen, c. sie vorher per Hand antörnen und „befeuchten", denn ihre eigenen Säfte können das Nebenaroma auch eliminieren.
Thema „haarig": Halten Sie sich zurück mit Forderungen á la „du solltest dich da rasieren". Es ist ihre Sache. Sehr viele Frauen fühlen sich mit enthaarter Scham unwohl - nicht nur weil sie keine Kleinmädchen-Mumu haben wollen, sondern weil dann die Haare als Dämpfer fehlen und die sensibelsten Teilchen

der Frau unangenehm an der Kleidung reiben können. Doch falls Sie sich im einem Urwald zu verirren drohen, können Sie sie entweder fragen, ob Sie das ein wenig kürzen dürfen, oder Sie schlagen eine gegenseitige Intimrasur als Teil des Vorspiels vor.

Woran merke ich, ob ihr meine Aktionen gefallen?
Als 1-A-Lover wissen Sie weibliche Sex-Signale zu registrieren und zu lesen; bei den positiven geben Sie Gas, bei den eindeutig negativen (wie: sie erstarrt, rückt mit dem Unterleib ab, drückt Ihre Hand weg oder legt ihre eigenen Hände schützend über Brust oder Scham) hören Sie sofort auf mit dem, was Sie gerade tun. Allerdings gibt es auch vieles dazwischen. Hier ein paar Beispiele:
Zentimeterweises Zurückweichen oder eine kleine Drehung des Unterleibs von Ihnen weg sind Zeichen, dass die Stimulation zu doll ist. Drückt sie sich hingegen Ihnen entgegen, sollen Sie bitteschön endlich richtig loslegen! Oder ein bisschen intensiver werden. Und rhythmisches Ruckeln soll dem Manne oft zeigen, welche Richtung und welches Tempo gefragt sind.
Hört sie auf zu stöhnen, ist das manchmal ein Hinweis, dass es ihr nicht gefällt, aber lange nicht immer - manche werden ja kurz vor dem Big Bang ganz still. Soll der Mann aber ganz von seinem Tun ablassen, ziehen ihn einige Frauen recht deutlich am Kopf oder Oberkörper, bei anderen kommen diese Hinweise nur als ganz zarte Andeutungen. Das bedeutet keineswegs, dass er seine Sache nicht gut macht - vielleicht fühlt sich die Dame wegen anderer Faktoren unwohl (Eigengeruch?) oder ist so heiß, dass sie sich den Lover ganz reinziehen will...

Verstehen Sie Ihr Handwerk?
Wenn Männer virtuos mit ihren Fingern umzugehen wissen, ist das wunderbar, zumal es viele Situationen gibt, wo Zunge und Penis nicht so gut zum Einsatz kommen können. Außerdem ist es der am wenigsten mühsame Weg, eine Frau zum Orgasmus oder kurz davor zu bringen. Von daher lohnt es sich, hierin eine gewisse Meisterschaft zu erwerben.

Gemach! Etliche Männer gehen beim Handverkehr von der eigenen Intensität aus, und die meisten Penisse brauchen eben ordentlich Druck und Tempo; das „gönnen" sie dann auch uns, weil sie sich nicht vorstellen können, dass jemand durch hauchzartes Fingerwedeln kommen kann. Die rund 6000 Nervenenden, die beim Mann in den Penis münden, konzentrieren sich bei Frauen auf kleinstem Raum: im Kitzler. Daher ist der viel sensibler und reagiert schnell mit unangenehmen Empfindungen oder Überreizung. Stellen Sie sich einfach vor, Ihre unbedeckte Eichel schrumpft auf Erbsengröße, wird aber zehnmal so empfindlich. Manche Mädels mögen es ja durchaus fest, aber erst, wenn sie in Totalerregung sind. Schrubben Sie schon zu Anfang, als ob Sie einen verkrusteten Topf saubermachen, springt Ihre Frau aus dem Bett. Oder der Kitzler wird taub. Fangen Sie so leicht als möglich an. Schnell darf es schon sein, und das macht das Ganze nicht grade einfach. Schnell zu stimulieren und dabei zart zu bleiben, verlangt großes Fingerspitzengefühl. Tipp: Üben Sie´s einige Male in Ihrer Handfläche oder im Mundwinkel, um es in Ihre Motorik reinzukriegen.

Indirekt. Noch mehr als beim Cunnilingus ist hier ein Freilegen und direktes Reizen des Zauberknopfes oft „zu viel". Besser ist zum Beispiel:
- Lassen Sie die Beine Ihrer Süßen geschlossen und gehen Sie mit dem Finger dazwischen.
- Legen Sie ihn neben oder über der Klitoris an, bewegen Sie das Gewebe so hin und her, dass sie mitbewegt wird.
- Halten Sie die Schamlippen zusammen oder die flache Hand auf die Vulva, dann rhythmisches Hin und Her oder Auf und Ab oder Kreisen.
- Auch die Lippen lieben Sanftheit, außer bei Frauen, die dort Ringe tragen.
- Ihre Hand sollten Sie so führen, dass Ihre Fingerspitze nicht direkt auf den Kitzler trifft - denn das kann sich zu spitz anfühlen, vor allem weil die Frau dann oft auch den Fingernagel spürt (überhaupt, die Nägel sollten am besten gekürzt sein!). Nutzen Sie lieber die Fläche des ersten Fingergliedes.

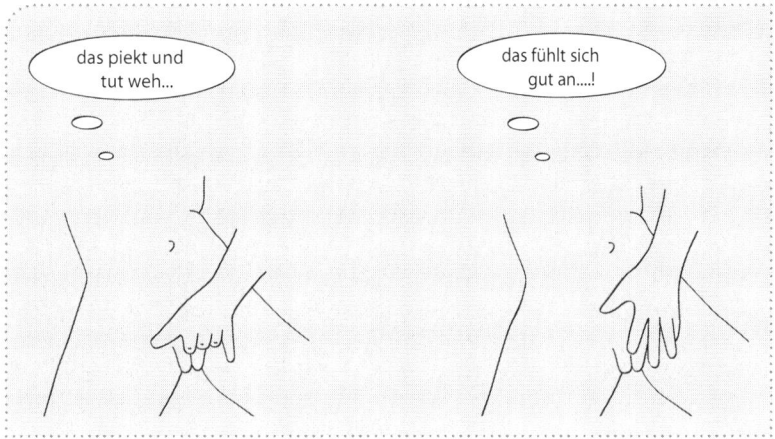

Geschmiert. Feuchte Fingerübungen fühlen sich viel besser an als trockene. Viel! Spucke ist suboptimal, die verfliegt so schnell. Scheidenfeuchte ist schon besser, aber am besten geht´s mit Vaseline, Öl oder Gel (siehe auch S. 77).
Eine gute Schmierung wirkt wie ein Dämpfer; der erlaubt Ihnen, auch direkt ranzugehen. Angenehm kann etwa eine fette Lage Gel sein und alle Finger nebeneinander, die über Klit und kleine Schamlippen streichen. Ist ihr das immer noch zu viel, versuchen Sie folgendes: Portion auf zwei bis drei Finger geben und die Vulva satt damit einstreichen, dann eine Hand darüber krümmen wie eine schützende Haube und das Ganze mit winzigen Bewegungen „durchschütteln".

Fingern. Einige Männer beginnen die Handarbeit mehr oder weniger damit, einen Finger in die Vagina zu stecken. Nun, das ist nicht nur unhöflich und einfallslos, sondern für die meisten Frauen buchstäblich nicht so der Heuler, vor allem nicht als Vorspiel.
Zwischendurch finden´s manche ganz nett, wenn sie in Fahrt sind. Allerdings ist es oft zu wenig, wenn der Finger nur gerade raus und rein geht. Entweder man bewegt, beugt und dreht ihn, oder man nimmt zwei bis drei (oder beides). G-Punkt-Stimulation: siehe S. 208f. Die ganze Hand, das lassen Sie mal lieber, außer Ihre Frau hat grade ein Baby mit Wasserkopf geboren.

Kitzeln oder Kommen? Um sie zu necken und zu erregen, damit sie paarungsbereit wird, können Sie ruhig in ihrem Lustgärtchen herumspielen. Machen Sie, was Ihnen grade so in den Sinn kommt… naja, die Klammern und den Monster-Vibrator holen Sie noch nicht raus. Fahren Sie mit den Fingerspitzen ihre Schamlippen lang, massieren Sie sie sanft, tauchen Sie die Kuppen kurz in ihre Scheide ein. Fassen Sie von hinten zwischen ihren Beinen durch. Kitzeln Sie sie im Sitzen oder Stehen. Zwei-Finger-Griff: Daumen in die Vagina, Zeige- oder Mittelfinger in den Po, Kuppen innen leicht reibend zusammendrücken. Drei-Finger-Griff: Daumen an die Kleine Doris, Zeigefinger in die Scheide, Mittelfinger an/in den Anus. Ihrem Einfallsreichtum sind keine Grenzen gesetzt außer die von Ihrer Freundin.
Jedoch für eine zünftige Handentspannung müssen Sie natürlich wissen, welche Stimulation genau sie braucht. Sie können herumprobieren und dabei fragen, ob sie´s mag. Oder sie bitten, ihre Hand auf Ihre zu legen und sie zu führen. Und sobald Sie den Dreh raus haben, behalten Sie ihn bei, bis sie kommt. Beim Handverkehr ist es noch wichtiger als beim Oralen, dass es gegen Ende nicht zu heftig wird, denn ein Finger ist nun mal viel härter als eine Zunge. Also immer dran denken: Feingefühl!

So wird Hand- und Oralverkehr weniger anstrengend
Ihre Süße braucht zur Befriedigung so lange, dass Ihnen schier die Finger oder die Zunge abfallen?
• Die einfachste Abkürzung: Je mehr Sie sie schon VOR dem Hand- oder Mundanlegen aufheizen, desto schneller geht´s dann. Klar.
• Cunnilingus wird eventuell bequemer, wenn Sie sich ein dickes Kissen oder Polster unter die Brust packen und die Frau sich eins unter die Hüfte. Oder dass beide etwas seitlich liegen und Sie Ihren Kopf auf ihrem Oberschenkel ablegen. Oder sie platziert sich so auf dem Bettrand oder ans Bettende, dass Sie zwischen ihren Beinen auf dem Boden knien/ sitzen können und gut rankommen.
• Ermüdet Ihre Zunge, können Sie sie auch einfach an die richtige Stelle tun und stattdessen den Kopf bewegen. Sieht ein bisschen merkwürdig aus, aber 98 % der Frauen haben beim Cunnilingus ohnehin die Augen zu bzw. schauen nicht hin. Oder: Sie legen einen Kussmund drauf und summen ein Liedchen in tiefen Tönen - das erzeugt süße kleine Vibrationen. Oder Sie nehmen statt der Zunge die Unterlippe.
• Ihre Finger erlahmen weniger schnell, wenn Sie sie hängen lassen und stattdessen die ganze Hand locker aus dem Gelenk schütteln. Vielleicht können Sie sie auch ein wenig ablegen oder das Handgelenk aufstützen - platzieren Sie sich entsprechend. Sehr reizvoll kann eine Hand sein, die von oben kommt und auf dem Schamhügel ruht! Das geht zum Beispiel bestens, indem Sie sitzen, mit dem Rücken an Wand, Stuhllehne oder Bett-Kopfteil gelehnt, und Ihre Süße setzt sich vor Sie (auf Ihren Schoß oder zwischen Ihre Beine) mit dem Rücken zu Ihnen; und dann fassen Sie einfach um sie herum.

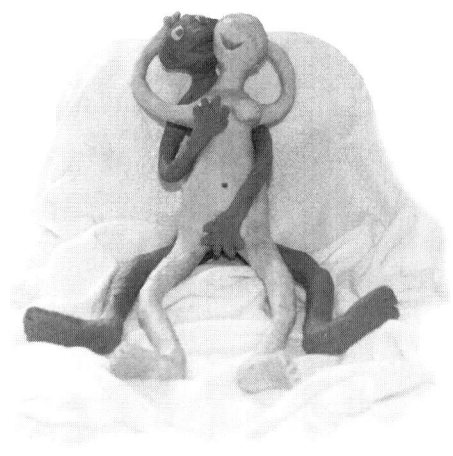

• Verwenden Sie Zutaten: etwas Vibrierendes, einen Pinsel, den Duschkopf der Handbrause (oder Sie schraubenden Kopf ab und nutzen nur den Wasserstrahl)...

Sexgeflüster
Laut Umfrage fahren die Hälfte der Frauen auf erotische Worte ab - vom Partner oder auch selbst geäußert. Das kurbelt die Stelle im Hirn an, wo Lüsternheit produziert wird. Und es ist eine sexy Art, dem andern Rückmeldung zu geben: Wie man sich fühlt; dass es einem gefällt; wie weit man grade ist; was er bzw. sie tun soll. Allerdings kann es auch schwer nach hinten losgehen. Wohl deswegen tun´s so wenig Leute.
Porno als Vorlage? Liegt nahe, denn da quatschen sie ja ständig. Aber ich muss mal wieder anmerken: die sind keine optimale Vorlage. Okay, am häufigsten sagen die einfach nur „Ja", „Oh ja", „Geil", das kann man schon übernehmen (bloß nicht als Dauerbeschuss!). Darüber hinaus ist die Sprache oft zu hart: „Ich spritz dich voll, du versaute F..." usw. Grusel! Die Männer geben dort auch stärker das Kommando: „Blas mir einen, fester, schneller, komm schon..." Die meisten echten Frauen turnt derlei eher ab. Man braucht uns nicht anzuweisen, was wir tun sollen! Wenn jemand Kommandos gibt, dann wir.
Sprechunterricht. Also muss man Dirty Talk selber entwickeln, und zwar bei jeder Frau neu. Die eine steht auf fiese Ferkeleien, die andere verträgt nicht mal „Möse" oder „poppen". Ich kann Ihnen nur ein paar Hinweise geben: Bettgeflüster funktioniert schon mal nur, wenn frau generell scharf auf den Flüsterer ist. Dann können ein paar gut gesetzte Worte sogar außerhalb des Bettes ein plötzliches Buschfeuer entfachen. Trotzdem muss man seine Äußerungen mit Bedacht wählen. „Lass uns pimpern!" oder sogar „Ich will dir den Verstand rausvögeln", das kann erfrischend sein, im Idealfall aufputschend, aber es geht daneben, wenn frau gedanklich ganz woanders ist, zum Beispiel ob noch was Gutes im Kühlschrank ist. Nur Männer mit einer feinen Antenne für die Frau und den richtigen Moment können es sich erlauben, gleich so direkt loszulegen. Für alle anderen gilt:
Erst Einschleimen, dann Aufmischen. Schmeicheleien kommen immer gut an, die kann man schon beim Knutschen einsetzen: „Du bist so sexy", „Ich kann gar nicht genug von dir kriegen" etc.
Geht´s allmählich zur Sache (Fummeln, Vorspiel), kann man konkreter werden: „Ich liebe deinen Po / deinen Busen / deine Beine...", „Du machst mich ganz verrückt", „Ich will dich spüren"...
Beim Vögeln selber darf´s auch derber werden - vorausgesetzt, beide sind gut angeheizt. Auf Nummer Sicher geht man, indem man abwartet, ob sie zu reden beginnt. Oder man gibt erst mal nur einfache Rückmeldungen („Mmh... das ist schön / toll / geil", „Du fühlst dich so gut an" usw.) und wartet ab, ob sie positiv reagiert. Erst dann kann man sich allmählich steigern. Falls sie stumm

bleibt, sollte man auf keinen Fall noch eins drauflegen. Guter Dirty Talk ist ein erotischer Dialog. Wer seinen Partner nur mit Worten zuballert, signalisiert: Du interessierst mich nicht so sehr, Hauptsache, ich hab Spaß.
Und drängen Sie sie bloß nicht, so á la „Sag mir versaute Sachen"! Entweder sie macht es von selbst, oder es kommen nur so gequälte Phrasen und sie fragt sich plötzlich, was sie da überhaupt tut.
Wortwahl. Generell ist es sicherer, schlicht zu bleiben. Einer sagte mal zu Fiona, „Lass mich in deiner Liebesgrotte versinken", ein anderer: „Hier ist meine stählerne Lanze. Die wird dich aufspießen". Bei beiden musste sie einfach nur lachen, aber die meisten Frauen rennen schreiend davon, grade wenn das so brutale Ankündigungen sind. Auch mit Vorsicht zu genießen ist alles, was sie und ihre Körperteile zu „billigen Bumsobjekten reduzieren" könnte. Sonst läuft´s wie bei dem Burschen in der Serie „Sex and the City", der beim Kommen immer „du verfluchtes Miststück, du verfickte Hure!" schrie: die Schöne servierte ihn ab.

Warum nur sind Frauen anders?

Das ist eine der ungelösten Fragen der menschlichen Evolution. Wie schön einfach wäre Sex, wenn ich jetzt raten könnte, dass Sie ihr eine anregende DVD geben sollen mit den Worten: „Schneckchen, amüsier dich schon mal, ich komme in einer halben Stunde und besorge dir den Rest". Aber nein, die Welt ist kompliziert und die Frau sowieso.
Wer sich körperlich nicht verausgaben will, tut gut daran, sich ein wenig in die Tiefen der weiblichen Psychologie zu stürzen. Frauen wollen verführt und begehrt werden, wollen obendrein das Gefühl vermittelt bekommen, Ihre Prinzessin oder Königin zu sein (je nach Reife). Tun Sie ihr den Gefallen zumindest verbal. Worte kosten weder Geld noch Schweiß. Apropos Königin: Sie können Sie auch gleich zur Chefin im Bett erklären. Sagen Sie, Sie wollen ihr Schüler sein, vielleicht kommt sie dann aus den Puschen.
Wichtig ist ferner: Alles was Sie tun, tun Sie ausschließlich für *sie*! Jedenfalls verkaufen Sie ihr das so. Allerdings ist es auch nicht toll für sie, wenn Sie nach ein paar Minuten Vorspiel an die letzten Bundesliga-Ergebnisse denken. Also wählen Sie eine Ouvertüre, die auch Ihnen was gibt. Kleine Sauereien mit Joghurt, Nutella oder Honig kredenzen Sie mit „Süße, du naschst doch so gerne!" (sie wird später mit einem Lächeln der Erinnerung das Bett frisch beziehen)... Oder eine Flasche Champagner mit Erdbeeren - die Sie ihr verfüttern. Frauen finden es so sexy, vom Mann gefüttert zu werden! Den Schampus trinken Sie natürlich selbst, aus ihrem Bauchnabel und aus allen Kuhlen, die Sie so finden können. Und auch wenn es im ersten Moment

etwas kitschig erscheint: Kerzenschein wirkt Wunder! Kaufen Sie eine Vorratspackung Teelichter und erleuchten Sie damit die Wohnung. Auf kleine Teddies mit „I-love-You"-Schildchen um den Hals fahren auch etliche Mädels ab, weiß Gott warum. Wenn Frauen glücklich sind, sind sie zu allem fähig! Naja, zu fast allem.

Vorspiel-Verkürzer
Beschreitet ein Mann nur die Wege, von denen er denkt, dass es die Abkürzungen in das Eros-Center der Partnerin sind, bewirkt er damit oft gerade das Gegenteil, nämlich dass es länger dauert! Die meisten Frauen wollen und brauchen eine längere Anlaufzeit, und ihr Inneres sträubt sich dagegen, dass Nippel, Kitzler o.ä. als eine Art „Turbo-Startknopf" benutzt werden: Dann klappt in ihrem Kopf eine Art Relais runter mit folgendem Unterton: „Moment Mal, Freundchen, so einfach geht das nicht!" Und schon landen Sie bei „Zurück auf Los".
Selbst wenn sie bereits ein bisschen warm ist, kommt der direkte Durchmarsch zu den Hotspots oft nicht so gut - sagte ich das bereits? Treiben Sie sich wenigstens eine Minute in der Umgebung herum, streicheln Sie Unterbauch und Schamhügel, züngeln Sie an den Schenkelinnenseiten. Das gleiche gilt für den Busen.
Tipp: Erkunden Sie mindestens einmal pro Jahr die erogenen Zonen Ihrer Partnerin inklusive gangbarer Techniken, da diese sich auch verschieben können (z.B. durch Überbeanspruchung) oder manche in Vergessenheit geraten. Die Erforschung dauert ein bisschen, ist aber letztlich vorteilhafter, als immer das selbe zu tun und eine lasche Reaktion zu kriegen. Nudeln Sie möglichst nie ein Schema runter, denn das ist sehr oft Zeit- und Energieverschwendung. Schemata passen zu Leuten, die immer den gleichen *Umweg* zur Arbeit gehen, ihn aber nehmen, weil sie ihn kennen - also erscheint er ihnen sicher und vertraut - statt andere, bessere Wege auszuspähen.
Oft denken Männer, dass ihre Partnerin auf bestimmte eingespielte Muster steht; aber für die meisten Frauen wäre etwas aus dieser Kategorie viel auf- und erregender:

Spannung
Je besser Sie Ihr Hirn nutzen, desto mehr können Sie Ihren Körper schonen. Tun Sie möglichst oft etwas, was Sie sonst nicht tun. Das müssen keine großen Umwälzungen sein. Oft reicht es schon, etwas wegzulassen. Oder eben anders zu agieren, als die Frau es erwartet. Und warum sollte das antörnender sein als das Bekannt-Bewährte? Weil es das Ungewisse und Unberechenbare ist,

was der Erotik den Kick gibt und Sie als Sexpartner spannend macht.
Auch Überraschungen sind sehr effektiv, neue Ideen, Zutaten, etc. - sie sollten zwar, wie ich öfter andeutete, die Grenzen Ihrer Süßen nicht allzu weit überschreiten. Andererseits: *Lassen Sie sich bloß nie davon entmutigen, dass sie nicht auf alles wunschgemäß reagiert.* Es reicht, wenn mindestens die Hälfte Ihrer Aktionen gut ankommt. Das Große Ganze zählt, nämlich dass Ihre Maus in einer fortwährenden Spannung gehalten wird: Was wird er wohl als nächstes bringen? Das ist tausendmal sexier als der „Bett-Beamte", bei dem sie praktisch jeden Schritt voraussagen kann.
In Teil 2, vor allem unter „Effektive Erreger", finden Sie eine Fülle unterschiedlicher Anregungen und Praktiken. Von immenser Bedeutung ist die *Abwechslung!*
Tipp: Sie müssen nicht alles hintereinander an einem Tag abfackeln - Hauptsache, Sie finden oder kennen die richtigen Stellen und Anwendungen und wechseln damit ab. Zum Beispiel Tag 1: Brustküssen, Tag 2: Nackenknabbern, Tag 3: Pokneten, Tag 4: Fußmassage, Tag 5: elektrisierendes Armstreicheln, Tag 6: xy...
Hier ein paar weitere Ideen:
- Sie liegen auf dem Rücken, bitten Ihre Süße, sich flach auf Sie zu legen, und streicheln sie mit beiden Händen sanft über Rücken, Pobacken, Oberschenkel. Setzen Sie auch Ihre Fingernägel ein (sanft!).
- Sie können sie ruhig auch foppen, etwa den Cunnilingus kurz vor ihrem O abbrechen und an den Beinen weitermachen. Sie dürfen das Triezen nur nicht übertreiben, sonst kriegen Sie statt Sex einen wütenden Tritt.
- Beschmusen Sie sie nicht nur im Nebeneinander-Liegen, sondern setzen oder knien Sie sich so hin, dass Sie sich ganz gezielt um bestimmte Körperpartien kümmern können. Zum Beispiel knien Sie sich zwischen ihre gespreizten Schenkel und schieben Ihre Knie etwas unter ihre Schenkel/Hüften. Das ist eine gute Ausgangsposition, um nur ihren Po zu massieren und von da dann direkt zu den intimeren Teilen überzugehen. Und eine ziemlich exponierte Lage für die Frau, was aber gleichzeitig antörnend sein kann (auf ihre Körperzeichen achten!). Sehr aufregend ist diese Geschichte, wenn Sie sie mit viel Öl anreichern. Zögern Sie nicht lange, fragen Sie auch nicht nach, greifen Sie einfach das Öl, das Sie neben dem Bett stehen haben, und legen Sie los. Ziemlich bald wird sie Sie haben wollen. Und genau dann bitten Sie sie um das, was *Sie* haben wollen.
- Falls Ihr Darling auf diese Ölmassage-Varianten anspringt, können Sie es auch mal an ihren Brüsten anwenden. Fangen Sie mit sanften, kreisenden Bewegungen an (von außen nach innen), kneten Sie erst dann kräftiger,

wenn sie es signalisiert.
- Erogen sind bei vielen Frauen auch die Arme, aber die brauchen nicht unbedingt Öl. Die zarten Innenseiten sowie die Armbeuge lieben zärtliche Lippen.
- „The Magic Touch": Elektrisieren Sie Ihre Liebste durch extrem leichtes Streicheln. Dabei berühren Sie kaum die Haut, sondern eher die feinen Härchen auf der Oberfläche. Kleiner Kniff: Noch intensiver wird´s, wenn Sie zwischendurch Ihre Hände „elektrisch aufladen", indem Sie sie schnell und kräftig aneinander reiben.
- Männer kommen selten auf die Idee, die Frau im Gesicht zu berühren, obwohl sie sich dort mit einer sanften Geste direkt ins Herz - und den Unterleib - schmeicheln können! Gehen Sie mit weichen Fingerspitzen über Kinn, Lippe, Oberlippe, mit der Daumenkuppe über Brauen und Haaransatz, mit der Außenseite der gesamten Finger über Wange oder Halsansatz - schnurrrrr...

Im Mundwinkel gibt es einen Reflexpunkt; tippen Sie ihn superzart mit der Fingerkuppe oder Zungenspitze an und Ihre Partnerin zuckt vor Vergnügen!

Beiderseitige Höhepunkte

Der Orgasmus der Frau: Daten, Fakten, Tipps

Nur 10 Prozent schaffen ihn beim Zweier-Sex *immer*, 15 Prozent *nie* (!) und satte drei Viertel der Frauen *nicht leicht*: d.h., sie kommen nur manchmal, oder nur bei einem bestimmten Partner, oder nur mit einer ganz speziellen Stimulation, oder ewig nicht. Das bezieht sich nicht nur auf den Koitus, sondern auf alle Techniken. Haben die Mädels etwa einen Defekt? Nein - denn fast 90 Prozent kriegen´s beim Selfservice zuverlässig hin und liegen damit höher als die Männer. Aber zu zweit eben nicht (die Gründe finden Sie ab S. 161). Falls auch Sie eine Bettgenossin haben, deren zögerlicher Höhenflug Ihnen einiges abverlangt: Hier meine **Tipps, wie´s eher klappen könnte**...
Vorglühen. Eine große Orgasmus-Studie ergab: Frauen, die mindestens 20 min Vorspiel kriegen, kommen besser und intensiver! Wobei ein richtiges Vorspiel gemeint ist und nicht Kuscheln, Händchenhalten oder ihr TV-Programm mitgucken.
Hauptstraße. Nur 1,5 Prozent der Frauen masturbieren in der „Hauptverkehrsstraße", der Vagina! Die anderen 98,5 % stimulieren die Klitoris und deren Umgebung, oder sie und die Scheide zugleich. Also wenn

Sie eine Gipfelgarantie wollen: Beziehen Sie sie mit ein! Und experimentieren Sie mit verschiedenen Stimulationstechniken.

Beschleunigen. Der statistisch schnellste Weg zum weiblichen Orgasmus ist ein Vibrator und/oder Selbstbefriedigung. Aber da die wenigsten Frauen davon begeistert wären, bei jedem Paarsex nur ein Gerät angehalten zu bekommen oder es sich selber zu machen, ist Cunnilingus oft willkommener. Er ist der zweitschnellste Weg - aber nur dann, wenn Mann ihre Lieblings-Leckerei kennt... Nicht die schnellste, aber die erfolgsträchtigste Technik beim Zweiersex ist Handarbeit (weil frau dabei nicht so viele Hemmungen hat und näher bei ihm sein kann). Tipp: Gleitmittel erhöht die Erfolgsquote. Auf dem letzten Platz ist Vaginalverkehr, rückt aber auf, wenn man zusätzlich Hand anlegt.

Multi-Motorik. Laut einer Studie ist die Erfolgsquote mehr als doppelt so hoch, wenn man mehrere Stimulationen kombiniert:

- Gleichzeitig verkehren und Kitzler kitzeln; finden Sie Stellungen heraus, in denen sie Ihre zusätzliche Handarbeit als angenehm empfindet - das ist nämlich nicht in jeder Stellung der Fall!
- Beim Verkehr Busen, Damm, Anus oder Venushügel mit einbeziehen, Hinterbacken beidhändig kneten u.ä.
- Beim Oralsex oder Handjob tun Sie einen Finger oder Dildo in die Scheide (erst wenn sie richtig erregt ist!) oder die Hände an die Brust.
- Bei der Hundestellung sanft in ihren Nacken beißen.
- In der Stellung „Kröte" einen ihrer Füße liebkosen (geht sogar mit dem Mund!) usw.

Autofokus. 82 % der Frauen sagen, sie kämen leichter, wenn sie sich antörnende Sachen vorstellen oder sich ganz auf ihre Empfindungen konzentrieren. Das gelingt besser, wenn sie selbstbezogen sein dürfen und der Partner nicht allzu viel Action macht. In der Zielgeraden kann sogar zu viel Bettgeflüster oder eine Änderung der Technik den Absturz bewirken.

Finden Sie etwas, was Ihrer Eva Urlaute entlockt, und bleiben Sie dabei. Männer machen vorm Abgang gern nochmal richtig Dampf, für Frauen ist das oft zu viel des Guten. Die meisten brauchen dann Gleichmäßigkeit: Selbe Stelle, selbes Tempo, selbes Bewegungsmuster, und zwar im Durchschnitt 4 Minuten! Dass das ziemlich lang sein kann, merken Sie, wenn Sie mal eine Stoppuhr stellen und mit ein und derselben Methode in einer Fingerkuhle lecken.

Fehlzündung. Vielleicht ist Ihre Süße beim Sex zwar erregt und geht mit - aber über´n Berg schafft sie´s einfach nicht. Die Ursachen können körperlicher oder mentaler Art sein. Körperliche Probleme sind z.B.: Sie spannt ihren

Unterleib nicht an oder lässt nicht im rechten Moment los, oder sie weiß nicht mal, wie sich ein Orgasmus anfühlt, weil sie sich auch keinen selber macht. **Tipp**: Schenken Sie ihr einen Gutschein für einen Vibrator (damit geht´s oft ganz leicht) und mein Buch „Stöhnst du noch oder kommst du schon?", worin sie ansprechende Anleitungen zu Techniken und Masturbation findet.

Die häufigsten mentalen Ursachen: Angst vor Kontrollverlust, Komplexe, Druck. Was Sie tun können: eine Vertrauensbasis schaffen, ihr Selbstbewusstsein stützen, sie im Bett nie kritisieren - und das Licht löschen! Was den Druck betrifft:

Druckprüfung. Eine Frau spürt den Leistungsdrang eines Mannes bzw. seine Ungeduld, dass sie kommen soll; oder vielleicht setzt sie sich selbst unter Druck, weil sie glaubt, eine „richtige Frau" müsse orgasmusfähig sein. Ergo: Der Versuch, auf Teufel-komm-raus ihren Höhepunkt anzupeilen, ist der beste Weg, ihn abzuwürgen. Viele Sextherapeuten (auch ich) verordnen hier ein „Orgasmusverbot" für sie von einem bis mehreren Monaten: Das nimmt den Druck von ihr und ihre Verkrampfung weicht - vor allem falls man die Zeit nutzt, um möglichst viel auszuprobieren und herauszufinden, was sie ausklinken lässt vor Lust (im wahrsten Sinne des Wortes).

Tiefer legen. Sorgen Sie mal dafür, dass die Füße Ihrer Süßen „geerdet" sind, also sich abstützen können und festen Halt haben. Dann kann sie den Unterleib besser ent- und anspannen, bewegen, in die optimale Lage rücken, den Takt mitbestimmen. Überhaupt: Eine Stellung, in der sie ganz relaxt sein kann, ist orgasmusförderlicher als jegliche exotische Verrenkung.

Verkehrstechnik. Zwei Drittel der Frauen brauchen eine gezielte Reizung der Klitoris, nur jede dritte kann durch reinen Verkehr kommen. Doch auch bei diesen reicht ein schlichtes „Rein-raus" meist nicht aus. Man kann hier zwei Haupttypen unterscheiden:

Den KD- und den GZ-Typus.

Der KD-Typus kommt durch Stellungen, bei denen indirekter Kitzler-Druck entsteht, zum Beispiel mit der „CAT-Technik" (S. 108) oder indem Sie beim Slow Sex Ihr Schambein gegen das der Frau reiben oder indem sie dies tut, während sie reitet.

Der GZ-Typus gehört zu den Frauen mit funktionierender G-Zone. Diese beim Verkehr zu erwischen, ist entweder ein Glückstreffer, oder Folge sehr bewussten Stoßens, während Sie mit der flachen Hand auf den weichen Bereich oberhalb des Schamhügels drücken. Beste Chance: „Randstellung" (S. 110), „Fersen-Stellung" (S. 114) und die meisten Positionen von hinten. Fragen Sie sie, bei welcher Stoßart sie eventuell ihren G-Punkt spürt!

G-Punkt-Navigation

Erst mal: es ist nicht direkt ein Punkt, eher ein *erregbarer Bereich an der Vorderwand der Scheide*. Genaugenommen gibt es *drei* Zonen, und längst nicht jede Frau hat sie alle. Kann sein, dass Ihre Lady nur eine hat, und die ist auch noch halb taub. Also:

G-Zone Nr. 1 liegt auf der Höhe, wo die Harnröhre in die Blase mündet (ca. 5 - 8 cm überm Eingang). Dort macht die Harnröhre eine Biegung, und da deren Gewebe bei Erregung genauso anschwillt wie vieles andere, kann man den Knick durch die Scheide hindurch als kleine Erhebung fühlen. Die ist bei ca. 8 % sehr „reizbar". Kräftige Stimulation löst anfangs Harndrang aus.

G-Zone Nr. 2 ist eine Art Mini-Prostata. Lage: 3 - 6 cm oberhalb der Scheidenpforte. Die Prostata ist ja eigentlich ein männliches Organ: sie steuert beim Orgasmus Flüssigkeit zum Sperma bei, ist außerdem eine sehr erogene Zone, die durch gezielte Reizung heftige Höhepunkte auslösen kann. Manche Frauen haben Reste dieser Anlagen - und dann oft auch eine Ejakulation. Die weibliche Prostata, so denn vorhanden, kann teils durch die Scheide hindurch angestubst werden.

G-Zone Nr. 3 besteht darin, dass sich Ausläufer des Kitzlers an die Scheidenvorderseite schmiegen. Der Kitzler hat nämlich innere Fortsätze, die in Länge und Lage von Frau zu Frau variieren. Hat sie Glück, sind sie bei ihr bis zu 9 cm lang und dazu noch sehr dicht an der Vaginalwand. Auch die Ausläufer schwellen bei Erregung an und funktionieren nur dann.

Übrigens: Viele Frauen spüren ihre G-Zone(n) erst ab 35 oder 40 - bis dahin: Forschen Sie!

G-Punkt-Gipfel per Hand:

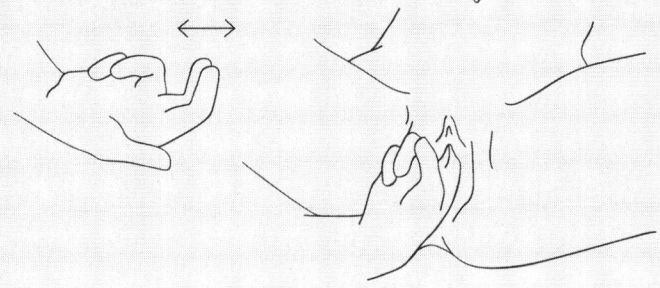

1) Fingernägel müssen kurz sein, damit Sie ihr nicht weh tun oder sie verletzen.
2) Die Dame liegt vor Ihnen auf dem Rücken.
3) Sie sorgen für Erregung, weil das G-Ding sonst nicht anspricht.
4) Sie versenken ein bis zwei Finger in ihr, je nachdem wie viel sie verträgt, Handfläche nach oben.
5) Sie suchen mit den Fingerspitzen und etwas Druck gegen die Scheidenwand eine Erhebung oder einen sensiblen Bereich - sie soll Ihnen durch konzentriertes „Spüren" helfen!
6) Sind Sie fündig geworden, streichen Sie sanft aber nachdrücklich darüber. Oft hilft es, mit der anderen (flachen) Hand von außen ein wenig gegenzudrücken. Und die Gestreichelte soll rückmelden, ob's genehm ist. Das Streichen sollten Sie vier bis sechs Minuten durchhalten. Kann sein, dass sie Harndrang oder vaginale Zuckungen entwickelt: Weitermachen! Es sei denn, sie sagt oder zeigt sehr deutlich, dass Sie aufhören sollen.

Brauchen Sie selbst zu lange?
Clara (40) beschreibt:
Ich bin seit über einem Jahr mit meinem Freund (38) zusammen, und bis jetzt ist er noch nie in mir gekommen... Am Anfang dachte ich, er hätte Angst vor Schwangerschaft. Ich ließ mir dann die Hormonspirale einsetzen, kann seitdem definitiv nicht mehr schwanger werden. Es hat sich aber nichts geändert. Es läuft immer gleich ab: Er dringt in mich ein, alles ist erstmal gut, aber nach wenigen Minuten zieht er seinen Penis raus, befriedigt sich dann mit der Hand selbst. Dabei reibt er in einer irrsinnigen Geschwindigkeit und hochkonzentriert. Das finde ich irgendwie beängstigend (ich selbst bekomme es nicht hin, wenn ich versuche, ihn mit der Hand zu befriedigen; auch dann macht er das selbst fertig). Zusätzlich möchte er sehen, dass ich mich „fingere", das erregt ihn und dann kommt er auch. Ich tue ihm derzeit den Gefallen, allerdings bringt mir das selbst gar nichts... genausowenig ist es mein Ding, dass er mir immer irgendwo auf den Körper ejakuliert.
Er ist auch beim Verkehr im Nu erschöpft, da er sehr schnelle und heftige Stöße macht, und braucht dann immer mal wieder kurz einige Sekunden Pause zum Durchschnaufen. So komme ich nie in einen höheren Erregungszustand, geschweige denn zum Höhepunkt; es ist wie eine ruckelige Bahnfahrt.

Außerdem schießen mir dann Gedanken quer: Kann es sein, dass er eine so dolle Geschwindigkeit braucht, die er nur masturbierend erreichen kann? Oder spürt er zu wenig, um in mir zu kommen? Mit meinen anderen Partnern hatte ich das nie; liegt´s daran, dass mein derzeitiger Freund eher klein gebaut ist? Am meisten spürt er von hinten, das ist mittlerweile auch seine bevorzugte Stellung. Aber selbst das bricht er dann ab.
Mich belastet das, denn in dem Moment, wo er seinen Penis rauszieht und es selbst fertigmacht, fühle ich mich ausgeschlossen und hilflos und finde sein Turbo-Wichsen auch irgendwie abschreckend.
Also dieser Sex klingt ziemlich gruselig. Ich schätze, Claras Freund hat ein Problem mit der Hingabe: sich dem Sex hinzugeben, sich ihr hinzugeben, vielleicht auch sich ganz in die Bindung hineinzubegeben. Er ist gar nicht richtig bei ihr, sondern zieht eine Art Programm ab, weil er anders nicht „funktioniert". Er kann ihr dabei nicht mal ins Gesicht sehen, sondern nimmt sie von hinten oder schaut auf seinen Schwanz oder in ihren Schritt. Er kommt fast nur noch durch die eigene Hand, und zwar durch eine recht „harte" Technik, auf die er sich getrimmt hat. Und dieses Sich-selbst-spritzen-sehen und dass sie sich dabei befingert, das sind typische Elemente aus gewissen Filmchen.
An ihrer Scheidenweite liegt´s wohl nicht - da sie das Problem sonst nie hatte. Und die meisten „klein gebauten" Männer kommen ja trotzdem in der Frau. Aber deren Penis ist eben noch sensibel und nicht halbtaub durch Überbeanspruchung und Konditionierung auf Pornobilder.
Vermutlich hatte Claras Freund mit ihrer Vorgängerin das Problem, dass er beim Verkehr schnell seine Steife verlor oder nicht kam. Er fand heraus, wie´s doch klappte, gewöhnte sich dieses Muster an und hat es bei Clara einfach beibehalten - auch aus der Befürchtung heraus, es könnte bei ihr wieder passieren und er würde dann vor ihr schlecht dastehen. Aber seien wir mal realistisch: Steht er so nicht viel schlechter da? Clara wäre es lieber, er würde zwischendurch mal an Härte verlieren, als dass er so eine unpersönliche Nummer abzieht. Ich würde ihm dringend die Re-Sensibilisierung empfehlen und alle Infos aus „Er kann nur bei hart und heftig" (S. 102ff).
Haben auch Sie Orgasmarotten, doch es liegt unter Garantie weder an Ihrem besten Stück noch an Ihrer Hingabe, sondern daran, dass sie Sie zu wenig reizt - in welcher Hinsicht auch immer - oder dass etwas im Akt-Ablauf störend wirkt: Gehen Sie in sich: Was brauchen Sie eigentlich? Was davon ist für Ihre Partnerin machbar? Und dann vermitteln Sie´s ihr!

Auch Männer brauchen Vorspiel!
Vor allem mit zunehmendem Alter. Tatsache ist, dass die Erregbarkeit des Mannes mit zunehmendem Alter nachlässt. Das heißt, irgendwann reicht die nackte Partnerin oder die Vorfreude auf Sex für die Standfestigkeit nicht mehr aus. Und dann muss sie (oder auch derjenige selbst) nachhelfen durch gezielte und „spürbare" Reize.
Die meisten Frauen brauchen ja auch eine Stimulation per Hand oder Mund, um zum Verkehr bereit zu werden. Also warum soll man das einem Mann nicht auch zugestehen? Die o.g. Umfrage hat nicht nur ergeben, dass Frauen mit einem längeren Vorspiel besser kommen - sondern auch Männer! Ihr Orgasmus stellt sich am ehesten und am intensivsten ein nach mindestens 20minütigem Vorglühen. Wobei das meiner Erfahrung nach nicht nur Herumliegen und Genießen ist, sondern etwas Gegenseitiges, denn viele Männer ziehen ja ihre stärkste Erregung aus der Erregung der Partnerin. Sprich, man verwöhnt sich gleichzeitig oder abwechselnd; für viele Paare ist das ein fester und genussvoller Bestandteil ihres Aktes.

Steht´s nicht? Alles über Erektion

Allein schon weil sehr viele Tipps und Praktiken in diesem Buch kaum ohne Erektion funktionieren, möchte ich ihr ein ausführliches Kapitel widmen. Aber noch viel mehr, weil deren Ausbleiben oder Schwanken den Sex für beide Beteiligten mühsam macht, oft sogar nachgerade quälend.

Er kann nicht - ein Alptraum?
Meine erste hautnahe Begegnung damit hatte ich bei Paul. Lag´s an der späten Stunde, an den vielen Drinks oder an seiner Kettenraucherei, dass bei ihm maustote Hose herrschte? Egal, ich fand das zuerst nicht so schlimm. Das wurde es erst allmählich, weil Paul wie ein hypnotisiertes Karnickel auf seinen Wurm starrte, der nicht zur Schlange werden wollte. Ich wurde zur Nebensache und fand das ein wenig beleidigend, da er sich hätte glücklich schätzen sollen, mich im Bett zu haben (wenn Sie ihn sähen, wüssten Sie, was ich meine). Schließlich verkrampfte er völlig und reagierte falsch, was der Anfang von unserem Ende war.
Mir ist klar, dass es für einen Mann kaum etwas Übleres gibt als einen streikenden Penis. Impotenz kann man wörtlich mit „Machtlosigkeit" übersetzen, und genau das empfinden Männer dabei. Deswegen ist sie mit so vielen Ängsten verbunden, bewusst und unbewusst - zum Beispiel „Ab jetzt geht´s nur noch bergab".

IMPOTENZ. Das Männer-Hasswort, verachteter und gefürchteter als bei uns Frauen CELLULITE und HÄNGEBUSEN. Sie haben sowas Demütigendes und Endgültiges. Drum sprechen Ärzte und Therapeuten lieber von „Erektionsstörungen", zumal dieser Begriff mehr umfasst: das Glied geht, wenn es eigentlich sollte, nicht hoch oder nur halb, oder es wird beim Koitus weich. Erstaunlich ist, dass sehr viele Betroffene trotz ihres immensen Leidensdrucks jahrelang nicht zum Arzt gehen - obwohl den meisten geholfen werden könnte. Aber bei etlichen müsste es noch nicht einmal dazu kommen, wenn sie mit dem Thema anders umgingen. Bei Paul zum Beispiel wunderte es mich nicht, dass sein Anhang ihn sabotierte, da ich sah, wie er seinen Körper behandelte. Er vergiftete ihn jahrelang mit Nikotin, Alkohol, schlechter Ernährung, teils sogar Drogen, er bewegte ihn zu wenig und gönnte ihm zuwenig Schlaf. Blöderweise ist die Erektion ungefähr der störanfälligste Mechanismus am Mann. Doch etliche schenken ihrem Auto mehr Zuwendung als dem eigenen Körper.
Eine anhaltende Störung entwickelt auch, wer sich im Bett unter Leistungsdruck setzt. Und der erhöht sich, sobald die Potenz mal versagt. Man ist dann so besessen davon, es beim nächsten Mal wieder „bringen" zu müssen, dass wieder nichts geht. Und je öfter es nicht klappt, desto stärker wird der Druck, desto schlimmer die Störungen und so weiter. Dazu käme es gar nicht erst, wenn man einzelne Aussetzer nicht so überbewerten würde. Ich denke, viele Männer versetzt ein Hänger (vor allem ein mehrfacher) in Panik, weil da die Angst mitschwingt: das Ding ist jetzt im Eimer und bei mir ist für immer Sense mit Vögeln und Orgasmus. Aber Tatsache ist: 1) Bei dauerhafter Erektionsschwäche kann der Körper lernen, auch ohne Härte zu kommen, 2) die Wahrscheinlichkeit, dass man nie mehr verkehren kann, ist sehr gering, wenn man etwas tut. Denn es gibt massenweise Möglichkeiten, wieder mehr Standfestigkeit zu erlangen.

„Habe ich einen Sprung in der Schüssel?"

Heute noch glauben viele, dass 90 Prozent aller Erektionsstörungen psychisch begründet seien. Kein Wunder, dass sie zu so einem Unthema wurden - wer möchte schon von sich sagen, dass er nicht nur impotent, sondern auch noch gestört ist? Und weil keiner drüber redet, weiß auch keiner, wie alltäglich sie sind: Mehrere Studien ergaben übereinstimmend, dass jeder zweite Mann zwischen 20 und 40 so etwas schon erlebt hat, und die über 40 noch weit öfter. Da müssten ziemlich viele einen seelischen Knacks haben, was?
Jedenfalls sind sich Fachleute in aller Welt ziemlich einig, dass Erektionsstörungen überwiegend körperliche Ursachen haben. Ab Mitte 20

lässt eben die Potenz nach und ein vorübergehender „Weichling" kann mal vorkommen, wenn die Durchblutung gestört ist. Selbst so Lapidares wie enge Hosen, falsche Fahrradsättel, zuviel Kaffee oder zwei starke Zigaretten hintereinander können den Blutzufluss verkehrswidrig behindern, wie auch Stress und Übermüdung.

Wer das alles weiß, kann der akuten Situation viel Peinlichkeit nehmen. Indem er zum Beispiel einfach sagt: „Ich glaub, das wird heute nichts mehr, ich hab´ wohl ein Glas zuviel erwischt / bin erschöpft / kann nicht abschalten...". Das entlastet auch die Frau.

Der Leipziger Sexualforscher Prof. Kurt Starke schrieb einmal: „Eine ausbleibende Erektion kann eine vitale, ganz gesunde Reaktion sein. Der Penis muss und kann nicht immer steif werden, wenn er zwanghaft soll. Er hat in jeder Situation ein Recht auf den Normalzustand, die Schlaffheit."

Dem unwilligen Willi auf männlicher Seite entspricht die trockene Scheide auf weiblicher. Und Frauen wird ja zugestanden, aus erfindlichen oder unerfindlichen Gründen mal nicht paarungsbereit zu sein. Das könnten die Männer von uns abgucken: Wenn wir nicht feucht werden, nehmen wir´s erst mal einfach hin, aber wenn´s öfter vorkommt, fahnden wir nach den Ursachen; kramen ein wenig in der Psyche und gehen zum Gynäkologen, um organische Ursachen abzuchecken.

Was soll der Lendenlahme tun und was nicht?

a) Bleiben Sie locker. b) Versteifen Sie sich nicht aufs Koitieren. Nehmen wir meinen Paul: Er versuchte es immer wieder - kaum regte sich ein bisschen was, wollte er sein Weichteil in mir verstauen. Das brachte außer beiderseitiger Verlegenheit keinem was. Statt davon abzulassen und es einfach zu genießen, mit einer tollen Frau im Bett zu liegen, kriegte er schlechte Laune (erst sowas macht einen Mann zum Loser des Abends!).

Noch schlimmer ist es, wenn er dann hektisch an seinem Gummitier herumrubbelt. Bitte ersparen Sie uns diese entwürdigende Szene! Wenn jemand rubbeln sollte, dann wir. Hierzu sagte mir ein Klient: „Allzu oft traut sich die Frau nicht, selbst aktiv zu werden, aus Angst, dass sich dann immer noch nichts tut oder dass sich der Mann bedrängt fühlen könnte, oder weil sie sich fragt, ob sie die Sache von Anfang an falsch angepackt hat." Stimmt. Was soll sie tun? Das schlaffe Teil manipulieren und dann feststellen, dass es vergeblich Liebesmüh ist? Solche erfolglosen Wiederbelebungsversuche sind ihr oft so peinlich wie dem Betroffenen.

Aber wenn Sie wissen, dass es etwas gibt, was Sie garantiert wieder hochbringt, sollten Sie es ihr sagen (ich spreche von Dingen, die ihr zumutbar sind!).

Denn etwas, was der Frau selbstverständlich ist, geniert viele Männer: dazu zu stehen, dass sie für ihre sexuelle Einsatzfähigkeit die Stimulation durch den Partner brauchen. Früher kam das ja auch von allein! denken sie. Aber wer die ständigen, stahlharten Ständer der Jugend zum Maßstab nimmt, überfordert und blockiert sich zwangsläufig selbst.
Frauen schätzen es überhaupt, wenn der Mann äußert, was er dann möchte. Soll sie unterhalb der Gürtellinie züngeln? Oder diesen Part ganz außen vor lassen? Oder den ganzen Mann in Ruhe lassen? Fußreflexzonenmassage? Whatever...
Wenn ein Mann seine Lendenpanne totschweigt (wie mein schlaffer Paul) oder tut, als ob nichts wäre, wird überhaupt erst ein Problem draus. Da denken beide Beteiligten unwillkürlich: Was jetzt? Schmollt er/sie? Denkt er/sie, dass ich schmolle? Wartet er/sie, dass ich was mache? Oder hat er/sie sowieso keinen Bock mehr?
Egal was, aber man muss irgendetwas machen. Reden, kuscheln, sich streicheln... Vielen Frauen ist es dann lieber, wenn man etwas ganz anderes tut: Blödeln, aufstehen, was trinken oder essen... Andere begrüßen einen „Handgemachten" sehr, speziell, wenn sie schon sehr erregt sind. Auf jeden Fall schadet´s nicht, wenn er fragt: „Kann ich was für dich tun?"
Zudem kann man sich dann auch mal auf was anderes konzentrieren als auf Verkehr und die vorbereitenden Maßnahmen. Und ein offener Mann könnte lernen, dass sich Lust nicht nur auf seine Genitalien beschränken muss.

Achtung, hier spricht dein Schwanz!
Streikt das gute Stück beim Paarlauf, steht aber beim Onanieren wie eine Eins, fällt eine ernste organische Ursache schon mal weg. Können Sie auch keine vorübergehende ausmachen (Zeitdruck, Blähungen, Frau meckert...), macht Ihnen etwas in Ihrem Kopf einen Strich durch die Rechnung. Übrigens spielt auch bei erkennbaren Gründen oft noch eine psychogene Komponente mit! Hier zwei Beispiele...
Werner (46) berichtete mir:
Ich wurde vor 1 1/2 Jahren geschieden. Vorher ging im Bett eigentlich fast garnix mehr. Seitdem habe ich halt onaniert. Das lief völlig normal. Nun habe ich mich verliebt und meine Neue auch. Ich kann mir nach all den Jahren sogar wieder eine Vaterschaft vorstellen und habe auch schon die Konsequenzen überlegt. Sie ist um einiges jünger als ich, aber ganz relaxt. Wenn wir uns nahe kommen, regen sich bei mir alle notwendigen Gefühle und wir werden eins. Aber etwa 2 Minuten später versagt mein Kleiner seinen Dienst. Meine Liebste ist wirklich einfühlsam und drängt mich auch in keinster Weise, sondern ist offen für alles.

Was ist da nur los???
Ich kann mir eine Mischung aus folgenden Gründen vorstellen:
- Möglicherweise ist er unbewusst noch keineswegs zur Vaterschaft bereit; deswegen macht sein Anhang weit vor der Ejakulation schlapp, um es ja nicht dazu kommen zu lassen. Ein Lösungsansatz wäre, dass er die Verhütung selbst regelt (also Kondom), bis der Kinderwunsch wirklich konkret ist.
- Eventuell unbewusste Ängste vor einer erneuten Trennung, oder unverarbeitete Probleme (auch sexuelle!) aus der letzten Beziehung. Da kann man in einer stillen Stunde in sich gehen und sich fragen: Was „bewirkt" die Erektionsschwäche? Bzw. was möchte sie eventuell „bezwecken"? Es kann sogar eine Prüfung sein: Wird sie trotzdem bei mir bleiben?
Werner erwähnte auch: *Da ich in meiner Ehe immer den aktiven Part übernehmen musste, hält sie sich sogar mit ihren Aktivitäten zurück, um mich nicht zu erschrecken.*
Wozu Muster aus der alten Beziehung kopieren? Es wäre besser, die beiden entwickeln ihre ganz eigenen Systeme. Vermutlich hat er seiner Neuen auch nicht gesagt, was er sich in körperlicher und seelischer Hinsicht wirklich wünscht. Ich riet ihm, das alles zu klären und es übergangsweise mit einem Penisring zu versuchen (siehe S. 219).
Alex (39) gestand mir:
Ich bekomme beim Sex mit meiner Freundin keine Erektion mehr. Wenn ich mich selbst befriedige, klappt es, und bei einem Seitensprung auch. Was soll ich tun?
Die Ursachen könnten u.a. sein:
- Keine Erotik mehr in der Beziehung... Abhilfe: Mit ihr zusammen überlegen, wie man wieder mehr Pepp in die Kiste bekommt. Oder für sich nachdenken, ob er überhaupt noch Lust hat, an der Beziehung zu arbeiten. Vielleicht ist da nicht mal mehr Liebe?
- Sein Penis hat keine Lust auf Sex mit ihr, weil... ??? Tja, was? Abhilfe: Klartext - erst mit sich selbst, dann mit ihr.
- Latente Probleme, die er nicht austrägt, und deshalb übernimmt es sein kleiner Partner. Ganz schlichtes Beispiel: Er hat das Gefühl, sie tut nichts mehr für ihn - also tut sein „Mittelpunkt" auch nichts mehr für sie. Dessen Schlaffheit ist eine Art Verweigerung, wie sie auch oft von Frauen angewandt wird (Lustlosigkeit, Kopfweh usw.) - es ist eine Form, Macht über den Partner auszuüben oder ihn zu bestrafen. Vielleicht fühlt Alex sich auch von ihr irgendwie unter Druck gesetzt, und sein Penis leistet Widerstand.
Meist will das rebellische Glied seinem Herrchen etwas mitteilen. Auch hier kann er sich fragen: *Hat die ausbleibende Erektion irgendwelche (geheimen/*

indirekten) Vorteile? Welche Funktion hat Beischlaf in der Beziehung zwischen dieser Frau und mir? Da entpuppen sich oft Botschaften wie: „Du willst ihr nicht so nah sein", „Du magst nicht immer allein dafür zuständig sein, was sexuell bei euch passiert" oder „So zeigst du ihr, dass es im Bett immer noch nach dir geht". Oft spricht der Schniedel sogar für beide, Mann & Frau.
Tipps: Manchmal werden die Gründe einem klar, wenn man sich eingesteht, dass es einiges in der Partnerschaft gibt, womit man unzufrieden oder belastet ist, oder dass man eine Wut auf die Frau hat. Ein/e Psychologe/in kann auf die Sprünge helfen - oft reicht schon ein einziges Gespräch.
Man kann auch erst mal in seinen kleinen Freund „hineinhorchen, indem man sich eine Stunde, in der man allein ist, Zeit nimmt, sich entspannt, die Hand auf ihn legt, die Augen schließt und sich auf seine Partnerin, sein Sexualleben und seine Beziehung konzentriert.
Kann sein, dass das ungewohnte Denkansätze für einen Mann sind. Aber man kann der Sache ja auch einfach einen Versuch geben.
Der störrische Wurm ist oft ein Barometer des Körpers *und* der Seele, weist auf Dinge hin, die der Besitzer ungern wahrhaben will. In Pannen-Pauls Fall war das erstens: „Geh endlich besser mit deinem Körper um". Und zweitens: „Du bist nicht bereit, die Konsequenzen zu tragen, wenn du regelmäßig mit ihr schläfst" (sprich, er wollte keine allzu enge Bindung mit mir). Denn viele Männer haben nicht grade eine Standleitung zu ihrem Innern, doch das sensible Ding in ihrer Leibesmitte zeigt auf seine Art, dass etwas nicht stimmt! Insofern ein Mann also bereit ist, sich mit dem Geheimcode seines Gemächts auseinanderzusetzen, erweist sich ein vermeintliches Desaster im nachhinein oft als wertvoll.

Gelobt sei, was hart macht
Ihre Standfähigkeit hängt auf körperlicher Ebene vor allem davon ab, wie gut Ihr Gefäßsystem und Ihre Muskulatur im Unterleib funktionieren. Und das können Sie selber sehr stark beeinflussen. Für eine Erektion müssen sich die Gefäße öffnen (Blut fließt in die Schwellkörper), aber dann auch wieder „dicht" verschließen (eingeflossenes Blut bleibt im Penis). Dazu tragen auch die Muskeln bei, die die betreffenden Gefäße umgeben, und die wiederum gehören zur Beckenboden-Muskulatur.
Hier kommen die häufigsten Faktoren, die auf dieses System einwirken:
- **Nikotin** verengt die Gefäße (d.h. es kommt nicht so viel Blut rein, wie es könnte).
- **Alkohol** weitet sie und hält sie offen (d.h. Blut fließt zwar ein, aber es kann zum Teil auch wieder rauslaufen).

- **Fettreiche, ungesunde Ernährung** verursacht Ablagerungen in den Gefäßen, d.h. sie werden enger und unelastisch.
- **Fettpolster** drücken auf Muskeln und Gefäße, mindern die Produktion männlicher Hormone, fördern die Bildung weiblicher Hormone (beides sehr ungut für die Potenz!); zudem macht Übergewicht träge und unbeweglich.
- **Bewegungsmangel** läßt das Gefäßsystem schneller altern und die Unterleibsmuskulatur erschlaffen.
- **Störungen, die Gefäßsystem und Blutkreislauf beeinträchtigen**: Diabetes, Bluthochdruck, Herz-Kreislauf-Probleme, erhöhtes Cholesterin, Alterungsprozesse, Nierenerkrankungen, Alkoholismus, Multiple Sklerose, Rückenmarks- oder Unterleibsverletzungen u.v.m.
- **Bestimmte Medikamente** (z.B. viele Präparate gegen Bluthochdruck, Herzkrankheiten, Allergien, Depressionen, Angst, Essstörungen und Geschwüre).
- **Großer Stress, Angst, Unsicherheit**: Behindern nicht nur die Lust im Kopf, sondern auch den Blutzufluss zum Penis.

Meist ist es zwar eine Mischung aus körperlichen und seelischen Faktoren, aber wenn Sie die körperliche Grundlage verbessern, reicht das oft schon aus, um auch die seelischen in den Griff zu kriegen. Zuallererst sollte man natürlich **zum Arzt gehen**. Zunächst zum Allgemeinarzt oder Internisten, um einen Gesamtcheck zu machen, zumal Erektionsstörungen Anzeichen von ernsthaften versteckten Erkrankungen sein können, wie Diabetes oder Krebs, oder Vorboten eines Herzinfarkts oder Schlaganfalls. Danach zum Urologen oder Andrologen, der noch gezielter auf Potenzprobleme eingehen kann.

Das Rauchen sollte man unbedingt komplett einstellen und Alkohol auf ein kleines Glas Wein oder Bier beschränken. Keine harten Sachen, kein Likör!

Bewegung verbessert die Durchblutung des Unterleibs, fördert auch die Bildung männlicher Hormone, die ja beträchtlich zur Potenz beitragen.

Bluthochdruck: kann dazu führen, dass die Blutgefäße sich verengen oder steif werden. Leider verringern auch viele Blutdrucksenker Potenz und Standvermögen, darüberhinaus allgemein Lust und Lebensenergie. Das Allerbeste wäre, wenn man zu einem Lebensstil fände, der diese Mittel überflüssig macht: Viel Sport und Bewegung, sehr gesunde Ernährung, wenig Fett und Zucker, sehr wenig Alkohol, kein Nikotin, Abbau von Übergewicht, Einnahme von Omega-Fettsäuren usw.

Viele Männer, vor allem ältere, unterschätzen die **Bedeutung der Ernährung** und haben eingefahrene, überholte Gewohnheiten: Morgens mengenweise Kaffee, dazu Weißmehlbrötchen, Butter, Marmelade; mittags Fleisch mit Soße und Beilagen, süßer Nachtisch; nachmittags Kaffee und Kuchen; abends Weißmehl-Brot mit Butter und Wurst. Diese Ernährung ist Mist, denn unser Körper ist immer noch auf die Nahrung eingestellt, die der Mensch Hunderttausende von Jahren hatte: eben nur Essbares, was man in der Natur findet und mit einfachsten Mitteln daraus zubereitet. Gibt man ihm degeneriertes Zeug wie oben beschrieben, ist es, als betriebe man einen Hochleistungsmotor nur mit ungeeignetem und verunreinigtem Benzin und Öl - bald läuft er nicht mehr richtig, sondern entwickelt Störungen; Leitungen verstopfen, Ventile und Kolben blockieren, der Treibstoff gibt zu wenig Power her. Dementsprechend ist so ein Körper schlapp, krank und voller Ablagerungen - auch Ihr Penis!

Ferner gibt eine sehr effektive Methode, die auch noch kostenlos ist:

Beckenboden-Training

Es hilft nachgewiesenermaßen bei Erektionsschwäche! Die BB-Muskulatur verläuft vom Schambein zum Steißbein und umgibt den Penis-Ansatz sowie den Anus. Sie funktioniert 1) ähnlich wie ein Ventil, damit Blut zwar hineinkann, aber nicht gleich wieder hinaus, 2) wie eine Pumpe, um Samenbläschen und Prostata beim Orgasmus rhythmisch zu „melken" und so das Sperma nach draußen zu befördern. Männer, die gut damit umgehen können, sind in der Lage, maximale Härte zu erlangen und den Zeitpunkt ihres Ergusses zu steuern.

Bei einem Mangel an Sex, an Orgasmen oder bei Enthaltsamkeit kann diese Muskulatur verkümmern, was dazu beiträgt, dass das Ganze irgendwann komplett brachliegt. Aber man kann sie auch wieder aufbauen. Dafür muss man aber täglich üben, über mehrere Monate und mit einer guten Anleitung (siehe S. 70ff).

Was die meisten nicht wissen: Nicht nur eine Unterentwicklung, auch eine Verkrampfung des Beckenbodens führt sehr oft zu Erektionsstörungen (sie behindert den Blutfluss). Verkrampfungs-Ursache ist fast immer Nervosität bzw. innerer Stress.

Wer seinen Beckenboden spüren und bewegen kann, kann ihn auch bewusst an- und entspannen. Zum Entspannen wird die Muskulatur eher nach unten fallengelassen, auch das lässt sich üben. Wenn es einem in Fleisch und Blut übergegangen ist, sind die Chancen gut, dass es auch „im Notfall" klappt.

Penis- und Cockringe

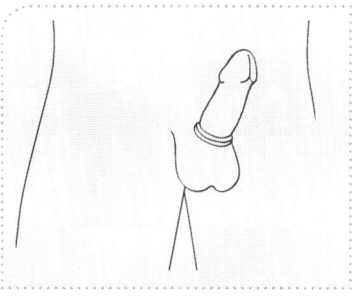

Penisringe sind sehr nützlich, wenn Ihr Soldat zwar Haltung annimmt, aber mitten im Gefecht oft wieder schlapp macht. Sitzt ein Ring stramm am Penis-Ansatz, verhindert er, dass das Blut wieder in den Körper zurückfließt. Aber wie angedeutet kann man ihn erst bei guter Härte anlegen - zieht man ihn bereits auf den schlaffen Kämpfer, wird der Zufluss behindert.

Man muss erst mal eine Weile damit üben, denn der Ring darf weder zu eng noch zu weit sitzen, und mit dem Umgang vertraut werden. Das geht am besten beim Solo-Sex. Zu weit: Das Blut fließt fast genauso schnell wieder aus dem Penis wie ohne Ring. Zu eng: Es tut weh oder das Glied wird so dick, dass der Ring kaum oder nicht mehr runtergeht. Daher sollten Sie besser nichts aus Plastik oder Metall wählen!

Optimal finde ich dehnbare Ringe aus Latex/ Silikon oder Ringe aus Leder mit Verschluss, die man im Notfall öffnen oder auch durchschneiden kann. In gutsortierten Sexshops sollte es verschiedene geben; die größte Auswahl bieten Schwulenläden. Was nun beim einzelnen Mann funktioniert, ist individuell verschieden. Einfach testen! Sie sollten sich damit wohl (und geil) fühlen und gleichzeitig spüren, dass es sexuell was bringt. Sobald es sich unangenehm anfühlt: bitte abnehmen. Und nicht länger als 30 (maximal 45) Minuten tragen, sonst nimmt das Gewebe Schaden!

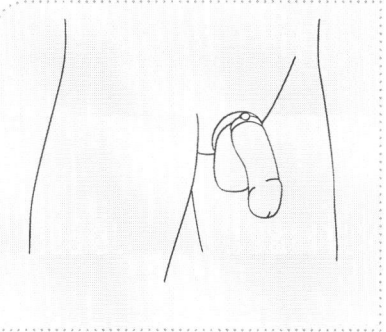

Cockringe werden um Penis und Hoden gelegt, am besten im halberigierten Zustand. Sie verlängern nicht nur die Härte, sondern teils auch das Durchhaltevermögen. Die Hoden ziehen sich ja kurz vorm Erguss ein Stück in den Unterleib hinein; werden sie jedoch durch den Ring draußen gehalten, hilft das oft, ihn hinauszuzögern. Außerdem fühlt es sich für viele Männer heiß an, wenn beim Sex der Sack abgebunden ist.

Können Sie denn passiv genießen?

Sehr viele Männer lassen sich bei mir aus, dass ihre Partnerin sexuell zu wenig macht, sich bedienen lässt, nie das Ruder übernimmt, zu wenig Eigenes einbringt. Ihre auch? Haben Sie ihr denn schon mal deutlich gesagt, dass Sie sich mehr Mitwirkung von ihr wünschen? Bloß: Wer fordert, dass die Dame aktiver wird, muss auch nehmen können, was geboten wird, und akzeptieren, dass sie dann vielleicht das Kojen-Kommando übernimmt - und damit kommen etliche Männer nicht klar. Die fühlen sich gar nicht so wohl damit, der passive und empfangende Part zu sein. Einen Grund habe ich schon erwähnt: Wenn man den Sex kontrolliert, kann man ihn eher so steuern, dass Erektion und Orgasmus erreicht werden, als wenn man das Geschehen völlig der Gefährtin überlässt. Doch die Betreffenden könnten sich etwas bewusst machen: Was ist schon dabei, falls das Ding mal schwächelt oder am Ende nichts dabei „rauskommt"? Im Gegenteil: Deren Ausbleiben kann sogar bewirken, dass die Frau sich extra reinhängt.

Vorschlag: Drapieren Sie sich lasziv hin und warten Sie einfach mal ab, was von ihr kommt. Allerdings sollten Sie auch wissen: Während reges Sich-Regen männlicher Lust kaum Abbruch tut, behindert es bei Frauen sehr oft die Erregung (und den Orgasmus), sich zu sehr um den Mann zu kümmern. Also noch besser: Machen Sie sie ein bisschen heiß, legen Sie sich hin und warten Sie ab.

Weitere Gründe, die einem Mann beim Passiv-Genießen im Weg stehen, erklärte mir mein Kumpel Carsten:
Die meisten Frauen verstehen, dass ich keine Lust auf Sex habe, wenn ich müde oder kaputt bin. Und viele hätten nichts dagegen, dann den Hauptteil der „Arbeit" zu übernehmen. Aber ich hab was dagegen, mich bedienen zu lassen - ich fühle mich dann verpflichtet, in ihrer Schuld. Sie hat dann ein wenig die Oberhand über mich, weil sie was von mir wollen könnte, was ich nicht will; also jetzt nicht sexuell, sondern in der Beziehung. Oder dass sie sagt: „Ich hab dich doch neulich..."
Ich finde diese Gedanken seltsam. Sind Frauen wirklich so? „Ich verwöhne dich im Bett und dafür musst du dich mit mir verloben/ mit mir und Mama verreisen/ den Power-Yoga-Kurs mit mir machen?"
Wenn am Ende des Aktes auch was Gutes für die Frau dabei herauskommt - oder am Anfang oder in der Mitte - hat sie doch auch was vom Sex.
Wann Sie ihr den Höhepunkt bescheren, hängt davon ab, welcher Typus sie ist. Gehört sie zu den Frauen, die danach ins postkoitale Koma fallen, kriegt sie ihn natürlich erst zum Schluss. Aber die weibliche Mehrzahl zählt ja nicht

dazu, sondern wird nach dem Gipfel erst richtig munter. Also lassen Sie sie erst mal kommen - anschließend fordern Sie sie auf, auch ein paar nette Dinge für Sie zu tun.
Allerdings Carstens Einstellung ist auch hier zu rigoros; er sagt: *„Ich kann mich höchstens dann verwöhnen lassen, wenn die Frau schon befriedigt ist."* Dieses Denken beinhaltet den Glauben, dass eine Frau den Beischlaf nur mit Orgasmus gut findet. Ein für allemale: Sex ohne Orgasmus ist für die meisten von uns besser als Sex mit Druck. Wichtiger ist, dass es insgesamt ein stimmiges Erlebnis ist, egal ob heiß und hemmungslos oder intim und innig. Hierzu ein Hinweis: Stimmig wird es kaum, wenn der Mann völlig still ist oder abwesend wirkt.
Apropos still: Ist Ihnen schon mal aufgefallen, dass bei Sexszenen im Kino oder Fernsehen die Frauen immer tierisch Alarm machen, hingegen die Männer sich in vornehmer Zurückhaltung üben? Als sei das geschlechtsspezifisch festgeschrieben: sie laut und ekstatisch, er leise und kontrolliert. Das ist in der Realität auch meistens so. Leider! Denn eine Frau traut sich viel eher, aus sich rauszugehen, wenn der Lover sich das auch erlaubt.

Sinnlichkeit ist nicht nur was für Frauen
Sinnlichkeit bedeutet: eine sehr hohe Wahrnehmungs- und Genussfähigkeit aller Sinne. Gelingt es Ihnen, dem Sehen, Schmecken, Riechen, Hören, Fühlen den Vortritt zu lassen? Sinnlichkeit richtet sich nicht nur auf das Offensichtliche und leicht Erfassbare, sondern sie weiß ebenso das Unauffällige oder Verborgene auszukosten. Was auch beinhaltet, dass die Sinne nicht abgestumpft, sondern sehr fein ausgebildet sind.
Kann man das lernen? Ja! Fangen Sie im Alltag damit an, bei den ganz normalen kleinen Dingen. Riechen Sie an Lebensmitteln, saugen Sie bewusst den Duft Ihres Kaffees ein oder von Früchten, Brot, Schokolade usw., essen Sie etwas sehr langsam, lassen Sie es im Mund herumwandern, versuchen Sie, jede kleine Geschmacksnuance zu erfassen. Bleiben Sie draußen öfter mal stehen, lassen Sie den Moment auf sich wirken, den Himmel über Ihnen, die Gerüche und Geräusche um Sie herum. Zupfen Sie Blätter von Pflanzen ab, schauen Sie sie ganz genau an, zerreiben Sie sie zwischen den Fingern, schnuppern Sie. Lehnen Sie sich zurück und betrachten Sie Ihre Partnerin ganz in Ruhe, als wäre sie eine fremde Frau und Sie ein Unsichtbarer: wie sie sich an- oder auszieht, wie sie ein Eis leckt, gedankenverloren einer Musik lauscht, vor dem Spiegel steht und sich zurechtmacht usw.
Wenn Sie sich beim Sex die Augen verbinden oder es im Stockfinstern tun, werden all Ihre anderen Sinne geschärft. Sie können Ihre Liebste viel besser

hören, ihre kleinen und großen Atmer, die Variationen ihres Seufzens und Stöhnens. Ertasten Sie sie Stück für Stück, erspüren Sie, wie sie körperlich reagiert und wie überraschend unterschiedlich sich die einzelnen Regionen anfühlen. Diese Art von Fühlen wird noch viel intensiver, indem Sie nicht nur die Augen, sondern auch die Ohren ausschalten.
Gehen Sie mit der Nase über sie, entdecken Sie, dass sie überall anders riecht. Die Ohren riechen anders als der Hals, die Finger anders als der Unterarm, das Gesicht anders als das Haar.

Hingabe
Sich beim Sex wirklich fallen lassen - das können gar nicht so viele Männer. Dabei ist es so hin- und mitreißend, wenn einer sich im Bett voll hingibt, stöhnt, ächzt, Urlaute ausstößt, wenn seine Bewegungen und Aktionen sich ganz von der Lust und vom Miteinander leiten lassen...
Und volle Hingabe bedeutet keineswegs, dass er total die Kontrolle über sich verliert und dann eventuell Dinge tut, die die Frau verschrecken (ein weiterer Grund, der Männer vom Sich-gehen-lassen abhält!). In diesem Zustand kann man den Partner sehr wohl noch wahrnehmen, ja sogar mit ihm „verschmelzen", wie es so schön heißt. Alles fließt zwischen den beiden, die Körper machen fast von selbst Dinge, die das gegenseitige Feuer noch mehr anschüren.
Was gehört dazu? Unter „Entschleunigung" (ab S. 98) habe ich beschrieben, wie man beim Sex intensiven Kontakt zum Partner aufnimmt - inklusive Spüren. Und viel Mut. Der Mut, sich dem anderen auszuliefern, sich zu zeigen, trotz der Angst, dass etwas davon auf die Frau befremdlich wirken könnte. Aber solange Sie die Augen und die anderen Sinne geöffnet haben, können Sie ja auch registrieren, ob Ihre Gefährtin noch lustvoll mitgeht oder nicht.
Wichtig: Haben Sie schon den Punkt „Vertragen Sie überhaupt einen aktiveren Partner?" in Teil 1 gelesen? Wenn nein, so holen Sie das bitte nach und probieren Sie unbedingt meine Vorschläge aus!
Völlig loslassen kann man nur, wenn man keine Angst hat, dass dann etwas Unerwünschtes passiert - aber wie viel unerwünscht ist und wie weit Ängste stören können, hängt ja auch von Ihrer beider Selbstbewusstsein ab: beim Sex und auch sonst.
Alice (30) schildert:
Mein Freund und ich reden zwar über Sex (was wir möchten, was uns gefällt und was nicht), seit wir zusammen sind (4 Jahre), aber ich habe das Gefühl, dass Simon das, was ich ihm erzähle, nicht umsetzen kann oder will. Ich bitte

ihn auch jedesmal, sich mehr fallen zu lassen, aber er braucht irgendwie die Kontrolle beim Sex. Wenn er sie mehr abgäbe, mich auch mehr machen ließe, wäre unser Sex mit Sicherheit besser.
Es liegt bestimmt zum Teil an seiner Psyche und was er in seiner Kindheit erlebte. Er bekam wohl nicht viel Zuneigung von seiner Mutter, doch er kann noch nicht darüber wütend sein, im Gegenteil, er sagt, so lange ich an seiner Seite bin, kann ihm die ganze Welt egal sein. Was ja ganz schön ist. Aber er braucht auch immer jemand, der ihn an die Hand nimmt. Ich übernehme meistens die Initiative, wenn es um die Gestaltung unseres Alltags geht. Überlasse ich sie ihm, gibt er sie immer an mich zurück.
An sich haben wir eine gute Beziehung, doch manchmal verleitet seine passive Art mich dazu, ungerecht zu ihm zu sein bzw. ihn zu kritisieren. Aber er kann sich nicht mit mir streiten, oder will es nicht, selbst wenn ich ausraste. Viele Dinge werden dann nicht angesprochen. Ich frage ihn, warum er beim Sex nicht aus sich rauskommt, egal was ich mache oder wie oft ich ihm das sage. Seine Antwort dazu ist immer nur „ich kann das nicht, ich konnte das noch nie".
In letzter Zeit hatten wir keinen Sex. Wenn ich versuche ihn zu verführen, hat er keine Lust; wenn ich mich passiv verhalte, denkt er, dass ich keine Lust hätte, dreht sich von mir weg und das war´s dann.
Und ich begehre ihn durchaus, sogar sehr. Aber immer wenn ich denke, dass ich ihn jetzt verführen könnte, erinnere ich mich daran, dass er meistens keine Lust hat, und dann hab auch ich keine mehr.
Und dass ich Simon an der Hand nehmen muss, das macht es auch mir schwer, mich fallen zu lassen; ich kann nicht mehr richtig abschalten beim Sex, vieles törnt mich auch schon nicht mehr an. Außerdem kommt er zu früh, er macht sich deswegen so viele Vorwürfe. Ich habe ihm schon oft gesagt, dass Sex trotzdem schön ist, denn es gibt ja noch andere Arten, wie er mich befriedigen kann. Doch dazu kommt es nicht: jedesmal ist er so böse auf sich selbst, dass er sich bei mir entschuldigt und sich dann umdreht zum Schlafen.
Er setzt sich auch nicht wirklich mit diesen Problemen auseinander. Körperlich ist er kerngesund. Aber er ist nicht bereit, mit mir oder alleine zu einer Beratung zu gehen.
Der entscheidende Satz, den Alice auf mein Nachhaken hin äußerte, war: *Ich werde das Gefühl nicht los, dass er Konflike meidet und auch seine Wut nie rauslässt, weil er Angst hat, dass ich ihn dann nicht mehr liebe. Und ich denke, das ist mit ein Grund, warum er sich beim Sex nicht gehen lassen kann.*
Das stimmt! Wer sich partout nicht traut, dem Partner etwas zuzumuten, schafft das auch nicht in der „sexuellen Raserei" und der Leidenschaft, die ja viel mit Aggression, Angreifen, Sich-Gehen-Lassen, Sich-dem-anderen-

Zumuten zu tun haben.
Ich schätze, er hat in seiner Kindheit, um emotionell zu überleben, gelernt, Konflikte zu meiden, Wut und Bedürfnisse zu unterdrücken – sich also Mamas Macht zu beugen, um wenigstens ein Fitzelchen ihrer ohnehin schon spärlichen Zuneigung abzukriegen. Und im Hintergrund lauerte bei ihm die ständige Angst, sie würde ihn verstoßen, sobald er auch nur das Geringste falsch macht.
All das beherrscht ihn heute noch. Alice ist so eine Art Ersatzmutter geworden. Je näher man sich kommt, je tiefer die Bindung wird, desto stärker werden diese unbewussten Ängste in ihm und desto mehr Mama-Funktion hat sie. Und da sehe ich auch die Gründe für ihre Sex-Probleme:
- Mit seiner Mutti treibt man´s nicht, und schon gar nicht wild.
- Aus Angst, dass beim Akt was falsch laufen könnte oder er ungünstig rüberkommt, ist er immens darauf bedacht, sich zu kontrollieren - aber vor lauter Anspannung geht entweder gar nichts oder es ist zu schnell vorbei. So etwas endet fast immer darin, dass man den Sex ganz sein lässt.
- Seine Wut gegen Mama hat er zwar fein säuberlich unter Verschluss genommen, aber deswegen ist sie trotzdem noch da. Die richtet sich jetzt zum Teil gegen Alice, und zwar in einer Art Bestrafung - indem er nicht mit ihr schläft bzw. zu schnell kommt.
- Sie hat die Kontrolle über das gemeinsame Leben, wogegen er nicht an kann, weil er zu schwach ist; daher muss er wenigstens im Bett noch die Oberhand haben. Aber da er auch hier handlungsgehemmt ist und Wünsche wie auch Aggression erstickt, bleibt ihm nur die Macht der passiven Verweigerung: man boykottiert den Partner und/oder macht ihn aggressiv durch Untätigkeit und Laschheit. Das lebt Alices Freund auch im Alltag aus, aber am deutlichsten wird es im Bett. Dazu kommt: da sie das Sagen in der Beziehung hat, fühlt er sich unbewusst „entmannt". Sehr viele Männer reagieren dann wie er mit Lustlosigkeit und vorzeitigem Erguss (oder Erektionsstörungen).
Eine Beratung wäre ein guter Ansatz. Das könnte ihm auch helfen, im Alltag mehr Konfliktfähigkeit, mehr eigenen Willen zu entwickeln. Und Alice könnte lernen, dass sie aufhören muss, seine Mama zu spielen und ihn zu bevormunden, sondern dass sie abwarten muss, bis er seine eigenen Entscheidungen trifft, und ihn machen lassen muss, selbst wenn sie es nicht so machen würde. Sie sollte ihn auch nicht mehr wie einen kleinen Jungen behandeln, sondern ihm im Gegenteil das Gefühl geben, dass er ein echter Kerl ist.

Was ich sehr oft beobachte, ist:
Wer seinen Ängsten die Macht über seine Sexualität und seinen Beziehungsalltag einräumt, schafft es auch nicht, sich im Bett fallen zu lassen und „aus sich rauszukommen". *Hingabe bedeutet, ohne Angst, ohne Vorbehalte im Hier und Jetzt zu sein, ein Stück weit die Kontrolle abzugeben, sich seinem Partner anzuvertrauen, seine Sinne zu öffnen für die eigenen Empfindungen wie für den anderen und sich davon leiten zu lassen.*
Das ist echt guter Sex, ganz ohne Akrobatik, Stress und Hektik.

Ihre Beatrice Poschenrieder - www.liebesberaterin.de

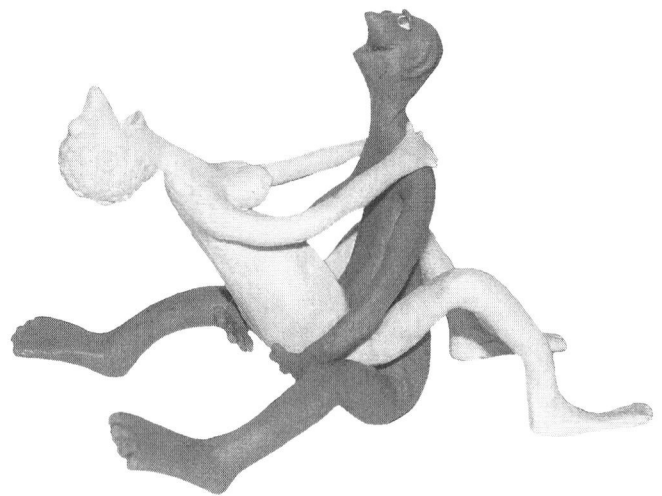

Bibliografische Informationen der Deutschen Nationalbibliothek:
Die Deutsche Nationalbibliothek verzeichnet diese Publikation in der Deutschen Nationalbibliographie. Detaillierte bibliographische Daten im Internet über http://www.d-nb.de abrufbar.

Nachdruck oder Vervielfältigung nur mit Genehmigung des Verlages gestattet. Verwendung oder Verbreitung durch unautorisierte Dritte in allen gedruckten, audiovisuellen und akustischen Medien ist untersagt. Die Textrechte verbleiben beim Autor, dessen Einverständnis zur Veröffentlichung hier vorliegt. Für Satz- und Druckfehler keine Haftung.

Impressum

Beatrice Poschenrieder, »Sex für Faule und Gestresste«
www.winterwork.de
© 2010 edition winterwork

Alle Rechte vorbehalten.
Satz: Nadine Maier
Umschlag: Nadine Maier
Druck und Bindung: winterwork Borsdorf

ISBN 978-3-942150-49-1

Weitere Bücher von Beatrice Poschenrieder:

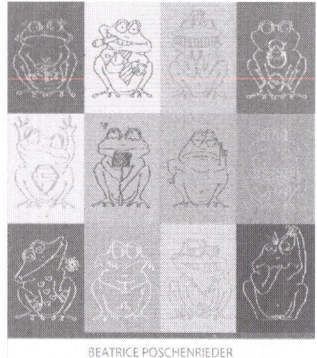

BEATRICE POSCHENRIEDER
MISTER AUSSICHTSLOS
12 MÄNNERTYPEN, DIE SIE SICH
SPAREN KÖNNTEN

Ist der Kerl, mit dem Sie gerade zusammen sind, ein hoffnungsloser Fall? Beißt sich Ihre Freundin die Zähne an so einem aus? Oder sind Sie ein Mann, der wissen will, was man vermeiden muss, wenn man eine Frau kriegen und halten will?

„Mister Aussichtslos" meint einen Typ mit solch großen Macken, dass er für richtige Beziehungen untauglich ist. Blöderweise zeigen die meisten erst ihre besten Seiten - und schon sitzt frau in der Liebesfalle: verknallt und voller falscher Hoffnungen. Dabei gibt´s immer schon am Anfang untrügliche Zeichen, was für einen Fisch wir da eigentlich geangelt haben!

In 12 vergnüglichen, aber wahren Geschichten erfahren Sie, woran er zu erkennen ist, warum frau immer wieder auf ihn hereinfällt und wie sie sich dagegen wappnen kann.

**„Mister Aussichtslos - 12 Männertypen, die Sie sich sparen können",
220 Seiten, 11,90 Euro**

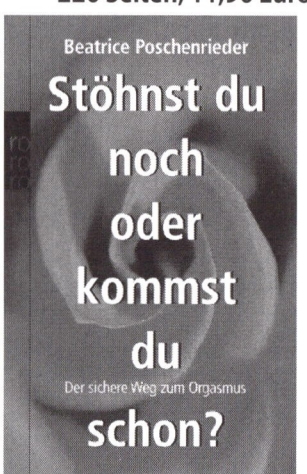

Beatrice Poschenrieder
Stöhnst du noch oder kommst du schon?
Der sichere Weg zum Orgasmus

Frauen mit Orgasmus-Problemen haben keinen „Defekt", sondern sind normal! Meine intensiven Recherchen bestätigten die Erfahrungen, die ich seit vielen Jahren als Sexberaterin und Therapeutin gemacht habe: mindestens drei von vier Frauen haben oft oder immer Mühe mit dem Kommen.

Dieser Ratgeber erklärt in leicht verständlicher Sprache und mit vielen echten Beispielen
• welche Irrtümer da auch heute noch kursieren, sowie die neuesten Erkenntnisse zum Thema
• die vielen Gründe, die uns im Weg stehen können
• jede Menge Lösungswege und praktische Tipps - körperlich sowie mental
• die besten Stellungen, Techniken und Hilfsmittel
• Orgasmus-Tricks für Fortgeschrittene.

„Stöhnst du noch oder kommst du schon? Der sichere Weg zum Orgasmus", 250 Seiten, 8,95 Euro

Jedes Buch von Beatrice Poschenrieder können Sie im Buchhandel oder unter www.liebesberaterin.de bestellen!